医療機関エキスパート税理士を目指すための

開業医・医療法人税務調査対策の指南書

安部勝一 著

税務経理協会

はじめに

　"税務調査"それは，納税義務のある事業者にとっては，避けて通れるものではありません。一般に税務調査というと，医療機関の多くの方は気が重くなることでしょう。できれば，税務調査にあわずに済めばよいわけですが，これだけは，注意をすれば避けられるというものではなく，長い間事業を継続していれば，必ず出くわす「責務」の一つといえます。税務調査を受けることを責務の一つと考えれば，平素からの正しい経理処理と帳簿書類の整理の外に，税務調査に対する正しい知識をもっていただくとともに，理解をもしていただくことが必要かと思います。

　税務調査とその法律の関係についてですが，日本国民は，憲法第30条の「納税の義務」の規定によって，各税法に定める適正な租税を納税する義務があります。この憲法の納税義務に基づいて，適正公平な課税の実現を計るために行使される質問検査権が，改正された国税通則法に規定されています。この質問検査権の行使が税務調査にあたるわけです。

　課税処分を行う調査として，上記の規定のほか，滞納処分手続を遂行するための調査，犯則事件の内容確認をするための調査又は不服審査のための調査について，国税犯則取締法・国税通則法・国税徴収法にもそれぞれの規定があります。これらの法令を踏まえ，本書は医療機関の法人税法，所得税法に限定して解説しています。

　なお，税務調査は，税務署内部で各種資料をもとに調査する準備調査と実地調査の二段階になっていますが，医療機関が直接関係するのは，実地調査です。

　税務署レベルでの調査の場合，1週間で1件程度がノルマとされているようですが，その1週間で，準備調査，実地調査，場合によっては半面調査（薬問屋，銀行等の取引先への聞き取り）及び調書の作成をこなすことになります。

　医療機関での臨場調査日数は，外来のみの医療機関（医院及び歯科医院：正

しくは診療所といいます）は２日～３日が一般的であり，病院は３日～５日が一般的な目安になります。

　医療機関の税務調査は毎年増加傾向にあります。まず税務調査の心得について，次に医療機関が現金取引ゆえに行われる特有の税務調査と収入の把握について解説します。
　特にMS法人を活用している医療法人に対する税務調査では，MS法人と医療法人との関係がポイントになります。
　また，人件費については，開業医の場合は青色事業専従者給与の額，医療法人の場合は役員報酬の額が業務実態に合致しているかがポイントとなります。
　これらを中心に，開業医・医療法人の税務調査について解説します。

　本書は，国税通則法の改正により平成25年以後の税務調査の手続が法律上明確化されたことに伴い，平成24年１月に刊行した『開業医・医療法人の税務調査ポイント（改訂版）』を見直し，次の内容を新たに加筆したものです。
(1) 事前通知の方法と内容
　税務調査を行う旨の連絡を本人及び顧問税理士（平成26年７月１日からは，税務代理権限証書提出の場合は顧問税理士に対する調査の事前通知のみ）に対し，次の事項を事前に通知することとなります（一般的には電話による通知）。
　① 調査開始日時
　② 調査する場所
　③ 調査の目的
　④ 調査対象の税目
　⑤ 調査の期間
　⑥ 調査を行う帳簿書類
(2) 事前通知をせず調査できる要件
　医療機関は現金収入が多いことから事前通知なしに調査が行われる場合が見受けられましたが，今後は，事前通知をしなかったことについて，下記①～③

のどの部分に該当するか確認を要することになります。
　① 申告内容
　② 過去の調査結果
　③ 事業内容から，事前通知すると正確な課税標準や調査の適正な遂行に支障を及ぼすおそれがある場合
(3) 提出された物件の留置き手続の対応

2014年3月

安部　勝一

目次
CONTENTS

はじめに

第1章 税務調査に対する心得と準備のポイント　1

1 税務調査の連絡を受けたとき …………………………………… 2
　1　予定日の検討 ………………………………………………… 2
　2　関与税理士の指導 …………………………………………… 2
2 調査を受けるにあたっての心得と準備 ………………………… 2
　1　院長，事務長との連携 ……………………………………… 2
　2　金庫や引出し，キャビネットなどの整理・点検 ………… 3
　3　手許現金と出納帳との照合 ………………………………… 3
　4　いらざる疑いを招かないために …………………………… 4
　5　一般従業員への注意 ………………………………………… 4
　6　調査への準備 ………………………………………………… 5
　7　ＩＴ時代の税務調査 ………………………………………… 5
　8　税務調査の方向性 …………………………………………… 5
3 平素からの書類の準備 …………………………………………… 6
　1　疎明資料の準備を …………………………………………… 6
　2　院内規定の作成を …………………………………………… 7
4 税務調査の種類と調査実施部門 ………………………………… 8
　1　税務調査の種類 ……………………………………………… 8
　2　税務調査実施部門 …………………………………………… 8
　3　過去の調査実績に基づく傾向と対策 ……………………… 9
　4　調査対応の基本項目（まとめ） …………………………… 11

第2章　税務調査の法的根拠　17

1. 質問検査権について …………………………………………… 18
2. 税務調査について ……………………………………………… 19
3. 医療機関の税務調査受忍義務 ………………………………… 20
4. 税務調査の事前通知 …………………………………………… 20
    1. 税務調査の事前通知（通則法改正より） ……………………… 20
    2. 事前通知を要しない場合（事前通知の例外事由） …………… 21
    3. 適用関係 …………………………………………………………… 22
5. 調査方法等の改善 ……………………………………………… 60
6. 税務調査注意事項 ……………………………………………… 62
    1. 一般的な税務調査（任意調査）と査察調査（脱税事件） …… 62
    2. 税務調査の目的 …………………………………………………… 62
    3. 反面調査 …………………………………………………………… 63
    4. 調査対象者 ………………………………………………………… 63
    5. 犯罪捜査ではない ………………………………………………… 64
    6. 修正申告と更正処分 ……………………………………………… 64
7. 税務調査の法的根拠 …………………………………………… 67
8. 税務調査の決済ルート ………………………………………… 78
9. 重加算税 ………………………………………………………… 96
    1. 隠ぺい又は仮装とは ……………………………………………… 96
    2. 修正申告の注意事項 ……………………………………………… 102
10. プライバシーの保護 …………………………………………… 103
    1. 医師など特定の職業人の守秘義務との関係（刑法134） …… 103
    2. 税務調査に対する苦情等の支援について ……………………… 104
    3. 税務調査の場所について ………………………………………… 108
    4. 税務調査官の確認 ………………………………………………… 108

第3章 勘定科目別税務調査のポイント　115

1 医療機関の税務調査の一般的な流れ ……………………………… 116
2 資産・負債の部 ………………………………………………………… 116
3 資産項目 ………………………………………………………………… 118
   1　現金管理 ……………………………………………………………… 118
   2　預　　金 ……………………………………………………………… 119
   3　医業未収金 …………………………………………………………… 119
   4　開業時点での注意事項 ……………………………………………… 122
   5　収入金額の確認 ……………………………………………………… 123
   6　入院施設のある医療機関における留意点 ………………………… 136
   7　外来における留意点 ………………………………………………… 139
   8　窓口一部負担金の過払 ……………………………………………… 145
   9　医業未収金の回収方法と貸倒損失 ………………………………… 148
4 負債項目 ………………………………………………………………… 161
   1　確定債務（未払金）…………………………………………………… 161
   2　借　入　金 …………………………………………………………… 163
   3　診療開始前の期間に係る借入金利子の取扱い …………………… 163
   4　預り金について ……………………………………………………… 164
5 純資産項目 ……………………………………………………………… 175
   1　会社と医療法人との制度の違い …………………………………… 175
   2　医療法人の出資持分の変更があった場合 ………………………… 176
   3　一般的な出資持分の払戻請求権の算定 …………………………… 178
   4　旧医療法人制度の出資持分の譲渡における課税関係 …………… 179
   5　いわゆる出資額限度法人の退社の課税関係 ……………………… 184
6 医療機関が社会保険診療報酬の返還を求められたときの課税関係
　…………………………………………………………………………………… 191
7 具体的調査方法（主に自費診療収入）……………………………… 194

第4章　個別事業の具体的検討　　205

① 医療法人等の理事等の報酬 …………………………………………206
- 1　医療法人の形態 …………………………………………………… 206
- 2　一般的な医療法人の理事長の報酬 ……………………………… 207
- 3　医療法人の理事報酬の考え方 …………………………………… 211
- 4　医療法人の役員報酬の改訂 ……………………………………… 218
- 5　従業員名義口座への入金分使途不明金は役員給与とされるか ……… 222
- 6　特定医療法人における役員報酬 ………………………………… 226
- 7　医大に在学中の役員の報酬 ……………………………………… 227
- 8　役員又は使用人の子弟に対する学資金の支給 ………………… 229

② 生命保険金を原資とする役員退職給与と適正額の功績倍率法による算定 …………………………………………………………235
- 1　事実の概要 ………………………………………………………… 235
- 2　当事者の主張 ……………………………………………………… 236
- 3　裁判所の判断 ……………………………………………………… 237
- 4　問　題　点 ………………………………………………………… 239
- 5　検　　　討 ………………………………………………………… 239
- 6　結　　　論 ………………………………………………………… 240

③ 医療法人成りに伴う従業員退職金の取扱い ……………………243
- 1　事案の概要 ………………………………………………………… 243
- 2　医療法人成りに伴う従業員退職金の債務 ……………………… 243
- 3　先代の死亡に伴い相続人が医療事業を承継した場合の従業員退職金の取扱い …………………………………………………… 244
- 4　医療機関の税務調査（退職金の支払いについて）……………… 245

④ 病院従業員の給料手当に係る五つのチェック …………………246
- 1　医師が手術により受ける金員の所得区分 ……………………… 246
- 2　食費（医療機関が職員に昼食等を支給している場合）………… 247
- 3　医療機関が保育所を運営する場合の利用者の経済的利益 …… 250
- 4　住宅等の提供 ……………………………………………………… 250
- 5　一般の職員に対する住宅等の提供 ……………………………… 255
- 6　強制居住者に対する住宅等の提供 ……………………………… 257

目　次

5　親族が事業から受ける対価（所得税） …………………………………… 258
　1　事業から対価を受ける親族がある場合の必要経費の特例 ……………… 258
　2　事業に専従する親族がある場合の必要経費の特例等 …………………… 259
6　医療業に従事する青色事業専従者のうち，相当である金額とは ……… 263
　1　は じ め に ……………………………………………………………………… 263
　2　青色事業専従者給与の額 ……………………………………………………… 263
　3　青色事業専従者給与の適否 …………………………………………………… 263
　4　個人事業に係る医療機関の院長の親族への給与 ………………………… 265
　5　専ら従事するとは ……………………………………………………………… 268
7　所得税法上，子供に支払われた報酬の実質所得者課税について …… 269
　1　事案の概要 ……………………………………………………………………… 269
　2　判　　　示 ……………………………………………………………………… 269
8　医師が会社を設立し，当該会社から医師を医療機関に派遣した
　　場合 ……………………………………………………………………………… 271
　1　非開業の医師が会社を設立した場合に関与先病院から受ける収入の
　　　帰属 ……………………………………………………………………………… 271
　2　医師が会社を設立し当該会社から医師を派遣した場合に受ける収入の
　　　帰属 ……………………………………………………………………………… 272
9　医療機関の交際費 ……………………………………………………………… 276
　1　共　　　通 ……………………………………………………………………… 276
　2　医療法人で控除される交際費（1人5,000円以下）の保存書類 ………… 276
　3　贈答品の取扱い ………………………………………………………………… 278
10　不動産管理会社（同族会社）に対する管理料 …………………………… 280
　1　事案の概要 ……………………………………………………………………… 280
　2　適正管理費 ……………………………………………………………………… 280
　3　1棟（病院）の管理委託料 …………………………………………………… 281
　4　その他過大な不動産管理料 …………………………………………………… 282
11　ＭＳ法人の業務 ………………………………………………………………… 284
　1　ＭＳ（Medical Service）法人設立の注意事項 …………………………… 284
　2　ＭＳ法人の活用 ………………………………………………………………… 285
　3　医療法人とＭＳ法人との取引 ………………………………………………… 287
　4　ＭＳ法人の取引の概要 ………………………………………………………… 288
　5　ＭＳ法人設立のデメリット …………………………………………………… 288
　6　ＭＳ法人との取引 ……………………………………………………………… 289

― 5 ―

12	MS法人に支払った業務委託料について ………………………………	293
	1　事案の概要 ………………………………………………………………	293
	2　主　　　張 ………………………………………………………………	294
	3　判　　　断 ………………………………………………………………	296
	4　注　意　点 ………………………………………………………………	301
	5　拘　束　力 ………………………………………………………………	301
13	医療機関と関係あるMS法人が行う調剤薬局の経営は可能か ………	302
	1　関連する法令・通達 ……………………………………………………	302
	2　医療機関間での医薬品，医療機器の融通 ……………………………	306
14	病院の経営者が同族会社に支払う医薬品仕入は認められるか ……	307
	1　事案の概要 ………………………………………………………………	307
	2　原処分庁の主張 …………………………………………………………	308
	3　判　　　断 ………………………………………………………………	308
	4　対　　　策 ………………………………………………………………	309
15	MS法人に支払った適正リース料について ………………………………	310
	1　事案の概要 ………………………………………………………………	310
	2　更正処分について ………………………………………………………	310
	3　判　　　断 ………………………………………………………………	312
	4　ま　と　め ………………………………………………………………	313
16	医療機関とMS法人の取引 ………………………………………………	314
	1　法人格否認規定 …………………………………………………………	314
	2　立　証　責　任 …………………………………………………………	314
17	MS法人に支払った病院の賃料について ………………………………	316
	1　事案の概要 ………………………………………………………………	316
	2　争　　　点 ………………………………………………………………	316
18	同族会社である不動産管理会社から過少な賃貸料しか受け取らない場合 ……………………………………………………	322
	1　事案の概要 ………………………………………………………………	322
	2　基　礎　事　実 …………………………………………………………	323
19	医療機関についてのみ適用がある減価償却 ……………………………	324
	1　医療用機器のうちMRI等で機械及び装置とされるもの …………	324
	2　設備関係費 ………………………………………………………………	325
	3　医療用機器等の特別償却（措法12の2，45の2） …………………	326
	4　建替え病院用建物に係る特別償却（措法12の3，45の2） ………	327

目　次

20 少額減価償却資産の取扱い ………………………………………… 328
　1　少額減価償却資産の取扱い ……………………………………… 328
　2　一括償却資産の3年償却の取扱い ……………………………… 328
　3　少額減価償却資産（措法28の2，67の5①）………………… 328
　4　中小企業者等の少額減価償却資産の取得原価の損金算入の特例
　　　　　　　　　　　　　　　　　　　　　（措法67の5）… 328
　5　納税者の選択 ……………………………………………………… 330
　6　耐 用 年 数 ………………………………………………………… 330
21 中小医療法人が適用できる制度 …………………………………… 331
　1　中小企業者等が機械等を取得した場合の特別償却 …………… 331
　2　対象法人と対象資産（特定機械装置等）……………………… 332
　3　特別償却費と税額控除の適用の相違 …………………………… 334
　4　資本的支出と修繕費 ……………………………………………… 335
　5　高級車両の減価償却費の損金性 ………………………………… 335
22 その年分の必要経費に算入する租税公課 ………………………… 337
　1　その年の必要経費に算入する租税 ……………………………… 337
　2　申告納税方式と賦課課税方式 …………………………………… 338
23 医療機関の借入金利子の取扱い …………………………………… 341
　1　個人診療所の開設 ………………………………………………… 341
　2　医療法人の創設 …………………………………………………… 341
　3　医療法人の診療所新設 …………………………………………… 344
　4　医療法人が理事長から借り入れた場合の支払利息 …………… 344
24 医師の事業所得の確定申告留意事項（措置法26条の適用注意事項）
　　……………………………………………………………………… 345
　1　適 用 範 囲 ………………………………………………………… 345
　2　青色事業専従者給与の自己否認 ………………………………… 345
　3　実額計算への変更 ………………………………………………… 346
　4　措置法26条について ……………………………………………… 350
　5　措置法26条事例研究 ……………………………………………… 350
25 医療法人成り（源泉所得税の取扱い）…………………………… 358
　1　医療法人の成立 …………………………………………………… 358
　2　設立第1回事業年度の開始の日 ………………………………… 358
　3　通達からみた源泉所得税の取扱い ……………………………… 358

－ 7 －

26 その他経費 …………………………………………… 362
1 通勤費 ……………………………………………… 362
2 交際費三つのチェック …………………………… 362
3 青色申告者の青色申告特別控除と費用の概念の違い ………… 364

27 事業承継に係る経営権（財産権）の譲渡
　　　　　　　　　　　　（営業権譲渡に類似する行為） …… 366
1 有形固定資産とそれ以外の資産を区分して譲渡 ………………… 366
2 事業全体を譲渡対価とした場合 ………………………………… 366

28 医療機関特有の消費税計算書等 ………………………… 369
1 医療の給付等 ……………………………………… 369
2 介護保険サービス（消基通6－7－1～8） ……… 371
3 各種健診単価と消費税の関係 …………………… 371
4 助産に係る役務の提供 …………………………… 371

29 医療機関の特定事業用宅地等の特例適用について ……… 388
1 特定事業用宅地等 ………………………………… 388
2 特定同族会社事業用宅地等 ……………………… 389
3 医療法人の特定事業用宅地の問題点 …………… 390

30 記録の保存 …………………………………………… 392
1 青色申告者の帳簿書類保存期間について ……… 392
2 診療録の保存等 …………………………………… 392

31 同族会社行為計算否認と医療機関 ………………… 394
1 同族会社の定義 …………………………………… 394
2 同族会社の行為計算の否認の趣旨 ……………… 394
3 同族会社の行為計算の否認規定 ………………… 394
4 同族会社とは営利を目的とした同族会社 ……… 395
5 医療法人への無利息貸付けとの関係 …………… 396
6 その他寄附金認定 ………………………………… 396

32 保険医療機関の指導及び監査について（厚生労働省保険局長） ……… 397

索　引 ……………………………………………………… 402

第1章

税務調査に対する心得と準備のポイント

　税務調査が入るときは，調査日の通知なしで突然調査官が来る場合と，あらかじめ知らされる場合の二つがあります。

　税務調査を行うにあたっては，原則として事前に通知することとされていますが（国税庁長官発），ありのままの事業実態等を確認しなければ，申告内容等の事実の把握が困難と想定される場合には，事前通知を行わない調査，いわゆる無予告調査がなされることがあります。

　医療機関は現金収入が主という理由から，無予告調査がされる場合がありますが，この場合，税務当局は，必要性を十分に検討して決定し，その事績を記録することになっています。

　事前通知が税務調査を行う上においての法律上の要件とされるものではないことをよく理解し，調査に対する心得や事前の準備について十分に検討しておくことが大切です。

1 税務調査の連絡を受けたとき

1 予定日の検討

　連絡を受けた日時には、できるだけ応じるように努めることが望ましいですが、その日に、診療等で予定が組まれている場合は、遠慮なくその事情を具体的に説明して調査日を変更してもらうことが大切です。
　診療妨害とみなされる調査は禁止されていますので、特に外来のみの医療機関にあっては、診療時間での院内調査は避けてもらいましょう。

2 関与税理士の指導

　納税者に事前に連絡をする場合は、関与税理士にもその旨を通知することになっていますが、税理士には何を差し置いてもすぐに連絡をする旨、院長にはあらかじめ伝えてください。調査に来る担当官の氏名、部署、調査日を聞いて、当日、調査の立会いについてお互いの都合を調整してください。
　なお、院長、事務長は、調査に不安になっているでしょうから、事前に打ち合わせをしておくことが必要です。会計処理の考え方や税務関係の説明の仕方について指導をしておくと、調査がスムーズに済みます。

2 調査を受けるにあたっての心得と準備

1 院長、事務長との連携

　先に述べたように、院長、事務長のなかには、「税務調査」と聞いただけで頭の重くなる人も少なからずいます。
　具体的な数字や細かい問題点については事務長が受け持ち、事業の概況や業績などは院長に説明してもらうといったチームプレーで対処するようにします。

2　金庫や引出し，キャビネットなどの整理・点検

　任意調査の場合でも，必ず金庫や担当者の引出しまで検査されるものと考えて整理・点検しておくことが望ましいでしょう。

　金庫や受付事務担当者の引出しのなかには，不思議と余計なものや不要なメモ類が入っているものです。メモ書きした数字などは全て整理してもらっておいてください。やましいものではないのに，調査の場で「何の数字ですか」と訊かれても，なかなか頭に浮かんでこないものです。院長や事務長（経理責任者）の古い手帳，ノートなどにも，質問の材料にされそうなことが書かれていることが多いようです。つまらぬ疑いをもたれるようなものは，この際思い切って整理してしまうほうがよいでしょう。

　なお，院長個人の預金証書や通帳，株券，印鑑（従業員等も含む）なども整理しておくことです。説明すればわかることでも，業務に係わりのないことを説明するだけ，時間のムダでしょう（医療法人の調査の場合は，その理由と検査証の内容にその部分の記載があるか確認してください）。

> 【参考】
> 　某税務署「納税者支援調査官」は，金庫や経理のキャビネットの書類全部を持ってくることの指示について強制調査と受け止められる行為等があったとすれば申し訳ないとし，調査担当者に申し入れ，納得した上で調査に協力いただくよう伝え，是正すべき点について了解を得たとしています。

3　手許現金と出納帳との照合

　現金は，常日頃から確実に照合し，合致しているのが一般的です。なかには，この点をあまり気にしないところもあるようですが，調査の時点で食い違いがあれば，当然疑念をもたれ，不利な状況を招くことになります。食い違いについて相当な理由があって納得できる説明ができればよいのですが，平素の管理態勢に問題があるとみられないよう，完全に合致させておきます。

　受付職員がルーズにしている場合は，日頃から指導するとよいでしょう。

4　いらざる疑いを招かないために

　調査官は職業上，調査対象の全てに疑いをもってやってくると考えなければなりません。

　したがって，何か思い回されたり疑いをもたれたりしそうなものは，目のつかないところへ整理しておくに越したことはないでしょう。

　例えば，直接取引している銀行以外の手帳，カレンダー，メモ用紙などが目に触れれば，隠し預金があるのではないかと疑ってみたくなるかもしれません。もちろん，最近は銀行や証券会社では新規得意先開拓や宣伝のため，医療機関にこうしたものを配付していることが多いので，そんなに神経質に考える必要はないかもしれません。しかし，念には念を入れて一度見回してみるとよいでしょう。

　次に電話番号帳ですが，例えば院長個人の取引銀行，証券会社などの名前が載っているのが目に留まることがあります。これは，手帳などより深く勘ぐられるものです。いまさら消すわけにもいかないでしょうが，この点は十分頭に留めておくことが必要です。携帯電話のアドレスはプライバシーの問題です。オープンにすることは断わってください。

5　一般従業員への注意

　院長や事務長は，それぞれ調査を受ける心構えや準備をしている場合も多いので，調査官は，平素の状況を知るために一般の職員から聞き取りを行うことがあります。

　調査官が機会を作って医療事務職員に接触し，それによって調査のキッカケをつかむことがあります。この場合も，必ず税理士が立会い，面前で「聞かれたことで，わかることは返事してください。不明なことを想像して喋ったり，自分の意見は述べないように」と，いう程度に注意を促してください。

6　調査への準備

　一応，過去3年分（又は5年分）の帳簿や伝票，証憑書類はいつでも取り出せるように準備してください。調査は，書類を検査するのに時間の大部分を費やします。

　調査官が来てから帳簿や伝票をゴソゴソさがして時間をいたずらに経過させるのは，賢いやり方とはいえません。

　帳簿や伝票，請求書，領収書などは所定の場所にファイルして，期別・年月を記入して準備しておきます。こうしておけば，要求された書類はすぐに取り出せますし，テキパキと応答できます。

　なお，要求された書類のみを提示し，帳簿書類の落書きやチェック印等についても十分説明できるようにしておくべきです。

7　IT時代の税務調査

　現在のように情報技術が発達した結果，任意調査も随分変わってきました。調査官は，税務署の端末を操作して調査対象医療機関のデータを瞬時に見ることができます。

　携帯電話で署と連絡を取り合い，調査対象医療機関のデータを簡単に照会できます。そこで疑念をもたれると，直ちに携帯電話で指示がでて，反面調査のために，取引先や銀行へ別機動隊が向かうこともあります。

8　税務調査の方向性

　平成27年分からは所得税の税率があがります。税務調査も所得税課の調査が厳しくなると考えられ，医療機関は所得が高額となることから「所得税課調査」のターゲットとなる可能性があります。

　現在の法人税の課税状況を考えると，医療法人はターゲットになりにくいと考えますので，この際に個人の医療機関の医療法人化を勧めてはいかがでしょうか。

3 平素からの書類の準備

　税務調査の基本は「疎明書類」の十分な把握を前提とし，その結果として誤りがあれば更正決定をすることになります。
　さて，ここで特にご理解をいただきたいのは，実際には「疎明書類」として認められるものであっても，税務上は，「疎明書類」として認められないケースもあるということです。調査を受ける側の作成あるいは提出するものが正しいかどうかを調査するのが税務調査です。「疎明書類」となるために反面調査などにより，相手方との一致を見ることによって，初めて真実の「疎明書類」となるわけです。このことを十分に心得て「疎明書類」の整理・保管をしていく必要があります。
　具体的な準備の細目に入る前に医療機関として日頃から準備しておきたい基本的な資料について述べておきます。

1　疎明資料の準備を

　実地調査は医療機関が申告した課税所得が適正かどうかを確認するもので，原則的には，医業利益の内容調査ということになります。
　したがって，医療機関としては申告した会計年度の損益の発生経過と理由を明確に把握しておき，実地調査の際に疑義が出れば，具体的な「疎明資料」を示すことによってその疑いを晴らす必要があります。
　税務調査では事実ということが強調されます。たとえ口頭で説明でき，帳簿に示されていても，目に見える疎明がなくては説得力に欠けます。
　そのため，メモ書きや打合せ資料など，いらざる疑いを招きそうなものは処分しておくことを勧めます。取引の事実を明確に説明できる院内の各規程集及び契約書や見積書，請求書，領収書などについても，特に平素から几帳面に整理しておく必要があります。

2 院内規定の作成を

院内規定の基準を作っておきます。

例えば，交際費を支出したり，従業員に金を貸したような場合に，その額や金利などについて行き当たりばったりに処理していたのでは，調査を受ける際にその点を突かれても，相手を十分納得させることはできませんし，自院内のトラブルの原因ともなりかねません。交際費の範囲とその支出の基準，院内貸付金の金利の規定などできるだけ具体的な内容の規程を作っておきます。

これらの規定や基準にしたがって処理すれば，それが特に不合理なものでない限り，医療機関の処理が認められることと思います。

【図表1-1】 税務調査時に揃えておく書類一覧

1　3～5年間の総勘定元帳
2　入金の確認（3年～5年間分以下同じ）⇒このチェックで第1日目は終了する。
　① 毎日のレジペーパー（又は窓口日計表）
　② 窓口集計表
　③ 社保，国保のレセプト総括表
　④ 　〃　の決定通知書（振込通知書）
3　現金出納帳
4　領収書（入金分及び出金分）
5　全ての銀行通帳
6　納税疎明資料
　① 薬品，検査委託費，診療材料，その他全ての請求書
　② 地代家賃，リース，その他全ての契約書
　③ 借入金返済予定表
　④ 医療法人の場合
　　社員総会議事録，理事会議事録
　⑤ ＭＳ法人を有する場合
　　契約書及びその計算根拠となる資料
　⑥ 歯科医院
　　アポイントBook

4　税務調査の種類と調査実施部門

1　税務調査の種類
(1) 任意調査
　「税務調査」といわれ税務署が行う一般的な調査と、資料調査といわれ国税局が主導する「料調調査」があります。
　書面照会やお尋ね等があり、質問検査権が行使されます。なお、滞納処分のための調査で国税徴収法によります。
(2) 強制調査
　国税犯則取締法（以下「国犯法」）に基づいた「査察調査」といわれるもので、いわゆるマルサの調査です。裁判所の令状により調査が行われ、国犯法9条により、税理士等の調査立会いはできません。

2　税務調査実施部門
(1) 税務署
① 個人課税部門
　資産課税部門を除く個人部門の申告所得税、消費税等の調査を行います。
② 法人課税部門
　法人税、法人の消費税、源泉所得税の調査を行います。
③ 資産課税部門
　個人の譲渡所得税や相続税・贈与税の調査及び財産評価を行います。
(2) 国税局（大規模法人が調査対象）
　調査部・査察部等に分かれ、原則として資本金1億円以上の法人や外国法人、悪質な脱税の摘発等の調査を行います。

3 過去の調査実績に基づく傾向と対策

　税務調査（実地調査）の対象者は，大口医業所得者（確定申告の添付資料のチェックから申告漏れの疑いのある者を抽出）と，大規模医療法人であることが多いようです。

　現在はKSKシステム（国税総合管理システム）の活用により，調査対象を選別しているものと考えられますので，診療科別平均値から外れている医療機関や，前年と比べ収入が増えているが，利益が著しく減少している医療機関等は注意が必要といえます。

　また，調査官はなんらかの不審事項について，解明するように統括官から指示されています。何のための調査なのか具体的な調査内容の説明を受けるようにしてください。

(1) 調　査　官

　初心者調査官の場合は，単純な少額申告漏れで調査終了となることが多いといえます。ベテラン調査官については，少額の申告漏れは指導で終了してもらうようにし，さりげない問答には注意してください。

　安易に調査官の会話に乗らず，何を目的とした質問かを聞いてから答えることが望ましいといえます。

　調査官の最大の関心事は，納税者の申告漏れですが，これは，成績主義（重加算税第一主義）からきています。もし，調査官による「申述書」の要請があった場合には，断固拒否してください。

　なお，調査官のそのときどきの体調（家族も含めて）の具合によっては，税務調査の進み具合が違うこともあります。調査官も人の子であることを念頭に置いてください。

(2) 調　査　日　数

　たいていは，診療所（歯科を含む）は2日，病院は4日から1週間くらいですが，調査官が長期の調査を匂わす場合は，調査場所を会計事務所に変更するようにしてください。

対応する税理士は，納税者の味方であるように心がけながら，税務調査には協力的な姿勢で臨むことが求められます。具体的な事実関係による税務の取扱いには毅然とした態度で接し，わからないことは即答しないようにしてください。

(3) 修正申告の心得

「修正申告」と税務署による「更正決定」は結果として同じです。修正申告の勧奨については任意ですので，税務職員にはあまり協力する義務はないものと考えます。

国税通則法74条の11では更正決定が先に書いてあり，次に修正申告が勧奨されています。よって法律上は更正又は決定を先に行うと読むことができます。

修正申告は，税理士と納税者が納得した場合に限って応じるという姿勢が必要です。一切応じないという手法もありますが，修正申告を自主的に行う場合は，修正額すなわち追徴課税を減額してもらう交渉も可能なことがあると考えられます。

なお，修正申告に応じてしまうと不服申立ての機会が失われます。税務職員による修正申告の勧奨があった場合は，国税庁の職員向け「情報」や「事務連絡」に照らし問題がないかを尋ねてください。

(4) 調査の書類準備

現在は，通常過去3年分となっておりますが，最近は過去5年分も見受けられます。一般的には下記の書類を用意する必要があります。

① 総勘定元帳，伝票（付箋やその他の印，鉛筆の書込み，メモ用紙等がついていないか注意）

② 請求書，領収書（金額の改ざん等）

③ 各種契約書（印紙確認，当方の契約者は法人か個人か）

④ 当月の現金勘定の確認（医療機関は注意）

⑤ タイムカード，給与台帳，源泉徴収簿

⑥ 棚卸の原始資料

⑦ 経理担当者の書類のメモ等の整理，金庫の整理

上記の他に，議事録（医療法人は社員総会年2回，理事会）を準備しておくとよいでしょう。

(5) その他

税務調査立会記録を作成してください。また，医療法人と理事長との取引には注意が必要となりますので【図表2】を参考にしてください。

借入金，建物賃貸借など，利益相反取引になる場合は特別代理人（知事の承認が必要。なお，顧問税理士は不可）を選任することが必要となります。

【図表1-2】 医療法人と理事長との取引

▶ 利益相反取引になる場合（利息の設定）は，特別代理人（知事の承認が必要）の選任が必要。医療法人と理事長は一体と考える（借入金や建物賃貸借）
▶ 社団医療法人の社員総会の議決事項
・借入金額の最高限度額の決定及び借入金額のつど
・その他重要な事項
－社団医療法人の場合，社員が医療法人の主権者であり，業務執行の決定権者でもある。
－理事会では各理事の職務執行の監督権はなく全て社員総会で行う。
※ 〔医療法人〕確定決算とは定時社員総会において承認を得た決算書のこと。

4 調査対応の基本項目（まとめ）

(1) 税務調査の場所

税務調査の場所は，医療機関内に限定されません。よって，診療所での調査によって，様々な情報が漏洩するおそれがあると認められる場合には，自宅又は顧問先の会計事務所等を利用することを検討してください。

(2) 税務調査官の確認

税務調査官は，必ず「身分証明書」と「検査証」を持参しています。その検査証には医療機関の事業に関し，税務調査に必要な検査事項が示してあります。まず調査官に確認してください。

(3) 理事長自宅専用箇所（プライベート部分）の調査について

　理事長（病・医院長を含む）のプライベート部分に調査の意向を示した場合には、内容にかかわらず必ず拒否してください。理事長の自宅等プライベート部分への調査については上記の「検査証」には記入はないものと思われます。よって、検査（調査）が本来できません。なお、裁判所発行の礼状がある場合は除きます。

(4) 事前通知がない場合の調査（無予告調査）について

　税務調査は、原則として、調査日時などをあらかじめ電話により納税者に通知することとなっていますが、医療機関に関しては、患者との現金取引が主であることから、事業実態の確認を行う必要がある場合に限り、例外として、事前通知を行わない調査（無予告調査）があります。この場合は、直ちに顧問先の会計事務所等に連絡をする必要があります。

　税務調査は任意調査となっていますので（強制的権限を行使する査察調査の場合は、裁判所が発する令状を持参）、必ずどのような事業実態の調査なのかを調査員に問い合わせ、目的を確認してください。医療機関の場合、多くはその調査時点の現金有り高と現金出納帳との突合が主たる目的となります。

　その後は、診療妨害行為を主張して当日の調査を拒否し、顧問会計事務所等と相談の上、税務調査日時を課税庁に伝えるようにしてください。

　また、調査官は写真入りの身分証明書と検査証を納税者に提示し、身分と氏名を明らかにすることになっていますので、必ず確認してください。

(5) 調査官の着目点

　医療機関の税務調査のポイントは、「収入計上時期」、すなわち収益の計上の認識をどのように行っているのかになります。

① 期末・期首の医業収益の確認

　今期に計上すべき医業収益を計上していない等、期ズレがないかどうかを確認してください。特に返戻のあった医業未収金についての再請求分のみ計上しているということがありますので、対策としては医業未収金の発生主義、生活保護患者の収入基準を徹底します。

② 収入の計上漏れ

自販機の販売手数料，治験収入，駐車料金など附随的な収入の計上漏れについては，「仮装・隠ぺい」※があったものとして重加算税を課される可能性が高いといえます。

個人契約，法人契約ともに契約者との事実認定が重要になります。業者に委託する方法もあります。

※ 「事実の仮装」とは，納税者がその意思に基づいて，特定の取引上の名義をあたかもそれが事実であるかのように装うなど，事実を歪曲することをいうものと解されています。
※ 「隠ぺい」とは，納税者がその意思に基づいて，課税標準等の計算の基礎となる特定の事実を隠匿しあるいは故意に脱漏することをいうものと解されています。

③ まとめ

(i) 患者との取引

契約の内容等において収益実現基準に合理性があるのかが問われます。

(ii) 医業原価の計上

その引渡しがあった日がいつであるかの合理的な基準により，継続して計上を行うこととしている日とされます。また医業原価を故意に高く計上しているかのチェックがされます。

(iii) 経　　費

適切な法令解釈あるいは法令の適用がされているか，すなわち，納税者の主張を把握し，課税庁はその事実認定に基づいて十分に法令の検討を行った上で，適正な課税処理を行う必要があります。

経費について，具体的には，人件費の処理（架空人件費）と派遣による外注委託費との処理区分が適正であるかどうか，次に前期から大きく変動している項目，例えば，役員退職金は金額の適正性はもちろんのこと，退職後に実質的な支配があるかどうかがポイントになります。退職後も経営に関与しているような場合は全額退職金が経費として認められません（対策：役員の実質的な退任と社員の任意退社）。

(iv) 交際費の事実認定

　　役員など個人的支出について，例えば学会（海外の学会は要注意），ゴルフ，飲食などについてです。業務との関連性がない場合，給与課税され，役員に対する特別な利益供与があったものと認定されます（対策：交際費等の3要素）。この場合に，事実認定の確認は課税庁が行うことを忘れないでください。

(6) 立証責任

　税務調査官の質問事項には，合理的に回答してください。その回答につき，調査官が「偽りその他不正の行為」の疑念を主張する場合には，その疑念については，立証責任は課税庁側にありますので（課税庁には反面調査権（裏付け調査権）をもっています），課税庁側で立証してもらってください（平成14年2月5日裁決より）。

(7) 会計事務所の税務調査立会いの心得

　まず，「医療機関から主張を申述し回答」してもらい，これについて「課税庁が事実確認」をすることになります。会計事務所は「課税庁の事実確認の報告」を受け，課税庁の指摘に基づいて「医療機関にその事実を確認」します。その後，「税理士として法令に基づく意見を課税庁に回答」します（納税者の補佐）。

　なお，事実確認で重要なことは，まずは契約関係です。取引関係では取引の相手方との契約は必ず当該医療機関であることが要求されます。次に，所有関係ですが，固定資産，例えば車両については，所有者登録が医療法人なのか，理事長個人の所有となっているのかを明確にする必要があります。

　取引関係や固定資産の所有関係は，事実関係を書類で判断されることとなりますので，十分な注意を要します。

(8) 税務調査の税理士業務

　税務調査の立会いについて，医療機関の経営者（納税者）の委任を受けて，税理士だけの税務調査が可能かどうか，検討してみます。税理士法2条（税理士の業務）に，税理士は税務代理につき（税務代理権限証書の提出がある場合），

税務官公署の調査に関し，税務官公署に対してする主張につき，代理又は代行することを業とするとあります。すなわち，納税者と課税庁との間に生ずる主張につき，税務に関し正当に行うことができる能力を与えられているものと解釈されます。よって，税務調査については，税務代理権限証書の提出があることによって，医療機関の経営者が税務調査の立会いが日頃の診療行為によって不可能な場合に，納税者の承諾を得て，委任を受けた税理士だけで当該税理士事務所において税務調査を受けることが可能と考えられます。この場合，納税者の代理人としては，課税庁の質問について安易に回答せず，質問事項とその目的をまずは課税庁に確認の上，納税者にその旨伝えて申述・回答してもらうことが重要になります。

(9) 知っておきたい判示（判例）

　税務調査は納税者の同意と理解のもとに進められますが，税務調査には受忍義務があります。なお，原則として，納税者及び税理士に事前に通知することとされていますが，例外として，医業のように収入が毎日の現金収入を主とする業種にあっては，調査当日の収入及び現金管理を調査（事前通知のない場合は，調査の内容が限定的となります）することは，合理性が認められる（東京地裁）と判示されています。しかし，事前通知のない場合は，「税理士に連絡する」と調査員に伝え，玄関の外（診療妨害にならない場所）で待機してもらってください。

　また，最高裁での判決から，下記のことが明らかになっています（最高裁昭和48年7月10日　3小昭和45（あ）第2339号）。

> 　質問検査（税務調査）に対しては，原則として相手方（納税者）はこれを受忍すべき義務を一般に負う。ただ，相手方（納税者）において，あえて質問検査を受忍しない理由がある場合には，それ以上の直接的物理的に質問検査の履行を強制しえないという関係を称して一般に「任意調査」と表現されている。

― 15 ―

したがって、調査員に対し、質問検査理由を問うことは問題ありません。また、下記のことも判示されています。

> 税務署の調査権限を有する職員において、客観的な必要性があると判断される場合には、関連性を有する物件の検査を行う権限を認めた趣旨であって、よって、質問検査の必要があり、かつこれと相手方（納税者）の私的利益との衡量において、社会通念上相当な限度にとどまる限り……。

以上のことから無予告調査については診療妨害を主張し、後日の調査を主張してください。

⑽ **家族事業専従者・従業員への質問検査権の行使**

税法は、質問検査権の対象を納税義務がある者に限って規定しています。しかし、いわゆる両罰規定で「人の代理人、使用人その他の従業員が……」と規定しており、質問検査権の対象者に関する要件を修正し、納税義務者等の代理人、家族事業専従者、従業者をも質問検査権の対象としているものと解せられます。

質問検査権の対象者を当該事業者等の代表者だけに限定するという考え方は、近代社会における事業経営者の実体に合致せず、かつ、質問検査権の行使をほとんど無意味なものとし、適正公平な課税のための調査をほとんど実効ないものにするものであって正当ではありません。

　（注）　上記前段の考え方は、更正要件修正説といわれるものですが、本来的に従業者は業務主体に含まれて質問検査権の対象となるという本来的義務者説もあります。

第2章

税務調査の法的根拠

　平成23年度税制改正により，国税通則法が改正されました。これに伴い，平成25年以後の税務調査手続が法律上明確化されています。
　本章では，質問検査権や受忍義務等の法的根拠を国税庁の資料や法令等からあらためて確認し，税務調査の基本的な考え方と任意調査の範囲について考えて見ます。

1 質問検査権について

　平成25年1月1日から施行された改正国税通則法の質問検査等において，調査官は各税に関する調査について必要があるときは，調査対象者に質問し，また，調査対象者の帳簿書類その他の物件を検査することができる旨が規定されています。調査上必要な事柄であればその全てが質問の対象となり，調査対象者の帳簿書類その他の物件の全てが検査の対象となります。帳簿書類等の内容について質問することから一般的には黙秘権の行使はできないと解されます。

　しかしながら，質問検査権は犯罪検査権のように相手方の承諾ないし協力を前提とせず，一方的な強制力をもって行使し得る性格のものではなく，この意味においていわゆる任意調査の権限に止まっています。

　したがって，現況調査における検査の対象物には，あくまでも調査対象者の同意の下に提出されたものに限られると解されます。

【参考判示】
　質問検査権の行使は任意調査の一種と解すべきであるから，その行使に際しては相手方の承諾を要するものである（平成10年3月19日大阪高裁）

【参考判例】『明確に拒否しなければ承諾したものと同じ』といった考え方は誤り
　現況調査はいわゆる任意調査であるため，調査対象者等からの現況調査に対する「承諾」を得ることが最も重要ですが，場合によっては調査対象者等からの承諾を得難い場面もあり，また，調査上の必要から，調査担当者が居住区画など調査対象者等の抵抗感が強い場所への立ち入りを行う場合もあります。したがって，現況調査の実施に際してはトラブルが発生しやすく，調査担当者には適切な状況判断が求められます。

　特に，現況調査における調査担当者の行為が違法とされた裁判例では，大きく分類して，「納税者の任意性の欠如」及び「税務職員の裁量権の逸脱，濫用」が指摘されています。

(1) 任意性の確保
　　調査対象者等から得る現況調査に対する承諾は，明確な意思表示をもって行われること，つまり，「明示の承諾」が原則です。
(2) 裁量権の逸脱，濫用の防止
　　現況調査が違法，不当とされる場合としては，質問検査権行使に係る裁量権の逸脱，濫用があげられますが，判例では具体例として「被調査者の営業妨害や名誉及び信用の著しい毀損」を判示しています。
　　現況調査の実施にあたっては，常識的判断をもって適切な調査手法を選択すべきであり，少なくとも，納税者の営業や私的生活上の重要事項に多大な影響を与えると判断される場合には，その実施を見送り，他の調査手法をもってこれに替える必要があります。
(3) 納税者支援調整官の活用
　　「プライバシーの保護（P103）」以降で詳説します。

2　税務調査について

　医療機関は毎年9月～12月は特に税務調査の多い時期です。税務調査は納税者の同意と理解のもとに進められますが，税務調査には受忍義務があります。ただし，納税者の日程等の同意を考慮して税務調査を行うとされております。

　また，調査官に対し，質問検査理由を問うことについては「税務署の調査権限を有する職員において，客観的な必要性があると判断される場合には，関連性を有する物件の検査を行う権限を認めた趣旨であって，よって，質問検査の必要があり，かつ，これと相手方（納税者）の私的利益との衡量において社会通念上相当な限度にとどまる限り……。」と判示されているとおり問題ありません。

　なお，税務調査の際には必ず調査官の「検査証」を確認してください。持参のない場合は質問検査を行うことができません。

3 医療機関の税務調査受忍義務

　税務調査（質問調査）に対して納税者はこれを受忍すべき義務を一般的には負い，その履行を強制されています。しかし納税者が，あえて質問検査を受忍しない場合，例えば診療時間中において事実上の診療妨害となるような場合について，「右義務の履行を強制し得ないことを「任意調査」と表現する（最高裁昭和48年7月10日第三小，昭和45（あ）第2339号）」，「任意調査の行使に際しては，納税者の承諾を要する（大阪高裁）」等が判例で示されていますので，「事実上の診療妨害となる行為で事業が損害を被ることとなった場合は，国に対して『逸失利益の請求』をすることを考えますよ」と伝えることも可能です。

4 税務調査の事前通知

1　税務調査の事前通知（通則法改正より）

　税務当局は，税務調査を行う場合には，原則として，あらかじめ納税義務者に対し事前に通知をすることとされました（通則法74の9①）。

(1) **事前通知の対象者**

　事前通知の対象者は，納税義務者とされています。また，当該納税義務者に税務代理人がある場合には，当該税務代理人も対象となります（通則法74の9①③）。

(2) **事前通知の内容**

　事前通知については，あらかじめ「実地の調査において質問検査等を行う旨」及び「次の事項」を通知することとされています（通則法74の9①，通則令30の4①②）。

　　イ　調査を開始する日時
　　ロ　調査を開始する日時において質問検査等を行おうとする場所
　　ハ　調査の目的

(注)　具体的な通知内容としては，納税申告書の記載内容の確認，納税申告書の提出がない場合における納税義務の有無の確認，その他これらに類するものとされています（通則令30の4②）。

ニ　調査の対象となる税目
ホ　調査の対象となる期間
ヘ　調査の対象となる帳簿書類その他の物件
(注)　当該物件が国税に関する法令の規定により備付け又は保存をしなければならないこととされているものである場合には，その旨を併せて通知することとされています（通則令30の4②）。

ト　調査の相手方である納税義務者の氏名及び住所又は居所
(注)　上記の「納税義務者」が法人である場合には，「名称」及び「所在地」となります（通則令10①一，会社4）。

チ　調査を行う職員（当該職員が複数であるときは，当該職員を代表する者）の氏名及び所属官署
リ　納税義務者は，合理的な理由を付して「調査開始日時」（上記イ）又は「調査開始場所」（上記ロ）について変更するよう求めることができ，その場合には，税務当局はこれについて協議するよう努める旨
ヌ　税務職員は，「上記ハからヘまでの通知事項以外の事項」について非違が疑われる場合には，当該事項に関して質問検査等を行うことができる旨

2　事前通知を要しない場合（事前通知の例外事由）

　税務調査に際しては，上記(1)のとおり事前通知を行うことが原則ですが，調査の適正な遂行に支障を及ぼすことのないよう，課税の公平確保の観点を踏まえ，「違法又は不当な行為を容易にし，正確な課税標準等又は税額等の把握を困難にするおそれその他国税に関する調査の適正な遂行に支障を及ぼすおそれがある」と税務当局が認める場合には，上記(1)の「事前通知」を要しないことが法律上明確化されました（通則法74の10）。
　事前通知を行わない場合の手続については，国税庁事務運営指針に次のよう

な記載があります。

> 納税義務者の申告若しくは過去の調査結果の内容又はその営む事業内容に関する情報等に鑑み，次の場合には，事前通知を行わないものとする。
> ① 正確な課税標準等又は税額等の把握を困難にするおそれ
> ② 調査の適正な遂行に支障を及ぼすおそれがあると認められる場合

このように事務運営指針（国税庁長官が税務職員の取るべき態度を示したもの）に書かれています。医療機関は，窓口金銭取引が多いことから「その営む事業内容」という理由で事前通知を行わない場合が想定されますが，必ず上記①又は②のいずれに該当するかを確認してください。

3 適用関係

上記の改正は，平成25年1月1日以後に納税義務者に対して行う質問検査等（同日前から引き続き行われている調査等に係るものを除く）について適用されます（平成23年12月所法等改正法附則39③）。

> 調査手続の実施に当たっての基本的な考え方等について（事務運営指針）
>
> 標題のことについては，別冊のとおり定めたから，平成25年1月1日以後は，これにより適切な運営を図られたい。
>
> （趣旨）
> 経済社会の構造の変化に対応した税制の構築を図るための所得税法等の一部を改正する法律（平成23年法律第114号）の公布（平成23年12月2日）により，国税通則法（昭和37年法律第66号）の一部が改正され，国税の調査に関する規定（第7章の2）が新設された。
> これに伴い，法令を遵守した適正な調査の遂行を図るため，調査手続の実施に当たっての基本的な考え方等を定めるものである。

［別冊］調査手続の実施に当たっての基本的な考え方等について

第1章　基本的な考え方

　調査手続については，平成23年12月に国税通則法（以下「法」という。）の一部が改正され，手続の透明性及び納税者の予見可能性を高め，調査に当たって納税者の協力を促すことで，より円滑かつ効果的な調査の実施と申告納税制度の一層の充実・発展に資する観点及び課税庁の納税者に対する説明責任を強化する観点から，従来の運用上の取扱いが法令上明確化されたところである。

　調査の実施に当たっては，今般の法改正の趣旨を踏まえ，「納税者の自発的な納税義務の履行を適正かつ円滑に実現する」との国税庁の使命を適切に実施する観点から，調査がその公益的必要性と納税者の私的利益との衡量において社会通念上相当と認められる範囲内で，納税者の理解と協力を得て行うものであることを十分認識した上で，法令に定められた調査手続を遵守し，適正かつ公平な課税の実現を図るよう努める。

第2章　基本的な事務手続及び留意事項

1　調査と行政指導の区分の明示
　　納税義務者等に対し調査又は行政指導に当たる行為を行う際は，対面，電話，書面等の態様を問わず，いずれの事務として行うかを明示した上で，それぞれの行為を法令等に基づき適正に行う。
　（注）
　　1　調査とは，国税（法第74条の2から法第74条の6までに掲げる税目に限る。）に関する法律の規定に基づき，特定の納税義務者の課税標準等又は税額等を認定する目的その他国税に関する法律に基

づく処分を行う目的で当該職員が行う一連の行為（証拠資料の収集，要件事実の認定，法令の解釈適用など）をいうことに留意する（「手続通達」（平成24年9月12日付課総5－9ほか9課共同「国税通則法第7章の2（国税の調査）関係通達」（法令解釈通達）をいう。以下同じ。）1－1）。
   2　当該職員が行う行為であって，特定の納税義務者の課税標準等又は税額等を認定する目的で行う行為に至らないものは，調査には該当しないことに留意する（手続通達1－2）。

2　事前通知に関する手続
 (1)　事前通知の実施
　　　納税義務者に対し実地の調査を行う場合には，原則として，調査の対象となる納税義務者及び税務代理人の双方に対し，調査開始日前までに相当の時間的余裕をおいて，電話等により，法第74条の9第1項に基づき，実地の調査において質問検査等を行う旨，並びに同項各号及び国税通則法施行令第30条の4に規定する事項を事前通知する。
　　　この場合，事前通知に先立って，納税義務者及び税務代理人の都合を聴取し，必要に応じて調査日程を調整の上，事前通知すべき調査開始日時を決定することに留意する。
　　　なお，事前通知の実施に当たっては，納税義務者及び税務代理人に対し，通知事項が正確に伝わるよう分かりやすく丁寧な通知を行うよう努める。
　　(注)　納税義務者から，事前通知の詳細は税務代理人を通じて通知して差し支えない旨の申立てがあった場合には，納税義務者には実地の調査を行うことのみを通知し，その他の通知事項は税務代理人を通じて通知することとして差し支えないことに留意する（手続通達7－1）。

(2) 調査開始日時等の変更の求めがあった場合の手続

　事前通知を行った後，納税義務者から，調査開始日前に，合理的な理由を付して事前通知した調査開始日時又は調査開始場所の変更の求めがあった場合には，個々の事案における事実関係に即して，納税義務者の私的利益と実地の調査の適正かつ円滑な実施の必要性という行政目的とを比較衡量の上，変更の適否を適切に判断する（手続通達4－6）。

(注)　税務代理人の事情により，調査開始日時又は調査開始場所を変更する求めがあった場合についても同様に取り扱うことに留意する（手続通達7－2）。

(3) 事前通知を行わない場合の手続

　実地の調査を行う場合において，納税義務者の申告若しくは過去の調査結果の内容又はその営む事業内容に関する情報その他国税庁，国税局又は税務署がその時点で保有する情報に鑑み，

① 違法又は不当な行為を容易にし，正確な課税標準等又は税額等の把握を困難にするおそれ

② その他国税に関する調査の適正な遂行に支障を及ぼすおそれがあると認める場合には，事前通知を行わないものとする。

　この場合，事前通知を行わないことについては，法令及び手続通達に基づき，個々の事案の事実関係に即してその適法性を適切に判断する（手続通達4－7，4－8，4－9，4－10）。

(注)

1　複数の納税義務者に対して同時に調査を行う場合においても，事前通知を行わないことについては，個々の納税義務者ごとに判断することに留意する。

2　事前通知を行うことなく実地の調査を実施する場合であっても，調査の対象となる納税義務者に対し，臨場後速やかに，「調査の目

― 25 ―

的」,「調査の対象となる税目」,「調査の対象となる期間」,「調査の対象となる帳簿書類その他の物件」,「調査対象者の氏名又は名称及び住所又は居所」,「調査担当者の氏名及び所属官署」を通知するとともに,それらの事項(調査の目的,調査の対象となる税目,調査の対象となる期間等)以外の事項についても,調査の途中で非違が疑われることとなった場合には,質問検査等の対象となる旨を説明し,納税義務者の理解と協力を得て調査を開始することに留意する。

　なお,税務代理人がある場合は,当該税務代理人に対しても,臨場後速やかにこれらの事項を通知することに留意する。

3　調査時における手続
 (1)　身分証明書等の携帯等
　　　実地の調査を実施する場合には,身分証明書及び質問検査章を必ず携帯し,質問検査等の相手方となる者に提示して調査のために往訪した旨を明らかにした上で,調査に対する理解と協力を得て質問検査等を行う。
　　(注)　行政指導の目的で納税義務者の事業所等に往訪する場合であっても身分証明書を携帯・提示し,行政指導で往訪した旨を明らかにすることは必要であることに留意する。
 (2)　通知事項以外の事項についての調査
　　　納税義務者に対する実地の調査において,納税義務者に対し,通知した事項(上記2(3)注2に規定する場合における通知事項を含む。)以外の事項について非違が疑われた場合には,納税義務者に対し調査対象に追加する税目,期間等を説明し理解と協力を得た上で,調査対象に追加する事項についての質問検査等を行う。
 (3)　質問検査等の相手方となる者の代理人等への質問検査等
　　　調査について必要がある場合において,質問検査等の相手方となる

者の代理人，使用人その他の従業者に対し質問検査等を行う場合には，原則として，あらかじめ当該質問検査等の相手方となる者の理解と協力を得る。
(4) 帳簿書類その他の物件の提示・提出の求め
　調査について必要がある場合において，質問検査等の相手方となる者に対し，帳簿書類その他の物件（その写しを含む。）の提示・提出を求めるときは，質問検査等の相手方となる者の理解と協力の下，その承諾を得て行う。
　（注）　質問検査等の相手方となる者について，職務上の秘密についての守秘義務に係る規定（例：医師等の守秘義務）や調査等に当たり留意すべき事項に係る規定（例：宗教法人法第84条）が法令で定められている場合においては，質問検査等を行うに当たっては，それらの定めにも十分留意する。
(5) 提出を受けた帳簿書類等の留置き
　提出を受けた帳簿書類等の留置きは，
　① 質問検査等の相手方となる者の事務所等で調査を行うスペースがなく調査を効率的に行うことができない場合
　② 帳簿書類等の写しの作成が必要であるが調査先にコピー機がない場合
　③ 相当分量の帳簿書類等を検査する必要があるが，必ずしも質問検査等の相手方となる者の事業所等において当該相手方となる者に相応の負担をかけて説明等を求めなくとも，税務署や国税局内において当該帳簿書類等に基づく一定の検査が可能であり，質問検査等の相手方となる者の負担や迅速な調査の実施の観点から合理的であると認められる場合
　など，やむを得ず留め置く必要がある場合や，質問検査等の相手方となる者の負担軽減の観点から留置きが合理的と認められる場合に，留

め置く必要性を説明し，帳簿書類等を提出した者の理解と協力の下，その承諾を得て実施する。
　なお，帳簿書類等を留め置く際は，別途定める書面（以下「預り証」という。）に当該帳簿書類等の名称など必要事項を記載した上で帳簿書類等を提出した者に交付する。
　また，留め置いた帳簿書類等については，善良な管理者の注意をもって文書及び個人情報の散逸，漏洩等の防止にも配意して管理する。
　おって，留め置く必要がなくなったときには，遅滞なく，交付した「預り証」と引換えに留め置いた帳簿書類等を返還する。
（注）
1　帳簿書類等を提出した者から留め置いた帳簿書類等の返還の求めがあったときは，特段の支障がない限り速やかに返還することに留意する。
　引き続き留め置く必要があり，返還の求めに応じることができない場合には，その旨及び理由を説明するとともに，不服申立てに係る教示を行う必要があるので留意する。
2　「預り証」は，国税に関する法律の規定に基づき交付する書面であることから，「預り証」を交付する際は，帳簿書類等を提出した者に対し交付送達の手続としての署名・押印を求めることに留意する。
3　「預り証」と引換えに留め置いた帳簿書類等を返還する際は，帳簿書類等を返還した事実を記録にとどめるため，「預り証」に返還を受けた旨の記載及び帳簿書類等を提出した者の署名・押印を求めることに留意する。
　この場合において，帳簿書類等を提出した者から返還を要しない旨の申出があった場合には，返還を受けた旨の記載に代えて返還を要しない旨の記載を求めることに留意する。

(6) 反面調査の実施

取引先等に対する反面調査の実施に当たっては，その必要性と反面調査先への事前連絡の適否を十分検討する。

（注） 反面調査の実施に当たっては，反面調査である旨を取引先等に明示した上で実施することに留意する。

(7) 証拠の収集・保全と的確な事実認定

調査の過程において，申告内容等に関して非違が疑われる事項を把握した場合には，納税義務者及び税務代理人にその事項について十分な説明を求め，その意見又は主張を十分聴取した上で，納税義務者及び税務代理人の説明内容等を整理し，必要な証拠の収集・保全を行った上で的確な事実認定を行い，法第74条の11第2項に基づく調査結果の内容の説明の対象となる更正決定等をすべきと認められる非違であるか否かについて適切に判断する。

4 調査終了の際の手続
(1) 更正決定等をすべきと認められない旨の通知

実地の調査の結果，更正決定等をすべきと認められないと判断される税目，課税期間がある場合には，法第74条の11第1項に基づき，質問検査等の相手方となった納税義務者に対して，当該税目，課税期間について更正決定等をすべきと認められない旨の通知を書面により行う。

（注） 実地の調査以外の調査において納税義務者に対し質問検査等を行い，その結果，調査の対象となった全ての税目，課税期間について更正決定等をすべきと認められない場合には，更正決定等をすべきと認められない旨の通知は行わないが，調査が終了した際には，調査が終了した旨を口頭により当該納税義務者に連絡することに留意する。

(2) 調査結果の内容の説明等

　調査の結果，更正決定等をすべきと認められる非違がある場合には，法第74条の11第2項に基づき，納税義務者に対し，当該非違の内容等（税目，課税期間，更正決定等をすべきと認める金額，その理由等）について原則として口頭により説明する。

　その際には，必要に応じ，非違の項目や金額を整理した資料など参考となる資料を示すなどして，納税義務者の理解が得られるよう十分な説明を行うとともに，納税義務者から質問等があった場合には分かりやすく回答するよう努める。また，併せて，納付すべき税額及び加算税のほか，納付すべき税額によっては延滞税が生じることを説明するとともに，当該調査結果の内容の説明等（下記(3)に規定する修正申告等の勧奨を行う場合は，修正申告等の勧奨及び修正申告等の法的効果の教示を含む。）をもって原則として一連の調査手続が終了する旨を説明する。

　(注)　電話又は書面による調査（実地の調査以外の調査）を行った結果については，更正決定等をすべきと認められる非違事項が少なく，非違の内容等を記載した書面を送付することにより，その内容について納税義務者の理解が十分に得られると認められるような簡易なものである場合には，口頭による説明に代えて書面による調査結果の内容の説明を行って差し支えないことに留意する。

　　なお，その場合であっても，納税義務者から調査結果の内容について質問があった場合には，分かりやすく回答を行うことに留意する。

(3) 修正申告等の勧奨

　納税義務者に対し，更正決定等をすべきと認められる非違の内容を説明した場合には，原則として修正申告又は期限後申告（以下「修正申告等」という。）を勧奨することとする。

なお，修正申告等を勧奨する場合には，当該調査の結果について修正申告書又は期限後申告書（以下「修正申告書等」という。）を提出した場合には不服申立てをすることはできないが更正の請求をすることはできる旨を確実に説明（以下「修正申告等の法的効果の教示」という。）するとともに，その旨を記載した書面（以下「教示文」という。）を交付する。
（注）
　1　教示文は，国税に関する法律の規定に基づき交付する書面であることから，教示文を対面で交付する場合は，納税義務者に対し交付送達の手続としての署名・押印を求めることに留意する。
　2　書面を送付することにより調査結果の内容の説明を行う場合に，書面により修正申告等を勧奨するときは，教示文を同封することに留意する。
　　なお，この場合，交付送達に該当しないことから，教示文の受領に関して納税義務者に署名・押印を求める必要はないことに留意する。

(4) 調査結果の内容の説明後の調査の再開及び再度の説明
　上記(2)の調査結果の内容の説明を行った後，当該調査について，納税義務者から修正申告書等の提出若しくは源泉徴収に係る所得税の納付がなされるまでの間又は更正決定等を行うまでの間において，当該調査結果の内容の説明の前提となった事実が異なることが明らかとなり当該調査結果の内容の説明の根拠が失われた場合など，当該調査結果の内容の説明に係る内容の全部又は一部を修正する必要があると認められた場合には，必要に応じ調査を再開した上で，その結果に基づき，再度，調査結果の内容の説明を行う（手続通達5－4）。
　なお，調査結果の内容の説明の根拠が失われた場合とは，納税義務者から新たな証拠の提示等があり，当該調査結果の内容の説明の前提

となる事実関係に相違が生じるような場合をいう。
(5) 税務代理人がある場合の調査結果の内容の説明等
　実地の調査における更正決定等をすべきと認められない旨の書面の通知，調査結果の内容の説明，修正申告等の勧奨，修正申告等の法的効果の教示及び教示文の交付（以下「通知等」という。）については，原則として納税義務者に対して行うのであるが，納税義務者の同意がある場合には，納税義務者に代えて，税務代理人に対して当該通知等を行うことができる。
　なお，この場合における納税義務者の同意の有無の確認は，
① 電話又は臨場により納税義務者に直接同意の意思を確認する方法，又は，
② 税務代理人から納税義務者の同意を得ている旨の申出があった場合には，同意の事実が確認できる書面の提出を求める方法
のいずれかにより行う。
　(注) 実地の調査以外の調査についても，実地の調査の場合に準じて，納税義務者に代えて，税務代理人に対して調査結果の内容の説明，修正申告等の勧奨，修正申告等の法的効果の教示及び教示文の交付を行うことができることに留意する。
　　　ただし，実地の調査以外の調査において，上記①又は②により納税義務者の同意の意思を確認することが難しい場合には，税務代理人から調査結果の内容の説明を受けることについて委嘱されている旨の申立てがあることをもって，納税義務者に代えて税務代理人に対して調査結果の内容の説明等を行うことができることに留意する（手続通達7-3）。
(6) 再調査の判定
　更正決定等をすべきと認められない旨の通知をした後又は調査の結果につき納税義務者から修正申告書等の提出若しくは源泉徴収に係る

所得税の納付があった後若しくは更正決定等をした後に，当該調査の対象となった税目，課税期間について質問検査等を行う場合には，新たに得られた情報に照らして非違があると認める場合に該当するか否かについて，法令及び手続通達に基づき，個々の事案の事実関係に即してその適法性を適切に判断する（手続通達5-7，5-8，5-9）。
　(注)　実地の調査以外の調査を実施した結果，更正決定等をすべきと認められなかった後に，当該調査の対象となった税目，課税期間について質問検査等を行う場合についても，法改正の趣旨を踏まえ，その必要性を十分検討した上で，実施することに留意する。

(7) そ　の　他

　調査において，今後の申告や帳簿書類の備付け，記録及び保存などに関して指導すべき事項があるときは，将来にわたって自主的に適正な申告，納税及び帳簿書類の備付け等が行われるよう十分な説明を行う。

5　理由附記の実施

　行政手続法第2章に規定する申請に対する拒否処分又は同法第3章に規定する不利益処分（同法第3条第1項に定めるものを除く。）を行う場合に必要となる同法第8条又は第14条の規定に基づく処分の理由の提示（理由附記）を行うに当たっては，処分の適正性を担保するとともに処分の理由を相手方に知らせて不服申立ての便宜を図るとの理由附記が求められる趣旨が確保されるよう，適切にこれを行う。
　(注)　所得税法第155条（青色申告書に係る更正），法人税法第130条（青色申告書等に係る更正）等の各税法に理由附記をすることが規定されている処分については，従前のとおり当該規定に基づき適切に理由附記を行うことに留意する。

税務調査手続に関するＦＡＱ（税理士向け）

> 問１　税務代理人として顧客納税者の方から税務調査への対応を全て任されている場合には，税務署から納税者の方への事前通知は，直接ではなく，税務代理人を通じて行ってもらうことは可能ですか。

　納税者の方に税務代理権限証書を提出している税理士等（以下「税務代理人」といいます。）がいる場合で，納税者の方から事前通知事項の詳細は税務代理人を通じて通知しても差し支えない旨の申立てがあったときには，納税者の方には実地の調査を行うことのみを通知し，その他の事前通知事項は税務代理人を通じて通知することとします。

　なお，税務代理人がいる場合であっても，少なくとも，実地の調査を実施することについては，税務当局から納税者の方に直接通知することになります。

> 問２　税務代理人として顧客納税者の方に対し事前通知の内容を伝える際，正確を期するため，事前通知事項の内容を記載した書面を交付してもらうことはできますか。

　実地の調査の事前通知の方法については法令上は規定されておらず，事前通知は原則として電話により口頭で行うこととしているため，要望によって事前通知内容を記載した書面を交付することはありません。

　なお，納税者の方に直接電話による事前通知を行うことが困難と認められる場合は，税務当局から直接納税者の方に事前通知事項の内容を記載した書面を郵送することもありますので，調査担当者にご相談ください。

> 問3　納税者の方に対し事前通知がなされた後に税務代理の委嘱を受けた場合，税務代理人として追加的に事前通知を受けられますか。また，その場合でも，税務代理人につき合理的な理由があれば調査開始日時等の変更を求めることができますか。

　税務代理権限証書が提出された時点が，納税者の方に対して事前通知した調査開始日時より前である場合には，新たに税務代理人となった方にも事前通知を行うこととしています。また，新たに税務代理人となった方に関し，調査開始日時等の変更を求める合理的な理由がある場合には，申し出ていただければ，変更を協議します。

> 問4　税理士法において印紙税に関する税務代理は認められていませんが，他の税目につき税務代理人となっている顧客納税者の方について印紙税の実地調査が行われる場合でも，税理士には事前通知はされないのですか。調査結果の内容の説明についてはどうですか。

　印紙税について税務代理人となることはありませんから，例えば，法人税につき税務代理人となっている顧客納税者の方について，印紙税について実地の調査を行う場合には，印紙税の調査に関する事前通知及び調査結果の内容説明等とも，納税者の方に対して行うこととなります。

> 問5　納税者の方の同意がある場合には，税務代理人は顧客納税者の代わりに調査結果の内容説明等を受けられることとなっていますが，税務代理権限証書を提出していれば同意があるとされるのでしょうか。税務代理権限証書に同意がある旨を明記した場合はどうでしょうか。

― 35 ―

調査結果の内容説明等は，納税者の方に税務代理人がいる場合でも，原則として納税者の方ご本人に対して行います。
　ただし，当該調査結果の内容の説明を，納税者の方に代わって税務代理人に説明して欲しいという納税者の方の明確な意思表示がある場合には，納税者の方に代わって税務代理人に調査結果の内容の説明を行うこととしています。
　したがって，調査担当者は，税務代理権限証書が提出されている場合であっても，調査結果の内容説明等を行う前に，納税者の方に直接同意の事実を確認する方法，又は税務代理人を通じて同意の事実を証する書面の提出を求める方法により，納税者の方の同意があることを確認することとしています。また，仮に税務代理権限証書に同意する旨が明記されていても，改めて，調査結果の内容説明等を行う時点で同意の有無を確認します。
　なお，実地の調査以外の調査の場合には，調査結果の内容説明等の時点で納税者の方の同意を直接確認することが困難なときもありますから，そのようなときには，税務代理人を通じて納税者の方の意向を確認できれば，税務代理人に対して説明を行うこととしています。

> 問6　一人の納税者の方に複数の税務代理人がいる場合，事前通知は全ての税務代理人に行われるのでしょうか。また，調査結果の内容説明等を税務代理人に行う場合はどうなりますか。

　実地の調査の相手方となる納税者の方に税務代理人が複数ある場合には，納税者の方と併せて，全ての税務代理人に事前通知を行います。
　また，調査結果の内容説明等について，国税通則法第74条の11第5項に基づき，納税者の方への説明等に代えて税務代理人に説明等を行う際は，納税者の方の同意を確認する際に，いずれの税務代理人に対して説明等を行うべきかを併せて確認し，指名された税務代理人に対して調査結果の内容説明等を行います。

税務運営方針（抄）

昭和51年4月1日　国税庁

目　次

第一　総論
1　税務運営の基本的考え方
　(1)　納税者が自ら進んで適正な申告と納税を行うような態勢にすること
　(2)　適正な課税の実現に努力すること
　(3)　綱紀を正し，明るく，能率的な職場をつくること
2　事務運営に当っての共通の重要事項
　(1)　調査と指導の一体化
　(2)　広報活動の積極化
　(3)　税務相談活動の充実
　(4)　納税者に対する応接
　(5)　不服申立事案の適正かつ迅速な処理
　(6)　部内相互の連絡の緊密化
　(7)　地方公共団体及び関係民間団体との協調
　(8)　電子計算組織の利用と事務合理化の推進
3　組織管理と職場のあり方
　(1)　庁局署の関係
　(2)　適正な事務管理と職員の心構え
　(3)　職員の教育訓練
　(4)　綱紀の粛正
　(5)　職場秩序の維持
　(6)　職場環境の整備
　(7)　職員の健康管理

第二　各論
1　直税関係
 (1)　直税事務運営の目標と共通の重点施策
 (2)　各事務の重点事項
2　調査査察関係
 (1)　調査課事務運営の目標と重点事項
 (2)　査察事務運営の目標と重点事項
3　間税関係
 (1)　間税事務運営の目標と共通の重点施策
 (2)　各事務の重点事項
4　徴収関係
 (1)　徴収事務運営の目標と共通の重点施策
 (2)　各事務の重点事項
5　不服申立て関係
 (1)　異議申立て関係
 (2)　審査請求関係

税務運営方針

第一　総論

1　税務運営の基本的考え方

　租税は，国民が生活を営んでいく上で必要な公共的経費に充てるため，各自が負担するものである。
　税務行政の使命は，税法を適正に執行し，租税収入を円滑に確保することにあるが，申告納税制度の下における税務行政運営の課題は，納税者のすべてがこのような租税の意義を認識し，適正な申告と納税を行うことに

より，自主的に納税義務を遂行するようにすることである。税務運営においては，この課題の達成を究極の目標として，その基盤を着実に築き上げていくことを，その基本としなければならない。

　このような理念に立って，税務運営の基本的考え方を示すと，次のとおりである。

(1) 納税者が自ら進んで適正な申告と納税を行うような態勢にすること
　　……近づきやすい税務署にすること……

　納税者が自ら進んで適正な申告と納税を行うようになるには，納税者が租税の意義を理解し，その義務を自覚するとともに，税法を理解し，正しい計算のために記帳方法などの知識を持つことが必要である。このため，広報，説明会，税務相談などを通じて，納税についての理解を深め，税法等の知識を普及するとともに，記帳慣習を育成することに努める。特に課税標準の調査に当っては，事実関係を的確には握し，納税者の誤りを是正しなければならないことはもちろんであるが，単にそれにとどまらないで，それを契機に，納税者が税務知識を深め，更に進んで納税意識をも高めるように努めなければならない。

　このように，申告納税制度の下では，納税者自らが積極的に納税義務を遂行することが必要であるが，そのためには，税務当局が納税者を援助し，指導することが必要であり，我々は，常に納税者と一体となって税務を運営していく心掛けを持たなければならない。

　また，納税者と一体となって税務を運営していくには，税務官庁を納税者にとって近づきやすいところにしなければならない。そのためには，納税者に対して親切な態度で接し，不便を掛けないように努めるとともに，納税者の苦情あるいは不満は積極的に解決するよう努めなければな

らない。また，納税者の主張に十分耳を傾け，いやしくも一方的であるという批判を受けることがないよう，細心の注意を払わなければならない。
(2) 適正な課税の実現に努力すること
　　国民の納税道義を高め，適正な自主申告と納税を期待するには，同じような立場にある納税者はすべて同じように適正に納税義務を果すということの保証が必要である。このため，申告が適正でない納税者については，的確な調査を行って確実にその誤りを是正することに努め，特に悪質な脱税に対しては，厳正な措置をとるものとする。
　　なお，このようにして適正な課税を実現することが，また，法の期待する負担の公平を図り，円滑に租税収入を確保するゆえんのものであることを忘れてはならない。
(3) 綱紀を正し，明るく，能率的な職場をつくること
　　国民の納税道義を高め，税務に対する納税者の信頼と協力をかち得るため，税務における職務の執行は，最も公正でなければならないし，職場における執務態勢は，規律正しく，明るくかつ能率的でなければならない。職員は，各自が国家財政を担っているということを自覚し，職場に誇りを持ち，厳正な態度で自らを律しなければならない。そのことがまた，納税者にとって近づきやすい税務官庁にするゆえんでもある。
　　また，すべての職員が自発的かつ積極的に，それぞれの能力を十分に発揮しながら，打ち解けて明るい気持で勤務できる職場をつくるよう，管理者はもちろん，職員の一人一人が努力しなければならない。

2　事務運営に当っての共通の重要事項

(1) 調査と指導の一体化
　イ　申告納税制度の下における税務調査の目的は，すべての納税者が自主的に適正な申告と納税を行うようにするための担保としての役割を

果すことにある。すなわち，適正でないと認められる申告については，充実した調査を行ってその誤りを確実に是正し，誠実な納税者との課税の公平を図らなければならない。

　更に，調査は，その調査によってその後は調査をしないでも自主的に適正な申告と納税が期待できるような指導的効果を持つものでなければならない。このためには，事実関係を正しくは握し，申告の誤りを是正することに努めるのはもちろんであるが，それにとどまることなく，調査内容を納税者が納得するように説明し，これを契機に納税者が税務知識を深め，更に進んで将来にわたり適正な申告と納税を続けるように指導していくことに努めなければならない。調査が非違事項の摘出に終始し，このような指導の理念を欠く場合には，納税者の税務に対する姿勢を正すことも，また，将来にわたって適正な自主申告を期待することも困難となり，納税者の不適正な申告，税務調査の必要という悪循環に陥る結果となるであろう。

ロ　他方，現状においては，記帳に習熟していないことなどから，自らの力では正しい申告を行うことが困難な納税者が多く，また，問題点を指摘し，又は助言することによって適正な申告が期待できる納税者も少なくない。このような納税者について，何らの指導もしないでその申告を待つことは，自主的に適正な申告ができる納税者を育成していくためにも，また，調査事務を重点的，効率的に運営していく見地からも適当でない。従って，このような納税者については，必要に応じて，記帳，決算，課税標準の計算などについて，個別的又は集団的に指導を行う。

　この場合においても，その納税者の実態を的確には握していないと，効果的な指導をすることは難しい。また，同業者など類似の納税者の経営諸指標との対比で説明しなければ説得力を欠く場合が多い。従って，このような指導を行うに当っても，その納税者の実態をは握し，

あるいは，業種別の経営の実態を知るために，必要な調査を的確に行っておくことが肝要である。
(2) 広報活動の積極化
 イ 広報は，申告納税制度の基盤を築き上げていく上で，調査及び指導と並んで重要な意義を持つものである。

　広報のねらいは，このような目的との関連で，①納税道義の高揚を図ること　②税法，簿記会計等税務に関する知識の普及と向上を図ること　③申告期限，納期限等について，納税者の注意を喚起すること　④納税者と税務当局との相互の理解を深め，両者の関係の改善を図ること，に大別される。

　広報活動の展開に当っては，そのねらいを明確にし，ねらいに即して対象，テーマ，時機及び媒体などを適切に選ぶことが肝要である。
  (イ) 納税道義の高揚をねらいとする広報は，国民一般を対象とし，租税が国の財政にとってどのような意義を持っているか，租税が国民生活にどのように還元されているか，国民の各階層がどのように税を負担しているか，また，これらが諸外国でどうなっているか，などをテーマとし，現代民主主義国家における租税の意義，福祉国家における租税の重要性などに対する国民一般の理解を深めることによって，国民の納税義務に対する自覚を高めることに資する。

　　このような広報活動は，庁局署がそれぞれの分野で行うものとするが，特に庁は，各種の資料を局署に提供するほか，テレビ，ラジオ，新聞等の広域的な広報媒体を通じて，全国的な広報活動を行う。

　　なお，小学校の児童や中学校・高校の生徒に対して，租税に関する正しい知識を広めることは，納税道義の高揚に寄与するところが大きいので，各種の学校に対し租税教育用教材を提供することに努めるほか，教師の租税及び財政に関する研究の便を図ることにも配意する。

(ロ) 税務に関する知識の普及と向上をねらいとする広報は，納税者の所得などの規模，税務についての知識の程度などに応じて，税法，記帳，税額の計算方法など，実務上必要な知識を平易な表現で提供し，自主的に正しい申告と納税を行える納税者を多くすることに努める。

　　このような広報活動は，庁局署がそれぞれ担当するものとし，庁局は，主として，テレビ，ラジオ等を利用する広域的な広報を担当するほか，局署に対し，パンフレットなどの資料を提供する。署は，主として，各種の講習会や説明会を開催し，地域的な広報を行う。

　　なお，税務大学校における租税の理論的研究の成果を積極的に発表し，税制の理念，租税の理論についての国民の理解を深めることに努める。

　(ハ) 申告期限，納期限等については，庁局署がそれぞれ効果的な時機と効率的な媒体を選び，その周知の徹底を図る。

　(ニ) 納税者と税務当局との関係の改善を図る広報としては，納税者にとって近づきやすく，また，納税者に信頼される税務署というイメージをつくることが特に必要である。このため，納税者に税務行政の現状等を紹介して，税務に対する理解を得ることに努めるとともに，特に税務に携わる職員のすべてが自ら広報担当者であるという心掛けを持って，納税者に接するようにしなければならない。

ロ　税務の広報は，実施に当って様々な制約が多く，ともすれば消極的な姿勢に陥る傾向がある。従って，庁局署の幹部は，広報のテーマ，発表内容，時機などについて，自ら責任を持って適切な判断を下し，積極的かつ効果的な広報を行うことに努める。

ハ　広報活動を行うに当っては，税理士会，日本税務協会，青色申告会，法人会，間税協力会，納税貯蓄組合，商工会議所，商工会等の関係民間団体の協力を得るように努める。

(3) 税務相談活動の充実

　　納税者が自ら積極的に納税義務を遂行するためには，納税者が気軽に相談できるような税務相談体制を整備することによって，納税者を援助することが大切である。このため，テレホンサービスの拡充，地区派遣相談官制度の増設等国税局税務相談室の機能を一層充実し，併せて税の相談日による面接相談の活用を図るとともに，税理士会等関係民間団体が行う税務相談との緊密な連携に配意する。

　イ　税務相談に当っては，正確で適切な回答をするとともに，納税者の有利となる点を進んで説明し，納税者に信頼感と親近感を持たれるように努める。また，苦情事案については，納税者が苦情を申立てざるを得ないこととなった事情を考え，迅速，適切に処理する。

　ロ　税務相談室においては，それぞれの実情に応じて最も効果的な方法で相談事務の一層の充実を図るとともに，苦情事案については，特に優先的に処理するよう配慮する。

　ハ　税務署における税務相談については，「税の相談日」のあり方に更に一段と工夫を凝らし，納税者の利用の便に配慮する。

　　　また，苦情事案については，幹部職員がこれに当り，積極的に解決に努める。

(4) 納税者に対する応接

　イ　税務という仕事の性質上，納税者は，税務官庁をともすれば敷居の高いところと考えがちであるから，税務に従事する者としては，納税者のこのような心理をよく理解して，納税者に接することが必要である。

　　　このため，税務署の案内や面接の施設の改善に努め，納税者が気楽に税務相談に来ることができるよう配慮するとともに，窓口事務については，納税者を迎えるという気持になって，一層の改善に努める。また，国税局の税務相談室及び税の相談日がより一層利用されるよう

にする。

　　なお，納税者に来署を求めたり，資料の提出を求めたりする場合においても，できるだけ納税者に迷惑を掛けないように注意する。
　ロ　納税者の主張には十分耳を傾けるとともに，法令や通達の内容等は分かりやすく説明し，また，納税者の利益となる事項を進んで知らせる心構えが大切である。
　ハ　税務行政に対する苦情あるいは批判については，職員のすべてが常に注意を払い，改めるべきものは速やかに改めるとともに，説明や回答を必要とする場合には，直ちに適切な説明や回答を行うよう配慮する。

(5) 不服申立事案の適正かつ迅速な処理
　イ　不服申立ての処理に当っては，原処分にとらわれることなく，謙虚に納税者の主張に耳を傾け，公正な立場で適切な調査を行い，事実関係の正しいは握，法令の正しい解釈適用に努めるとともに，事案の早期処理を図り，納税者の正当な権利，利益の保護に欠けることのないように配慮する。

　　特に，国税不服審判所においては，それが税務行政部内における第三者的機関として設けられている制度的趣旨に顧み，その運用に当っては，総額主義に偏することなく，争点主義の精神を生かしながら，充実した合議を行い，権利救済の十全を期する。
　ロ　不服申立事案の適正，円滑な処理を通じて反省を行い，税務行政の改善に努める。

　　また，広報活動を活発に行って，納税者のための権利救済制度の周知に努める。

(6) 部内相互の連絡の緊密化
　　経済取引の多様化，広域化等につれ，税務部内における横の連絡を緊密にすることがますます必要となっている。横の連絡が十分でないと，

仕事にそごを来し,事務処理の遅延,課税漏れ,徴収漏れ等を来す原因となり,また,納税者に迷惑を掛け,税務の信用を失うことにもなる。

従って,事務計画の作成に当っては,関係部門と十分な連携をとるとともに,個々の事務処理に当って,各自が常に関係部門との連絡に配意することが必要である。また,幹部会,賦課徴収連絡会議等の会議を効果的に運営し,関係部門間の緊密な連絡に努める。特に,資料及び情報の収集活用,関連調査などについて,関係部門間の積極的な連携を図る。

(7) 地方公共団体及び関係民間団体との協調

イ 地方公共団体とは,相互に資料・情報の交換を行うなど連絡を密にし,適正な課税の実現に協力するとともに,それぞれの事務が一層効率的に運営されるように努める。

ロ 税理士会,日本税務協会,青色申告会,法人会,問税協力会,納税貯蓄組合,商工会議所,商工会等の関係民間団体との協調を図るとともに,これらの団体相互の協力態勢にも十分に配意して,納税者特に小企業者の記帳指導等を積極的に推進する。

ハ 税務の公正円滑な運営を期するためには,税務当局と納税者との間において税理士が果す役割は極めて重要である。関係部課は相互に連絡を密にし,税理士業務が適正に運営され,その機能が健全に発揮されるように努めなければならない。

(8) 電子計算組織の利用と事務合理化の推進

事務量の増大と取引態様の複雑化等事務内容の高度化に対応して,事務運営の効率化を図るため,電子計算組織の利用と事務の簡素合理化を進める。

イ 手作業を機械によって代替し省力効果を生み出すための申告所得税及び法人税の内部事務並びにこれら両税の債権管理事務の電子計算処理等既に実施中の各種システムについては,更に改善合理化に努め,着実に拡大していくこととする。

ロ 最近における電子計算組織利用技術の発展にかんがみ，①調査，滞納処分等の外部事務を支援するシステム ②各段階の管理者ごとに適時適切な情報を提供し，その意思決定を改善するためのシステム ③税務行政の長期的な計画の立案を可能ならしめるシステム等電子計算組織を高度に利用するシステムの開発を進めるよう努力する。

ハ 庁局の通達を平易で明解なものにするとともに，必要最小限度のものにとどめるほか，既存の通達の整理統合を図る。

ニ 事務の簡素，合理化を一層強力に推進するため，引続き事務提要，帳簿様式等に検討を加え，その改善を図るほか，庁局に対する報告，上申事項等の整理統合に努める。また，事務の管理方式，実施の手順等についても，更に検討を加える。

3 組織管理と職場のあり方

(1) 庁局署の関係

イ 庁局署は，それぞれの立場に応じてその役割を遂行し，相互に信頼し，一体となって税務の運営に当らなければならない。

(イ) 税務行政は，社会経済の発展，変化に適応していかなければならない。税務行政を取巻く諸条件の現状及び将来の的確な見通しの上に立って，予想される税務行政上の諸問題に対処していくため，定員及び機構，職員の採用及び養成，人事，事務の機械化，施設などについて長期の計画を立案し，着実な遂行に努めることは，庁の重要な任務である。

局は，管内の社会経済の見通しと庁のこの長期計画の下で，その局において予想される諸問題に対処するため，必要な事項について長期の対策を立て，実施していかなければならない。

なお，庁局は，税務行政のより一層円滑な運営に資するため，税務行政上の制度，慣行についてその改善に努めることとする。

(ロ)　庁は，税務運営の基本方向を示すとともに，事務運営の重要事項を指示し，局は，これに基づき，その事務の現状及び社会経済の実態に即して，署に対し事務運営の具体的施策を指示する。

　　庁局が事務運営について局署に指示する場合には，その基本的な考え方を明確に，かつ，分かりやすく指示し，実施の方法などについては大綱だけを示し，局署が創意と自主性を持って，それぞれの実情に即し最も効率的に事務を遂行できるようにしなければならない。

(ハ)　法令の解釈及び適用を統一することは，税務にとって基本的なことであり，庁あるいは局の重要な任務である。また，税務の行政水準について地域間あるいは事務間の均衡を図ることも，税務にとって重要な課題である。庁及び局は，事務視閲及び調査事績検討会などを通じて，局署及び各事務の行政水準をは握することに努めなければならない。なお，税務の行政水準をより適切には握する方法についても，検討を進めることが必要である。

　　地域間及び事務間で税務の行政水準の均衡を図るために重要なことは，定員の配置及び人事などを適切にすることである。庁局は，定員，機構及び人事が，局署及び各事務の実態並びに社会経済の発展，変化に即して常に適切なものとなるようにしなければならない。

ロ　庁局が局署を指導するに当っては，計数に表れた事績だけでその事務運営を評価することをしないで，例えば，①事務運営が全体として税務運営の基本方向にのっているかどうか②事務計画が局署の実態からみて適切であるかどうか③事務運営に当って管理者の処置が適切かどうか④定員の配置及び人事，予算措置などが適切かどうか⑤職員各自が積極的意欲を持って仕事に取組んでいるかどうかなど，庁局署が一体となって事務改善の方策を見出すという観点から指導することに努める。

なお，事務運営における総合性を確保し，責任体制を明確にするため，庁局の局署に対する重要な指示は，局長又は署長を通ずることを原則とする。
　ハ　庁局は，会議その他の機会において局署の実情や法令通達などについて局署の意見や進言が自由に表明されるよう配慮するとともに，適切な意見は積極的に採り入れ，その実現を図る。
　　　また，会議等の開催に当たっては，マンネリ化した会議等はないか常に見直しを図り，真に必要と認められる会議等に限り開催するように努め，可能な限り会議等の整理縮少を図る。
(2)　適正な事務管理と職員の心構え
　イ　管理者は，職員のすべてがそれぞれの適性を生かしてその能力を十分発揮できるようにするとともに，すべての職員が互いに打ち解け，互いに助合い，明るいふんい気で仕事ができるような職場をつくることに努めなければならない。
　　　このため，事務運営の方針，計画を決定するのはもとより管理者の職務と責任であるが，管理者は，努めて職員と対話の場を持ち，職員の建設的な意見を事務運営面に採り入れるように努め，職員が参加意識を持って職務に当ることができるよう心掛けなければならない。また，そのような接触を通じて職員の実情をよく理解することに努め，親身になって部下の指導に当ることが大切である。なお，管理者は，常に研さんを積み，識見を広め，管理能力を高め，部下職員の範となるよう努めなければならない。
　ロ　各職員は，税務運営の基本的な考え方をよく認識し，各自の一つ一つの事務処理が税務運営全体に持つ意義を自覚して，積極的にそれぞれの創意工夫を凝らして職務の遂行に当るようにしなければならない。
　　　また，税務は高度な専門的知識と経験とを必要とする仕事である。従って，このような事務に従事する職員は，税法の知識及び税務に関

する技術的能力の向上に努め、おう盛な責任感を持って、事務処理に当らなければならない。特に、専門官は、このような専門的知識と経験を兼ね備えた職員として、税務の中核的存在であることを認識し、その責任を十分自覚して、その職務の遂行に当らなければならない。

なお、納税者の税務に対する信頼と協力を得るためには、日々納税者に接する職員が、ただ単に税務の専門家であるだけでなく、人間的にも信頼されることが要請される。従って、職員は、常に常識を豊かにし、品性を高めるよう心掛けなければならない。

ハ 特に、署にあっては次の点に留意する必要がある。

(イ) 署長は、管内の納税者の状況、その署の職員の実態等を的確には握するとともに、専門官制度を柱とする署の機構が全体として有機的かつ効率的にその所期の機能を発揮するように努める。更に、その事務運営が税務運営の基本方向に沿って着実に行われるよう、署務の全般を方向付けし調整し、推進するとともに、その結果を的確に見極めていかなければならない。

(ロ) 特別国税調査（徴収）官はその豊富な知識と経験を生かして、自ら積極的に調査、滞納整理等に当ることとし、その執務を通じて専門官全体の模範となることが必要である。

(ハ) 課長及び統括官は、各部門の事務遂行の責任者として署長の意図を体し、適切な計画の下に、部下職員を指揮して、的確な事務運営に努めなければならない。このため、事務の管理に当っては、重複した管理や不必要に細かい管理を行うことによって、管理事務が増大し、職員の自主性が減殺されて、効率的な事務運営が損われることがないように配意しなければならない。また、課長及び統括官は、部下職員の個々の案件の処理が適正に行われるよう、必要な指導と指示を行う。

(3) 職員の教育訓練

　イ　職員の資質の向上を図ることは，税務運営を円滑適正に行うための基礎となるものである。管理者は，日常の事務を通じて職員を指導するとともに，職場研修等を計画的に実施して，職員の職務遂行能力の向上を図るよう努める。

　　なお，経験年数の少ない職員に対しては，個別指導を適切に行うよう特に配意する。

　　税務大学校においては，教育内容の一層の改善合理化を図り，税務行政における諸情勢の推移に即応した各種研修等を計画的に実施して，職員の資質の向上に寄与するよう格別の配慮を行う。管理者に対する監督者研修についても，これを充実して管理者の管理能力の向上を期する。なお，税務大学校における租税理論及び税法の運用に関する研究体制を整備強化することにより，租税理論の研究水準の向上と職員の教育訓練の充実に資する。

(4) 綱紀の粛正

　　一部の職員の間に起きた不正事件であっても，それは，税務行政全般の信用を傷つけるものである。

　　税務行政に携わる職員は，一人一人が公務員としての責任と税務職員としての職務の重要性について，常に自覚を新たにするとともに，誘惑の多い職場であることに顧み，平素から細心の注意を払い，いやしくも不正事件を引起すようなことがあってはならない。

　　また，管理者は，部下職員の範として自らを律しなければならないことはもちろん，部下職員に対しては，単に職場における業務上の監督指導を行うだけでなく，職員の身上を常には握するとともに，職場に正しい倫理観を確立して非行の未然防止に努め，万一事件が発生した場合には，機を失することなく所要の措置を講ずるとともに，速やかに実情を調査した上，厳正に処置する。

(5) 職場秩序の維持

　　職員は，税務職員としての職責を自覚し，国家公務員法等に定める服務規律を遵守して良識ある行動をとるとともに，それぞれの職務に専念し，職場秩序が整然と維持されるよう努めなければならない。管理者は，平素から部下職員の指導訓練を通じて，職員の自覚を高め，職場秩序の確立に努めるとともに，職場の秩序を乱す行為に対しては，厳正な態度をもって臨まなければならない。

(6) 職場環境の整備

　イ　納税者にとって近づきやすい税務署とするためにも，また，職員が明るい気持で能率よく仕事を行うためにも，職場環境の整備が必要である。このため，庁舎の施設，備品等の整備改善に一層の努力を払うとともに，整理整とん，火災盗難の防止その他適正な管理に十分配意する。

　ロ　住宅事情が職員の勤務意欲に重大な影響を及ぼすことに顧み，宿舎の増設及び質的向上に努め，職員の住居の安定を図る。

(7) 職員の健康管理

　イ　明るく，能率的な職場をつくるには，職員が健康であることが重要である。このため，診療所の医療施設等を充実するとともに，健康管理を適正に実施し，疾病の早期発見と疾患者に対する健康指導の徹底を図り，また，休暇等職員の休養について適切な配意をし，職員の健康の保持増進に万全を期する。

　　殊に40歳以上の職員が全職員の約半数を占め，高齢化する傾向にある現在，いわゆる成人病といわれる疾病の早期発見のため，健康診断の充実を期する。

　ロ　職員の元気を回復し，職員相互の連帯感を高めるため，職員の意向及び事務の繁閑に配意しながら職場におけるレクリエーション活動を活発に実施する。なお，レクリエーション指導者の養成にも一層の努

力を払う。また，明るく健康な職場とするための福利厚生施設の拡充に努める。

第二　各論

1　直税関係
(1)　直税事務運営の目標と共通の重点施策

　　直税事務は，社会の各層にわたる極めて多数の納税者を対象とし，加えて，納税者の生活や業務に直接影響するところが大きい所得又は資産などを課税の対象としていることから，その運営の適否は，単に直税事務にとどまらず，広く税務行政全般に対する信頼感，ひいては国民一般の納税道義に影響を持つものである。

　　従って，直税事務を適正に運営し，もって納税者間の負担の公平を図ることは，税務行政全体にとって極めて重要なことである。

　　申告納税制度の下における直税事務の目標は，すべての納税者が自ら正しい申告を行うようにすることにある。

　　このため，事務の運営に当たっては，納税者の税歴，所得又は資産の規模，税額などに応じて，それぞれの納税者に即した調査と指導を一体的に行うことが必要である。

　　このような見地から，直税事務の運営に当たっては，次の諸点に施策の重点を置く。

　　イ　青色申告者の育成

　　　　自主的に正しい申告のできる納税者を育成するについて，その中核をなすものは青色申告であるから，青色申告者の増加と育成に一層努力する。

　　　　このため税理士会との協調を図りつつ，商工会議所，商工会，青色申告会，法人会等の関係民間団体との連携強化を更に進め，これらの

― 53 ―

団体の指導を通じて、納税者の記帳慣行の醸成と自主的な申告納税の向上が行われるようにする。

ロ　調査の重点化

　　限られたか働量で最も効率的な事務運営を行うため、調査は納税者の質的要素を加味した上、高額な者から優先的に、また、悪質な脱漏所得を有すると認められる者及び好況業種等重点業種に属する者から優先的に行うこととする。このため、調査の件数、増差割合等にとらわれることなく、納税者の実態に応じた調査日数を配分するなど、機動的、弾力的業務管理を行うよう留意する。

ハ　調査方法等の改善

　　税務調査は、その公益的必要性と納税者の私的利益の保護との衡量において社会通念上相当と認められる範囲内で、納税者の理解と協力を得て行うものであることに照らし、一般の調査においては、事前通知の励行に努め、また、現況調査は必要最小限度にとどめ、反面調査は客観的にみてやむを得ないと認められる場合に限って行うこととする。

　　なお、納税者との接触に当っては、納税者に当局の考え方を的確に伝達し、無用の心理的負担を掛けないようにするため、納税者に送付する文書の形式、文章等をできるだけ平易、親切なものとする。

　　また、納税者に対する来署依頼は、納税者に経済的、心理的な負担を掛けることになるので、みだりに来署を依頼しないよう留意する。

ニ　有効な資料・情報の収集とその活用

　　資料・情報は、調査対象の選定、調査ポイントの抽出などに役立つことにより、調査事務を効率化するとともに、各税事務を有機的に結び付け、調査の内容を充実するものであるので、その収集に当っては、活用効果が特に大きいと認められるものに重点を置き、調査に当っては、収集した資料・情報を十分活用することに努める。また、この趣

旨を生かすよう，その事績についても的確な管理を行う。
ホ　納税秩序の維持
　　税務調査は，納税者相互間の負担の公平を図るため，国民からの信託を受けてこれを実施するものであり，すべての納税者は，本来その申告の適否について調査を受ける立場にある。従って，各種の妨害行為をもって税務調査を阻む者に対しては，納税秩序を維持し，かつ，課税の適正を期するため，これらの妨害行為に屈することなく，的確な調査を行い，一般納税者との間に，不均衡が生ずることのないよう特段の配意をする。
ヘ　事務系統の連携の強化
　　直税各税の事務は，経済活動の高度化とともに，ますます密接な関連を持ってきていることに加え，部門制の採用による事務の専門化と統括官の増加により，直税事務を一体的に運営することの必要性がますます高くなってきている。従って，事務の運営に当っては，資料の効率的収集及び活用，同時調査，同行調査，連鎖調査の効果的な実施などにより，所得税，法人税及び資産税の各税事務が，有機的連携の下に行われるよう配意する。
　　なお，必要に応じ局署間，事務系統間の応援を積極的に行う。また，直税職員は，納税者の転出入に伴う処理その他徴収部門に対する所要の連絡を迅速確実に行うことはもちろん，徴収部門から賦課交渉があった場合などには，速やかに見直しなど所要の処理を行い，あるいは調査等で知り得た徴収上参考となる事項を確実に徴収部門に連絡するなど，徴収事務との連絡協調に努める。
ト　事務管理のあり方
　　事務の管理に当っては，重複した管理を行うことにより管理事務の増大を来すことのないよう，効率的な事務管理に努めるほか，次の諸点に配意する。

(イ)　事務計画の策定に当っては，職員，特に上席調査官等経験豊富な者の意見を聴取し，職員の建設的な意見を事務計画に採り入れるよう配意する。

　　(ロ)　事務の分担の付与に当っては，職員の経験，適性，事案の難易等を総合勘案し，適切な分担付与を行うことに努める。特に上席調査官には重要かつ困難な事案を付与する。

　　(ハ)　事務の進行管理に当っては，職員の創意工夫を生かすよう，職員の経験，能力，事案の内容等に応じて，それぞれ適切な管理を行うことに努める。

(2)　各事務の重点事項

　イ　資料関係

　　(イ)　資料の収集については，調査事務との関連において，収集すべき資料の種類及びその収集先に工夫を凝らし，いたずらに収集枚数にとらわれることなく，調査に直結する有効な資料の収集に努める。特に，調査の過程でなければ得られない資料について，収集の徹底を図る。

　　　　また，管理者は，重点調査対象業種の選定に役立つ資料・情報の収集についても，特段の配意をする。

　　(ロ)　資料の活用については，一枚の資料であっても関連する税目の調査にそれぞれ使用するなど，その多角的な活用に努めるものとする。また，調査は資料を十分に活用することによって深められるものであるから，管理者は，資料が確実に活用されているかどうかについて，徹底した管理を行う。

　　(ハ)　資料源の開発については，担当者が当るほか，一般の調査，法定資料の監査等の機会を通じて，積極的に有効資料源の開発に努める。

　　(ニ)　個々の資料・情報が関連して相互にその内容を補完し合い，納税者の実態把握に十分その効果を発揮するよう，資料・情報を長期に

わたって蓄積し，継続して管理することに努める。
　㈭　資料事務の運営に当っては，収集された資料の活用結果をは握し，どのような資料が有効か，また，どのような収集方法が効率的かについて分析を行い，じ後における資料収集事務の改善を図る。
ロ　所得税関係
　申告納税制度の趣旨に沿った事務運営を行うため，次の点に配意しつつ事後調査体系の一層の定着に努める。
　イ　納税者が，自ら課税標準について正しい計算を行い，また，その経営を合理化していくためには，日々の取引を正確に記録する慣習がその前提となる。
　　　この記帳慣習を育成していくため，青色申告制度はその中核をなすものであるから，今後も引続き，青色申告者の増加に積極的に努力するとともに，適切な指導又は調査を通じて，青色申告者の質的水準の同上を図る。
　　　なお，その普及及び指導については，地方公共団体及び関係民間団体の協力を積極的に求め，また，これらの団体の指導の対象となった事案については，それぞれの実情に応じ，その指導の効果が生かされるよう配意する。
　㈹　確定申告期における納税相談は，そのための来署依頼を原則として行わず，申告書の作成に必要な事項について相談を行うこととし，納税者自身による自発的な申告の慣行を定着させるよう努める。
　㈧　調査は，事後調査を主体として実施するが，調査対象選定のための申告審理事務は，細かいものを省略して効率的な処理を図るなど合理的運営に努める。
　　　また，事後処理についても高額中心に行うとともに，適正申告を行う納税者を長期的に育成していく見地から運営する。
　㈡　営庶業所得者については，白色申告者と青色申告者の別及び所得

者層の別に応じて適切な指導及び調査を行うこととし，白色申告者に対しては青色申告者より高い調査割合を確保するとともに，高額所得者を中心として調査内容の充実に努める。
　(ホ)　その他所得者については，所得のは握が困難であるので，その管理及び調査について相当の努力をする必要がある。従って，調査技法の開発に努めるとともに，都会署におけるその他所得の調査事務量を増加し，適切な調査対象を選定し，充実した調査を行う。
　(ヘ)　一般農家に対する標準課税の事務及び農外所得のは握については，地方公共団体及び農業団体の積極的協力を求めることとし，特殊経営農家については，個別調査・指導方式による。
ハ　法人税関係
　(イ)　申告納税制度の下での法人税事務は，自主的に適正な申告を行う法人を着実に育成することを目標としなければならない。
　　　このため，個々の法人の申告内容を的確には握し，その内容に応じて質的な区分を行い，指導によって適正な申告が期待できる法人に対しては，きめ細かな指導を根気よく行うとともに，他方，大口，悪質な不正を行っている法人又は不正計算を繰返している法人に対しては，常に徹底した調査を行い，調査を通じてその是正を図るなど，その実態に即した指導又は調査を行う。
　(ロ)　法人の質的区分に応じた事務運営の体制は，年々の法人税事務の着実な積重ねの上にはじめて可能となるものであるから，法人に対する指導又は調査の際には握したその人的構成，帳票組織，内部けん制の状況等の情報は，申告内容の検討結果とともに，その都度確実に記録保存し，法人の長期的管理に資することに努める。
　(ハ)　法人数が年々増加し，取引が大型化かつ複雑化している現状において，法人の実態を的確には握するためには，職員一人一人の創意工夫によって，事務処理の効率化を図る必要がある。

このため，事務分担の方式については，あらかじめ業種又は地域等により分担を定め，同一の職員に調査・指導対象の選定から調査・指導及びその事後措置に至る一連の事務を担当させることを原則とし，個々の職員の責任を明確にし，その能力を最大限に発揮できる体制を確立することに努める。
　ニ　源泉所得税関係
　　源泉徴収制度の運営の適否は，源泉徴収義務者のこの制度に対する理解と認識のいかんによって影響されるところが大きいことに顧み，指導をその事務運営の基本として，優良な源泉徴収義務者の育成に努める。また，管理が多元化している現状に対処し，源泉所得税事務に関する責任体制を明確にして，その事務処理の的確化が図られる管理体制を確立する。
　　このため，源泉所得税事務における施策の重点を次の諸点に置く。
　㈠　源泉徴収義務者の把握は，源泉所得税事務の基盤となるものであるから，あらゆる機会を通じて源泉徴収義務者を確実に把握することに努める。また，その業種，業態，規模等に応じて適切な指導を行い，関係法令，通達等その制度の周知徹底を図り，優良な源泉徴収義務者の育成に努める。
　㈡　法源同時調査及び所源同時調査の体制は，調査事務の効率的な運営，納税者感情などの見地から設けられたことに顧み，一層これを推進する。
　　源泉単独調査をはじめとするその他の事務については，専担制による事務運営の体制を確立し，これを中軸として源泉所得税事務に従事する職員の源泉徴収制度に対する認識を高め，事務処理の的確化に資する。

（以下省略）

5 調査方法等の改善

　税務調査は，その公益的必要性と納税者の私的利益の保護との衡量において社会通念上相当と認められる範囲内で，納税者の理解と協力を得て行うものです。したがって，税務職員は，一般の調査においては，事前通知の励行に努め，また，現況調査は必要最小限度にとどめ，反面調査は客観的にみてやむを得ないと認められる場合に限って行うこととされ，納税者との接触にあっても，納税者に当局の考え方を的確に伝達し，無用の心理的負担を掛けないようにするため，納税者に送付する文書の形式，文章等をできるだけ平易，親切なものとするとされています。

　また，納税者に対する来署依頼は，納税者に経済的，心理的な負担を掛けることになるので，みだりに来署を依頼しないよう留意することとしています。

　なお，税務運営方針から，特に医療法人の税務調査の基本として理解しておきたい部分を抜粋しましたので，あらためて確認してください。

医療機関の税務調査の基本
国税庁：税務運営方針（抜粋）

1　税務運営の基本的考え方

　税務を運営していくには，納税者に対し，不便を掛けないように努めるとともに納税者の主張に十分耳を傾け，いやしくも一方的であるという批判を受けることのないよう細心の注意を払わなければならない。更に税務調査は事実関係を正しく把握することに努めるのはもちろんであるが，調査内容を納税者が納得するように説明しなければならない。

2　税務調査の重点化　──　次の諸点に施策の重点を置く

(1) 高額な者から優先的

(2) 悪質な脱漏所得を有すると認められる者

(3) 好況業種等重点業種に属する者

3　調査方法等の改善
　(1)　現況調査
　　　税務調査は納税者の私的利益の保護（営業妨害の禁止）において納税者の理解と協力を得て行うもので，一般調査においては事前通知の励行に努め，また現況調査は必要最小限度にとどめること。
　(2)　反面調査
　　　反面調査は客観的にみて，やむを得ないと認められる場合に限って行うこととする。
➡**筆者注：よって反面調査が行われると考えられた場合には「やむを得ない」事由の説明を求めてください。**
　(3)　納税者との接触
　　　納税者には当局の考え方を的確に伝達し，無用の心理的負担を掛けないようにする。
　(4)　調　　査
　　　税務調査は事後調査を主体として実施する。
　(5)　みだりに来署を依頼しないよう留意する。
4　納税者に対する応接
　①　税務に従事する者としては，納税者の心理をよく理解し，納税者の主張には十分耳を傾ける。
　②　税務行政に対する苦情，あるいは批判については納税者が苦情を申立てざるを得ないこととなった事情を考え，迅速，適切に処理し，説明や回答を必要とする場合には，直ちに適切な説明や回答を行うよう配慮する。

6 税務調査注意事項

1 一般的な税務調査（任意調査）と査察調査（脱税事件）

納税者の同意と理解のもとに調査が進められます。しかし，任意調査といっても，受忍義務がありますので調査を拒否することはできません。なお，調査拒否は罰則規定が有ります。ここでいう任意調査とは，調査そのものの拒否の有無でなく，納税者の日程等の同意を考慮しながら調査するという意味での任意です。

2 税務調査の目的

税務調査の目的は主に法人税や所得税について提出された申告書に記載された内容が正しいかどうかを調査官がチェックすることです。しかし，課税庁には税務調査の目的等は必ず確認するようにしてください。

(1) **基本は帳簿のチェック**

決算期をまたぐ取引，いわゆる「期ズレ」は利益操作ではないかという指摘につながりますので注意してください。

(2) **原始資料のチェック**

① レジペーパー等のチェック

医療機関は療養担当規則において領収書の発行が義務づけられているため

② 発注の仕方についてのチェック

医科の場合は看護師等の注文ノート，歯科の場合は技工指示書等の保管

③ 契約書のチェック

リース契約，賃貸借契約等の内容と印紙のチェック

3　反面調査

　反面調査については，任意調査と違って対象者の同意は必要でなく，また，その旨の通知もせずに納税者の取引先に反面調査に出向くことは可能となっています。
　しかし反面調査での臨調は，やむを得ないと認められる場合に限りますので必ず次の考え方を確認してください。

(1)　反面調査の考え方

　昭和51年4月の「税務運営方針」（国税庁）に，「反面調査は客観的にみてやむを得ないと認められる場合に限って行うこととする。」と書かれています。
　したがって，反面調査は納税者の調査だけでは課税庁が事実確認ができない場合に限ります。反面調査は納税者の事業等の信用にかかわる行為である旨主張をし，納税者の同意を得て，どの部分が事実確認ができない範囲か調査官に確認し，その部分に限定するを主張してください。例えば，取引全体の経緯や，個人的付き合いの度合いは限定した部分に入りません。反した場合は国税局内の「納税者支援相談官」を活用します。

(2)　銀行反面調査

　税務署長が発行する「金融機関等の調査証」を銀行本店に郵送し，本店で一括管理された調査対象者の預金情報全てのデータが銀行から税務署に返送されてくる仕組みとなっています。

4　調査対象者

　調査の対象に選ばれやすいのは下記の項目に当てはまる企業といわれています。

① 　前回の税務調査で大きな申告漏れがあった者
② 　ＫＳＫシステム（国税総合管理システム）のデータにより業績が急激に伸びている納税者や，業界の水準と比較して各勘定科目の比率が著しく増減している者

③ 内部告発があった場合

5 犯罪捜査ではない

申告書に記載された内容をチェックすること，すなわち課税処分のための調査であり，犯罪捜査のために設けられたものではないので次の行為は認められないことになります。
① 納税者の黙秘権なし
② 机の中や金庫を納税者の同意なしで調査する権利なし

6 修正申告と更正処分

(1) 修 正 申 告

税務調査による指摘項目について納税者が自ら認めた場合に提出する申告ですので，不服申立ては認められません。なお，修正申告も更正処分も結果は同じです。

法律は更正処分が先に書かれています（通則法74の11②③）。このことから，修正申告の勧奨があった場合には，法律の流れとして更正処分を主張することは可能です。

(2) 更 正 処 分

税務署長の職権による更正処分の為更正処分があった場合には，納税者は租税救済として不服申立ての手続が可能です。
① 意 義 申 立 て
処分を行った税務署長に対するものです。
② 審 査 請 求
国税不服審判所長に対して行うものです。
③ 行 政 訴 訟
審査請求においても納税者の主張が認められなかった場合に，課税庁を被告として行政訴訟を起こすことが可能です。

国税通則法

（調査の終了の際の手続）

第74条の11　税務署長等は，国税に関する実地の調査を行った結果，更正決定等（第36条第１項（納税の告知）に規定する納税の告知（同項第２号に係るものに限る。）を含む。以下この条において同じ。）をすべきと認められない場合には，納税義務者（第74条の９第３項第１号（納税義務者に対する調査の事前通知等）に掲げる納税義務者をいう。以下この条において同じ。）であって当該調査において質問検査等の相手方となった者に対し，その時点において更正決定等をすべきと認められない旨を書面により通知するものとする。

２　国税に関する調査の結果，更正決定等をすべきと認める場合には，当該職員は，当該納税義務者に対し，その調査結果の内容（更正決定等をすべきと認めた額及びその理由を含む。）を説明するものとする。

３　前項の規定による説明をする場合において，当該職員は，当該納税義務者に対し修正申告又は期限後申告を勧奨することができる。この場合において，当該調査の結果に関し当該納税義務者が納税申告書を提出した場合には不服申立てをすることはできないが更正の請求をすることはできる旨を説明するとともに，その旨を記載した書面を交付しなければならない。

４　前３項に規定する納税義務者が連結子法人である場合において，当該連結子法人及び連結親法人の同意がある場合には，当該連結子法人へのこれらの項に規定する通知，説明又は交付（以下この項及び次項において「通知等」という。）に代えて，当該連結親法人への通知等を行うことができる。

５　実地の調査により質問検査等を行った納税義務者について第74条の９第３項第２号に規定する税務代理人がある場合において，当該納税義務者の同意がある場合には，当該納税義務者への第１項から第３項までに

規定する通知等に代えて，当該税務代理人への通知等を行うことができる。

6　第1項の通知をした後又は第2項の調査の結果につき納税義務者から修正申告書若しくは期限後申告書の提出若しくは源泉徴収による所得税の納付があった後若しくは更正決定等をした後においても，当該職員は，新たに得られた情報に照らし非違があると認めるときは，第74条の2から第74条の6まで（当該職員の質問検査権）の規定に基づき，当該通知を受け，又は修正申告書若しくは期限後申告書の提出若しくは源泉徴収による所得税の納付をし，若しくは更正決定等を受けた納税義務者に対し，質問検査等を行うことができる。

7 税務調査の法的根拠

　国税通則法（通則法74の2，74の3）において，当該職員は各税に関する調査について必要があるときは，調査対象者に質問し，また，調査対象者の帳簿書類その他の物件を検査することができる旨規定されていることから，調査上必要な事柄であればその全てが質問の対象となり，調査対象者の帳簿書類その他の物件の全てが検査の対象となります。

　しかしながら，質問検査権は犯罪検査権のように相手方の承諾ないし協力を前提とせず，一方的な強制力をもって行使し得る性格のものではなく，この意味においていわゆる任意調査の権限に止まっています。

　したがって，現況調査における検査の対象物には，あくまでも調査対象者の同意の下に提出された帳簿（電磁的記録媒体の記録（パソコンを含む）は拒否可能）すなわち紙による記録に限られると解されます。

質問てん末書の作成要領
質問の態度・方法（抜粋）

A　被質問者に対する質問に当たっては，後日答述の任意性が争われることにないように，言動に細心の注意を払うことが必要であり，特に誘導（有利な結論を導くための誘導質問），取引（認めれば寛大な取扱いにするというような質問方法），強要（同意することを強く迫るような質問方法）するような質問方法は絶対に行ってはいけません。あくまで，質問に対する答述は，被質問者の自由な意思に基づくものであることに留意する必要があります。

B　予見や推測を基にした質問をすることは厳に慎むとともに，答述内容に対して感情を表すことなく，冷静に質問を進めることが肝要です。また，質問てん末書は，質問調査の要旨を書き取るものであり，インタビューのように話し言葉をそのまま記載して誘導ととられないよう留意してください。

このことから「質問てん末書」にはサインを「しない」ことを薦めます。

最高裁判所第三小法廷昭和36年（オ）第1214号所得税決定取消請求事件（棄却）（確定）／立証責任

【税務訴訟資料第37号171頁】
【訟務月報9巻5号668頁】
【立証責任】

判決要旨
・　所得の存在及びその金額について決定庁が立証責任を負うことはいうまでもないところである。

・　原判決には判決主文に影響を及ぼすことの明らかな法令違背，即ち課税標準となるべき所得の存在につき，被上告人においてその存在を合理的に首肯させるに足る一応の立証責任を果たすことなく，非合理的な立証を試みたのであるのに拘わらず，原審は完全な立証があつたものとして事実を認定し，以て法律の解釈事実の認定及び立証責任分配の法則に従わない違法を敢えてし，結局憲法第30条の違反がある。
　租税法律主義，申告納税主義を採用している現行税法下の税務訴訟においては，課税標準となるべき所得の存在を合理的に首肯させるに足る一応の立証責任は国が負担するところであるから国の徴税機関である税務署が，上告人の所得の存在を合理的に首肯させるに足る一応の立証責任を果たすことを要するのは勿論で，被上告人において他に何等の立証もしない原判決は，法律の解釈，事実の認定及び立証責任分配の法則に従わない違法を敢えてし，結局憲法第30条に違反したものといわねばならない。

（添附書類記載省略）

以　上

```
○昭和36年（オ）第1214号
                    上 告 人       田 中 不二雄
                    被 上 告 人    東京国税局長
                                    竹 村 忠 一
```

　その他,「証明責任（又は立証責任）は，原則として課税庁側が負担することになる。」との論文も存在します（税大論叢17号, 50号より）。

【参考】　裁判の解釈
　判例とは：最高裁判決をいい，先例的価値のあるものである。
　補足（法廷）意見：価値はないが学説としては重みがある。
　裁判例とは：地裁，高裁の判決をいい判例とはいわない。
　社会通念とは：裁判所が判断するという意味。社会通念を否定することは裁判所そのものを否定すること。
　総合的にとは：裁判所が理由をつけることなくという意味。

【図表2-1】　医療機関の税務調査の流れ

① 医療機関から主張を申述し回答してもらう。 → ② ①の申述回答から課税庁が事実確認する。 → ③ 会計事務所は②により課税庁の事実確認の報告を受ける。
　　　　　　　　　　　　　　　　　　　　　　　　　　　　　　　　　↓
⑤ その後，税理士として法令に基づいて意見を課税庁に回答する。（納税者を補佐してあげる。） ← ④ 課税庁の指摘事項に基づいて会計事務所が医療機関に，その事実を確認する。

第2章　税務調査の法的根拠

事実確認で重要なことは，なによりも契約関係です。
　取引関係では取引の相手方との契約書は必ず当該医療法人であることが要求されます。次に，所有関係ですが，固定資産，例えば車両については，所有者登録が医療法人なのか，理事長個人の所有となっているのか，固定資産の所有関係を明確にする必要があります。このように，取引関係や，固定資産の所有関係は，事実関係を書類で判断されることとなりますので，十分な注意を要します。

法人課税部門における書面添付制度の運用に当たっての基本的な考え方及び事務手続等について（事務運営指針）

　標題のことについては，下記のとおり定めたから，平成21年7月10日以降，これにより適切な運営を図られたい。
　なお，平成14年3月14日付課法3－6ほか7課共同「税理士法の一部改正に伴う法人課税部門における新書面添付制度の運用に当たっての基本的な考え方及び事務手続等について」（事務運営指針）は，平成21年7月9日をもって廃止する。

（趣旨）
　書面添付制度（税理士法（昭和26年法律第237号。以下「法」という。）の平成13年度改正により，従来の更正前の意見陳述に加えて，法第33条の2の書面（以下「添付書面」という。）が申告書に添付されている場合において，納税者に税務調査の日時，場所をあらかじめ通知するときには，その通知前に，法第30条の書面（以下「税務代理権限証書」という。）を提出している税理士又は税理士法人（以下「税理士等」という。）に対して，添付書面の記載事項に関する意見陳述の機会を与えることとされたものをいう。以下同じ。）を適正に運用し，税務執行の一層の円滑化・簡素化を図っていくためには，書面添付制度の一層の普及・定着を図る必要が

あることから，日本税理士会連合会（以下「日税連」という。）と協調して，その普及等に取り組むこととしている。

　この普及策の一つとして，日税連においては「添付書面作成基準（指針）」を定めたところであり，それを踏まえ，国税庁においては，法第35条第1項に規定する意見聴取（以下「意見聴取」という。）を行った結果，調査の必要性がないと認められた場合に，税理士等に対し「現時点では調査に移行しない」旨を原則として書面により通知することとしたことから，所要の整備を図るものである。

記

第1章　書面添付制度の運用に当たっての基本的な考え方
1　制度の適正・円滑な運用及び普及・定着の推進
　　書面添付制度は，税務代理する税理士等に限らず，広く税理士等が作成した申告書について，それが税務の専門家の立場からどのように調製されたかを明らかにすることにより正確な申告書の作成及び提出に資するとともに，税務当局が税務の専門家である税理士等の立場をより尊重し，税務執行の一層の円滑化・簡素化に資するとの趣旨によるものであるから，本制度の執行に当たっては，制度の理解を更に深め，その趣旨を踏まえた適正・円滑な運用を行い，制度の普及・定着を図る。

2　書面添付制度適用法人の的確な管理
　　申告書（法人税確定申告書，復興特別法人税申告書，消費税及び地方消費税の確定申告書又は間接諸税の納税申告書をいう。以下同じ。）に添付書面の添付がある法人（間接諸税にあっては，法人又は個人。以下同じ。）については，法人管理簿等を活用し，過去の申告事績及び調査事績並びに資料情報に加え，添付書面の記載事項及び税理士等の関与の

程度に基づき，的確な管理を行う。その際，実況区分の判定に当たっては，添付書面の記載事項等を積極的に活用する。

3　書面添付制度を活用した調査事務の効率的運営
　　添付書面は，申告書審理や準備調査に積極的に活用するほか，添付書面の記載事項のうち確認を要する部分については，意見聴取の際に十分聴取するよう努める。
　　また，書面添付制度は，税務当局が税務の専門家である税理士等の立場をより尊重し，税務執行の一層の円滑化・簡素化に資するとの趣旨によるものであることから，添付書面の記載事項がその趣旨にかなったものと認められる場合には，じ後の調査の要否の判断において積極的に活用し，調査事務の効率的な運営を図る。

第2章　書面添付制度に係る事務手続及び留意事項
第1節　添付書面がある申告書の回付後の事務
　　内部担当者から申告書等の回付を受けた統括官等（法人課税部門の特別国税調査官，統括国税調査官，特別調査情報官，国際税務専門官，情報技術専門官又は審理専門官をいう。以下同じ。）は，添付書面の添付がある申告書に添付されている税務代理権限証書が複数の税目（復興特別法人税，消費税並びに源泉徴収に係る所得税及び復興特別所得税は除く。）の税務代理権限を証している場合には，添付書面の写し及び税務代理権限証書の写しを担当する部門に回付する。

第2節　意見聴取の実施
1　事前通知前の意見聴取の実施
　　統括官等は，申告書に添付書面の添付がある法人に対し実地の調査を行おうとする場合には，国税通則法第74条の9に規定する事前通知（以

下「事前通知」という。）を行わないこととしたときを除き，事前通知を行う前に税務代理権限証書に記載された税理士等に対し添付書面の記載事項について意見聴取を行うよう調査担当者に指示する。

　なお，法第33条の２第１項に規定する添付書面の１面「１　自ら作成記入した帳簿書類に記載されている事項」欄から３面「５　その他」欄又は法第33条の２第２項に規定する添付書面の１面「１　相談を受けた事項」欄から３面「５　その他」欄に全く記載がないものは，法第33条の２第１項又は第２項に規定する記載事項が記載されていないものであり，添付書面に該当しないものであるから，そのような添付書面が添付されていたとしても補正依頼，意見聴取等を行う必要はないことに留意する。

（注）添付書面に該当しないものについては，ＫＳＫに入力された申告事績の庁指定コードを訂正する必要があることに留意する。

２　意見聴取の時期，方法

　調査担当者は，事前通知予定日の１週間から２週間前までに税務代理権限証書に記載された税理士等に対し意見聴取を行う旨を口頭（電話）で連絡し，意見聴取の日時，方法を取り決める。

　この場合，意見聴取は事前通知予定日の前日までに了することとし，原則として税理士等に来署依頼する方法により行う。また，添付書面の「事務処理欄」に意見聴取を行う旨を通知した日及び事前通知予定日を記入する。

（注）

　１　税理士等が遠隔地に所在している場合など来署が困難な場合には，電話による意見の聴き取り又は文書による意見の提出によっても差し支えない。

　２　意見聴取は，原則として，統括官等と調査担当者が行う。

3 意見聴取の内容

　意見聴取は，税務の専門家としての立場を尊重して付与された税理士等の権利の一つとして位置付けられ，添付書面を添付した税理士等が申告に当たって計算等を行った事項に関することや，意見聴取前に生じた疑問点を解明することを目的として行われるものである。

　したがって，こうした制度の趣旨・目的を踏まえつつ，意見聴取により疑問点が解明した場合には，結果的に調査に至らないこともあり得ることを認識した上で，意見聴取の機会を積極的に活用し，例えば顕著な増減事項・増減理由や会計処理方法に変更があった事項・変更の理由などについて個別・具体的に質疑を行うなどして疑問点の解明等を行い，その結果を踏まえ調査を行うかどうかを的確に判断する。

　なお，意見聴取における質疑等は，調査を行うかどうかを判断する前に行うものであり，特定の納税義務者の課税標準等又は税額等を認定する目的で行う行為に至らないものであることから，意見聴取における質疑等のみに基因して修正申告書が提出されたとしても，当該修正申告書の提出は更正があるべきことを予知してされたものには当たらないことに留意する。

　また，意見聴取の過程において，じ後の申告や帳簿書類の備付け，記録及び保存に関して指導すべき事項が認められた場合には，意見聴取の際に，その内容等についてじ後の改善を図るよう税理士等に十分説明する。

4 意見聴取後の事務

　調査担当者は，意見聴取を行った後，次の事項を別紙1の書面（以下「応接簿」という。）に記載して統括官等の決裁を了し，法人税歴表（間接諸税にあっては，間接諸税調査簿）に編てつする。

① 相手方，応接者，調査対象法人名，応接方法，応接日時
② 意見聴取した内容
③ 意見聴取した結果，税理士等に対して指導した事項
④ 調査への移行の有無
⑤ 別紙2の書面（以下「意見聴取結果についてのお知らせ」という。）の送付要否
⑥ その他参考となる事項
（注）「意見聴取結果についてのお知らせ」を作成する場合は，応接簿と併せて決裁を受ける。

5　意見聴取結果の税理士等への連絡
 (1)　調査に移行しない場合
　　意見聴取を行った結果，調査の必要がないと認められた場合には，税理士等に対し「現時点では調査に移行しない」旨の連絡を，原則として「意見聴取結果についてのお知らせ」により行う。ただし，次に掲げる場合には口頭（電話）により行う。
　　なお，口頭（電話）により意見聴取結果を税理士等へ連絡する場合には，「意見聴取結果についてのお知らせ」を送付しない理由を併せて説明し，じ後の添付書面の適切な記載等が図られるよう指導することに留意する。
　① 意見聴取を行ったことに基因して自主的に修正申告書が提出された場合又はじ後の申告や帳簿書類の備付け，記録及び保存に関して指導した事項がある場合
　② 法第33条の2第1項に規定する添付書面の2面「3　計算し，整理した主な事項」欄及び3面「5　その他」欄又は法第33条の2第2項に規定する添付書面の2面「3　審査した主な事項」欄及び3面「4　審査結果」欄に記載がない場合

③ ②に掲げる各欄の記載はあるが、明らかに記載に不備がある又は内容が具体性に欠けるなど、②に準ずると認められる場合

(2) 調査に移行する場合

意見聴取を行った結果、調査の必要があると認められた場合には、納税者に対する事前通知を行う前に、税理士等に対し意見聴取結果と「調査に移行する」旨の連絡を口頭（電話）により行う。

なお、この場合において、税理士等に対する意見聴取結果の連絡と併せて税理士等に対する事前通知を行うこととしても差し支えない。

(注)
1 税理士等に対し「現時点では調査に移行しない」旨を連絡した場合であっても、その後申告書の内容等に対する新たな疑義が生じたときには、調査することを妨げるものではない。
　その際、事前通知を行う場合には改めて意見聴取を行う。
2 「意見聴取結果についてのお知らせ」を送付した場合は、当該意見聴取結果についてのお知らせ（税務署控え）を法人税歴表に編てつする。

6 更正前の意見聴取

添付書面が添付された申告書について更正をすべき場合には、法第35条第2項に基づき、当該添付書面に記載されたところにより当該更正の基因となる事実について税理士等が計算し、整理し、若しくは相談に応じ、又は審査していると認められるときは、国税通則法第74条の11第2項に規定する調査結果の内容の説明を行う前までに、当該税理士等に対し、意見を述べる機会を与えなければならないことに留意する。

調査課における書面添付制度の運用に当たっての基本的な考え方及び事務手続等について（事務運営指針）

　標題のことについては，下記のとおり定めたから，平成21年7月10日以降，これにより適切な運営を図られたい。

　なお，平成14年3月14日付査調2－3ほか2課共同「税理士法の一部改正に伴う調査課における新書面添付制度の運用に当たっての基本的な考え方及び事務手続等について」（事務運営指針）は，平成21年7月9日をもって廃止する。

（趣旨）

　書面添付制度（税理士法（昭和26年法律第237号。以下「法」という。）の平成13年度改正により，従来の更正前の意見陳述に加えて，法第33条の2の書面（以下「添付書面」という。）が申告書に添付されている場合において，納税者に税務調査の日時，場所をあらかじめ通知するときには，その通知前に，法第30条の書面（以下「税務代理権限証書」という。）を提出している税理士又は税理士法人（以下「税理士等」という。）に対して，添付書面の記載事項に関する意見陳述の機会を与えることとされたものをいう。以下同じ。）を適正に運用し，税務執行の一層の円滑化・簡素化を図っていくためには，書面添付制度の一層の普及・定着を図る必要があることから，日本税理士会連合会（以下「日税連」という。）と協調して，その普及等に取り組むこととしている。

　この普及策の一つとして，日税連においては「添付書面作成基準（指針）」を定めたところであり，それを踏まえ，国税庁においては，法第35条第1項に規定する意見聴取（以下「意見聴取」という。）を行った結果，調査の必要がないと認められた場合に，税理士等に対し「現時点では調査に移行しない」旨を原則として書面により通知することとしたことから，所要の整備を図るものである。

8 税務調査の決済ルート

　修正申告と更正それぞれについて，税務当局の決済ルートは下記のように考えられています。

【修正申告の場合】

　　　税務調査官 → 担当統括官 → 副所長 → 所長

【更正の場合】

　　　税務調査官 → 担当統括官 → 署内の審理担当 → 国税局の審理
　→ 国税局訟務官室 → 副所長 → 所長

　上記のように「更正」となると国税局の決済までが必要になると考えられていますので，否認指摘事項に納得できなければ「更正をしてください」と税務調査官に主張することで，交渉が有利になることも考えられます。「修正申告書」も「更正」も結果は同じです。
　また，国税通則法の規定から19条「修正申告」は24条の「更正」があるまでは，修正する納税申告書を税務署長に提出することができる規定となっています。すなわち，修正申告が可能ではありますが，税務調査官から「修正申告」を奨励されても従わなければならないという規定ではありません。

調査に生かす判決情報
－東京国税局第一部国税訟務官室－

「証拠無くして勝訴なし！」

　一般に課税訴訟における立証責任が課税庁側にあることは論を待たず，たとえ調査非協力で証拠の収集が困難であっても速やかに反面調査等（**筆者私見：反面調査は調査非協力の場合を指す**）の補完調査を行って証拠を可能な限り収集することが必要である。また，調査先が証拠の収集を拒否した場合には，その拒否理由を書面で徴収するか，あるいは，そのてん末について調査報告書を作成するなど争訟を念頭においた証拠の保全が必要である。

「調査に役立つ基礎知識」

－説明責任（挙証責任）の意義－

(1) 判決をするには判決の基礎たる事実を認定しなければならない。この判決を可能にするため証明責任規範が要請される。この規範内容は，原則として存否不明の事実は存在しないものと扱い，その事実を要件とする法律効果の発生を認めない裁判をするように命じるものである。課税処分の根拠とした事実（主要事実）の存否についての証明責任は処分をした課税庁が負うのであり真実との確信を抱かせる程度の立証状態に至ってはじめて証明されたといえる（その事実はあると認定される）。

(2) いくつかの事実については証拠の裏づけがあったとしても，そこから他の事実について推認により事実認定して処分を行った場合は「具体的な主張，立証がない」と一蹴される可能性が十分にあるので，処分時には処分理由の裏づけとして法定に提出できる証拠があるのか否かを十分に吟味すべきである。

決算チェックリスト

25 - 7 - 24
平成　年　月　日

○○○○○○○○殿

受命関与先の決算事務を完了したので，下記のとおり報告致します。

個人　　　　　　　年度分

法人　　自 平成　年　月　日
　　　　至 平成　年　月　日

決算担当者　　　　　　　㊞

顧問先名　　　　　　　　　　　　　　　　　　　　該当

　　　　　　　　　　　　　　　　　　　　　　　はい　いいえ

| ※ 前年度の決算整理仕訳をチェックしたか | □ | □ |
| ※ 前年度以前の税務調査記録を確認したか | □ | □ |

[医業未収金，自由医業未収金及び雑収入]

1　医業未収金の残高（11，12月分又は，翌期分）を確かめたか。
2　自費医業未収金の計上洩れはないか確かめたか（期ズレ注意）。
　（予防接種・老健・自賠・労災・いわゆる自費）　－該当に○－
　【請求権確定主義】翌年（期）初めの入金状況の確認及び各種ノートで確認）
3　自家消費（親戚・知人の窓口収入未収分は店主貸又は役員報酬）の計上は正しいか。→No.9へ
4　窓口で1年以上未収分の不良債権についてその内容を調べ，合法的処置をとったか（貸倒損失はできない）。
5　プロパー，調剤薬局からコンタクトレンズ会社（眼），補聴器会社（耳）のリベート収入及び未収分の計上もれのないことを確かめたか（有・無）。
6　レントゲンフィルム廃液処理代の収入及び未収分の有無（有・無）。
7　MS法人従業員の窓口収入分は，MS法人側から毎月入金されているか。
8　患者・預り保証金台帳を確認し，2カ月以上のものは収入に振り替えたか。

9 保険点数表×10円と保険収入総額が合致しているか（医療法人は不要）。　　□ □
　　合致していない場合の処理
　　※　医業特有の会計処理参照
　　　　（借方科目）
　　　1　診療費減免額　　　　　　　円（ただし要注意）
　　　2　福利厚生費　　　　　　　　円
　　　3　広告宣伝費　　　　　　　　円
　　　4　交際費　　　　　　　　　　円
　　　5　自費収入　　　　　　　　　円（歯科に限定）
　　　6　店主貸（又は役員報酬）　　円
10　その他収入のうち報告すべき重要なものがない期ズレ部分はないか　□ □
　　（有・無）。
11　個人事業者で措置法26条適用者は，収入金額が7,000万円超でない　□ □
　　こと。
　　（医療法人化を検討）
　　┌─────────────────────────────────┐
　　│ある場合　　　　　　　　　　　　　　　　　　　　　　　　　　　│
　　└─────────────────────────────────┘

［仕入並びに経費及び買掛金］

12　買掛金の残高，特に〆後の仕入の計上漏れのないよう確かめたか。　□ □
13　薬品費，診療材料費に計上してはならないものの混入を調べたか。　□ □
14　経費とならない税金（所得税又は法人税・住民税・罰金等）が混入　□ □
　　していないか確かめたか（該当のものを○で囲む）。
15　家事関連費を経費より控除し，事業主貸勘定又は役員報酬へ振り替　□ □
　　えたか。
　　固定資産税・不動産取得税・電気料・水道料・ガス代・車両費・
　　電話料・交際費・火災保険料・修繕費・地代家賃・支払利息・
　　（　　　　費）
　　（該当のものを○で囲む）
　　前年度を参考にし，区分不明のときは3割
16　消耗品中，1個又は1組が30万円以上で，かつ，耐用年数が1年以　□ □
　　上のものを，固定資産科目へ振り替えたか（期中・決算）。
17　保険料中，事業主又は家族の生命保険が混入していないことを確か　□ □
　　めたか（※法人の場合は，保険契約者，保険の種類及び保険金の受取
　　人が誰かを必ず確認）。

18 修繕費中，資本的支出が混入していないことを確かめたか（有・無）。 ☐ ☐
19 役員報酬は，社員であり役員かつ事業に従事しているか(事実確認)。 ☐ ☐
20 給与について，一人別徴収簿の合計と一致していることを確かめたか。 ☐ ☐
21 給食分を給与より控除しているか。
 ① 院内昼食を支給している場合（外部より購入の場合，購入額の2分の1）。1人当たり@300／日 ☐ ☐
 ② ＭＳ法人従業員分は，給食費としてＭＳ法人側から１人当たり@6000／月が毎月入金されているか。 ☐ ☐
22
 ① 支払利息，損害保険料等で，未経過分を前払費用勘定へ振替る必要のあるものの有無を確かめたか（有・無）。 ☐ ☐
 ② 保証料のうち借入金の保証協会等への支払は，一旦前払費用とし期間按分で経費としたか。 ☐ ☐
 ③ 家賃の更新料は一旦繰延資産とし，更新期間按分で経費としたか。 ☐ ☐
 ④ 医・歯科医師会入会金は繰延資産とし，５年償却としたか。 ☐ ☐
 ⑤ 会費のうち，医・歯会費，保険医協会費は内容をハガキで確認したか。 ☐ ☐
23 交際費は内容を十分確認したか（役員賞与,寄附金に該当しないか）。 ☐ ☐
 （参考：収入比0.5％又は年800万円いずれか少額）
24 研究費の内容を確認したか。
 ① 学会の案内状（学会費＋宿泊費＋旅費） ☐ ☐
  →個人的な飲食費は店主貸又は交際費又は役員賞与
 ② 海外研修費 ☐ ☐
  →研修レポートを確認する
 ③ 研究図書は院内に設置しておくこと ☐ ☐
  →自宅設置分は店主貸又は役員報酬
25 毎月支出される経費は一覧表より確認したか。 ☐ ☐
 地代家賃・保険料・リース料・業務委託料・電気料・ガス代・電話代・支払利息・報酬料金
 （該当のものを○で囲む）

26　リース取引について
　　病医院側，リース期間終了後も毎月リース料を支払っていないか。
　　ＭＳ法人側，減価償却一覧表への計上分がリース料収入とされているか。

27　その他経費のうち報告すべき重要なものがないか（有・無）。
　　| ある場合 |

28　原価項目，経費項目で前期比著しい増・減の内容確認したか。

[預金，その他の資産]

29　各種預金につき，残高証明書又は預金通帳等にて残高を確かめたか。

30　貸付金，立替金，仮払金，未収金について内容を検討し残高を確認したか（これらにいては，各々残高明細を作成のこと）。

31　棚卸表を点検し，計算が正しいことを確かめたか。
　　※　特に期末前10日間の納品分が棚卸表に記入されているか
　　　→相手に自分でも確認したか。
　　※　消費税分が加味されているかを確認したか。

32　棚卸の原始記録は保存されているか確かめたか（保存の有・無）。

33　翌期初めの収入を確かめたか（期ズレ，ＭＳ法人の在庫計上漏れ）。

[固定資産]

34　中古資産の耐用年数は適当か。

35　年の中途に買入れた資産の償却費は月数換算したか。

36　減価償却費の事業専用割合を確かめたか（前年度を参考）。

37　残存価額を越えて償却したものはないか。

38　固定資産の売却損益は，事業主貸又は事業主借勘定へ計上（譲渡所得欄）されているか確かめたか（医療法人は除く）。

39　特別（割増）償却のできるものについては適用したか。

[借入金その他の負債]

40　借入金の相手先別に残高証明，返済証書等により残高を確認したか。

41　支払手形や先付小切手がある場合は所長に報告したか（原則：禁止）。

42　買掛金，未払金の計上は請求書等の証拠により正しく計上されているか確かめたか。

43　前受金，預り金，仮受金等について内容を検討し，残高を確かめたか。　☐ ☐
　　→これらについては各々残高明細を作成のこと

[事業主借勘定]

44　事業主借勘定は税務調査のチェックポイントである。その内容を項目別に整理し，適否を確かめたか。　☐ ☐

45　不動産所得など（譲渡所得，原稿料の雑所得，患者紹介手数料，還付加算金の雑所得）。　☐ ☐
　　確定申告の必要ある所得について，申告漏れの起こらぬよう，その処置をとったか。
　　→不所得は前年の収，支と必ず比較する（有・無）。

46　確定申告不要制度との関係→他の所得合計20万円以下の有・無。　☐ ☐

[青色申告の特典]

47　利用できる特典（メカトロ税額控除，特別償却等）について充分十分説明し，利用したか（同一物での重複摘要はダメ）。　☐ ☐
　　（利用したものを記入：　　　　　　　　　　　　　　　）

48　専従者給与の金額について，その妥当性を検討し，適当でないものについて来年より改訂するよう勧告したか（勧告の有・無）。　☐ ☐
　　未払計上はダメ（年600万円超は要注意）

[翌期分のチェック]

49　現金・当座預金・普通預金の翌期２カ月分の（又は一カ月分）入金額をチェックし，その入金の内容を確認する（　　カ月）。　☐ ☐
　　→この目的は，前期分の自費未収金計上期ズレの把握の為である

50　診療科目は前年と同じか確認したか。　☐ ☐

51　前期分決算チェックリストのコメントを確認したか。　☐ ☐

[報告事項]

52　担当者の評価（判断を含む）　☐ ☐

　　　　　税　　　申告書（　　年分・ 年 月 日 事業年度分・　　　　）に係る
　　　　　　　　　　　　　　　　　 年 月 日

　　　　　　　　　税理士法第３３条の２第１項に規定する添付書面　　33の2①

受付印

　　　　　年　月　日
　　　　　　　　　　殿　　　　　　　　　　※整理番号

税理士又は 税理士法人	氏名又は名称	㊞
	事務所の所在地	電話（　）　―
書面作成に 係る税理士	氏　　　名	㊞
	事務所の所在地	電話（　）　―
	所属税理士会等	税理士会　　支部　登録番号　第　　号
税務代理権限証書の提出		有（　　　　　　　　　）・無
依　頼　者	氏名又は名称	
	住所又は事務所 の所在地	電話（　）　―

私（当法人）が申告書の作成に関し、計算し、整理し、又は相談に応じた事項は、下記の１から４に掲げる事項であります。

１　自ら作成記入した帳簿書類に記載されている事項

帳簿書類の名称	作成記入の基礎となった書類等

２　提示を受けた帳簿書類（備考欄の帳簿書類を除く。）に記載されている事項

帳簿書類の名称	備　　　　考

※事務 処理欄	部門	業種	意見聴取連絡事績	事前通知等事績
			年月日　　　税理士名	通知年月日　予定年月日
			・　・	・　・

（１/４）　※　（２/４）～（４/４）省略

第２章　税務調査の法的根拠

3　書面添付制度を適用している場合の事前通知……

(1)　書面添付制度の概要（税理士法33の2）

　税理士法33条の2において規定されている書面添付制度は，申告納税方式等によって作成された国税等の申告書について，税理士が，自ら計算し，整理し，若しくは相談に応じた事項，又は審査した事項について，税理士としての意見を，税務行政庁に対して明らかにする手段として設けられたものである。

　したがって，この書面添付制度は，唯一の税務に関する職業専門家である税理士だけに認められた権利であり，申告納税制度の理念にそって行動すべき使命を持つ税理士にとって，その積極的な活用が望まれている。

　書面添付制度に基づく書面が添付されている申告書について税務調査を行う場合には，原則として，税務行政庁の調査担当職員は，納税義務者への事前通知を行う前に，あらかじめ税務代理権限証書を提出した税理士に対して，当該書面に関して，意見を述べる機会を与えなければならないこととされている。税理士は，添付された書面に対する意見陳述の前に事前通知が発信されていないかを確認した上で，その後の対応を行うことになる。

(2)　意見聴取（税理士法35）

　現在の書面添付制度は，税理士の権利が拡大し，実務の有益制が大きく向上していると評価されている。

　書面添付制度によって，税務調査に先立って税理士に対する意見聴取が実施され，その段階で調査担当職員の疑問点が解消されたときは，実施調査が省略されることがある。また，実施調査が行われる場合にも，あらかじめ調査担当職員と税理士との間で接触が行われているため，実施調査が効率的に進行することが期待され，納税義務者にとっても有用な制度であ

ると考えられている。

　意見聴取は，実施調査のための事前通知予定日の１週間から２週間前に，税務代理権限証書を提出した税理士に連絡した上実施される。その際，<u>税理士に来署依頼をするのが原則であるが，遠隔地等の場合には，電話又は文書によるケースも存する</u>。また，<u>意見聴取は，調査担当職員又は統括官等が担当し，おおむね１時間程度の接見となる。税理士は，内容の説明を行う際，書面記載事項の関係書類をあらかじめ持参しておくと</u>，手続をスムーズに運ぶことができる。

　意見聴取を行った結果，調査の必要があると認められた場合には，納税義務者に対する事前通知前に，税理士に対して，「意見聴取結果」と「調査に移行する」旨の連絡が電話により行われる。

　一方，意見聴取後に実地調査の省略が確定した場合には，税理士に対して，「現時点では調査に移行しない」旨を記した文書が交付されることになっている。

(3) 意見聴取後に提出された修正申告書に係る更正の予知

　意見聴取における調査担当職員からの質疑等は，調査を行うかどうかを判断する前に行うものであり，特定の納税義務者の課税標準等又は税額等を認定する目的で行う行為に至らないものである。したがって，意見聴取における質疑等のみに基因して修正申告書を提出した場合には，更正があるべきことを予知してされたものには当たらないこととしている（「法人課税部門における書面添付制度の運用に当たっての基本的な考え方及び事務手続等について（事務運営指針）」平成24年12月19日改正）。

　つまり，「更正があるべきことを予知してされたものには当たらない」ということは，過少申告加算税が課されないことを意味する。

出所：東京税理士会業務対策部「税理士のための税務調査ガイドブック」

添付書面作成基準（指針）

制定　平成２１年４月１日
日本税理士会連合会

一　はじめに

　税理士の使命は、税理士法第１条に規定する独立した公正な立場において国民の納税義務の適正な実現を図ることであり、この使命に沿って税理士業務を遂行することで、税理士の存在意義をより一層高めるとともに、ひいては税理士の社会的信頼の向上につながる。

　書面添付制度は、税理士法第33条の２に規定する書面添付と第35条に規定する意見聴取を総称したもので、平成13年の税理士法改正において事前通知前の意見聴取が創設されたことにより、書面添付制度がその枠組みを維持しながら存在意義を飛躍的に拡充させて、平成14年４月１日から実施されたものである。

　この制度の趣旨は、税務の専門家である税理士の権利として、申告書を作成する過程で計算し、整理し、相談に応じた事項を明らかにすることにより、税理士法第１条の理念を実現するものである。また、税務当局もこれを尊重することで、税務行政の効率化・円滑化・簡素化を図るとともに、このことを通じ、税理士の社会的地位の向上に資することが期待される。

　日本税理士会連合会(日税連)は、税理士会において検討・改善すべき事項と、国税庁に対して検討・改善を要望すべき事項を区分して、平成19年４月に「書面添付制度の普及・定着について（要望）」と題する要望書を国税庁長官に提出し、この要望を基に、日税連は国税庁に書面添付制度の普及に関する協議会の設置を申し入れ、「書面添付制度の普及・定着に関する協議会」で協議を重ねた結果、各組織における機関決定を経て、平成20年６月13日に具体的な取組事項の合意に至った。

　この基準は、この合意を受けて改正された国税庁「事務運営指針」の趣旨を踏まえ、添付書面を作成するに当たっての指針として日税連において作成したものであり、税理士は、国民の期待に応えるため、この基準に沿った添付書面を作成することが求められる。

二　添付書面作成に当たっての留意点

1　書面添付はあくまでも税理士の権利に基づくものであり、税務の専門家として納税者との委嘱契約に基づき、信頼関係を基本として行うものである。

2　税理士の関与の程度と確認事項を開示し、申告書の適正性を表明するものであるが、申告書の内容を全面的に保証するものではない。

3　法令を遵守し納税義務の適正な実現を図るために行った業務の結果は申告書に反映されるが、添付書面は、その内容を更に詳細に開示するものである。

4　書面の１欄から５欄は、計算し、整理し、相談に応じた事項を明らかにするものであり、これらの欄に全く記載がないものは、税理士法第３３条の２に規定する書面に該当しない。

三　添付書面の様式について

1　第９号様式の書面について

第9号様式の書面は、申告書の作成過程において税理士が行った業務の内容を記載するものである。
　第9号様式1面の「自ら作成記入した帳簿書類に記載されている事項」欄には、税理士又は税理士法人が委嘱契約に基づいて自ら作成した「帳簿書類の名称」及び「作成記入の基礎となった書類等」を記載する。ここでは関与の程度の開示をすることになる。
　2面の「計算し、整理した主な事項」欄には、勘定科目ごと具体的な業務の内容とともに計算・整理の際に留意した事項を記載し、3面の「相談に応じた事項」欄には、委嘱契約に基づいて行った税務相談のうち、その申告書の課税標準等の計算に関して特に重要な事項と、その相談の結果がどのように反映されたのかについて記載する。
　この2面の「計算し、整理した主な事項」欄及び3面の「その他」欄について記載のない書面は、この基準に沿った書面とはならないことに留意する。

2　第10号様式の書面について
　第10号様式の書面は、他人の作成した申告書について相談を受けてこれを審査した場合に作成するもので、その記載事項は、「相談を受け、審査した事項及び当該申告書が法令の規定に従って作成されている旨」となっている。
　第10号様式1面の「審査に当たって提示を受けた帳簿書類」欄には、確認した帳簿書類の名称を開示し、2面及び3面の「審査した主な事項」欄や「審査結果」欄については、税理士がどのような審査を行ったのかという事実とともに、その結果についても税務の専門家としての意見を表明するものである。
　この2面の「審査した主な事項」欄及び3面の「審査結果」欄について記載のない書面は、この基準に沿った書面とはならないことに留意する。

四　具体的な作成基準
1　総論
　申告書の作成（審査）等にあたり、計算し、整理し又は相談に応じた事項や、審査した事項について、どのような帳簿や書類等を基に、どのように計算、整理等を行ったかを具体的に記載する。
・　計算し、整理した主な事項について、どのような書類や帳簿に基づき、どのように確認したのか
・　審査した主な事項について、どのような書類や帳簿に基づき、どのように確認（審査）したのか
・　前年(度)と比較して顕著な増減が見受けられる事項について、どのような理由から増減したのか
・　会計処理方法に変更等があった事項について、どのような理由からどのように変更したのか
・　相談に応じた事項について、どのような相談があり、それに対してどのような指導又は確認をしたのか
・　審査した事項について、その結果に至るまでに、どのような確認作業等を行ったのか
などを中心に、具体的かつ正確に記載する。

2 各論
　　第9号様式の作成に当たり、各欄の記載に当たって留意すべき事項及び確認・検討し、記載すべきと考えられる事項が次のとおりであり、実際に、計算し、整理し、又は相談に応じた事項に応じて、それぞれに掲げる例示を参考として、該当する各欄に具体的に記載する。
　　なお、第10号様式についても、次の事項に準じて審査した内容等を具体的に記載する。

(1)所得税・法人税
(1面) 作成記入の基礎となった書類等
　　・ 依頼者が作成している帳簿書類のうち、提示されたものについて記載する。確認すべき帳簿書類について具体的な規定はないが、どのような帳簿書類に基づき申告書が作成されているかが明らかとなるので、提示すべきものに洩れがないかどうか留意すること。

(2面) 3．計算し、整理した主な事項
　(1) 売上（収入）　　計算基準・決済基準・入金管理状況により、売上計上の漏れがないか検討・確認しているか。

　　　 仕入（原価）　　仕入・売上原価について、帳簿等からだけでなく、請求書・領収書等からも確認しているか。

　　　　　　　　　　　期間損益計算が適正かどうか検討確認しているか。
　　　　　　　　　　　売上・売上原価について、決算後の売上入金等の検討は行っているか。
　　　　　　　　　　　売上・仕入・棚卸との整合性についてチェックしているか。

　　　 棚卸資産（貯蔵品）期末在庫の実態を把握し、原始記録等で確認・計上しているか。

　　　 仕掛品・未成工事　期末棚卸資産の評価方法の適正性について検討しているか。
　　　　　　　　　　　未成工事は、工事台帳により現場別に適正な処理をしているか。

　　　 (所)事業主勘定　家事関連費等、各科目について混在していないかの検討・確認しているか、また、混在科目については按分計算の根拠も適正に計上しているか。

　　　 給与(報酬)　　各人別の支給一覧を確認しているか（源泉所得税含む）。
　　　　　　　　　　　支払についてはどのようなチェック体制になっているか。
　　　　　　　　　　　役員報酬について過大と認められるものはないか検討を行っているか。

(所)専従者給与		専従者給与は届出書の範囲内で適正に計上しているか。
その他の科目		業種及び事業の特異性による主な科目の事項
消耗品費		消耗品費について、固定資産の取得に該当するものの有無を請求書等から検討しているか。
旅費交通費		旅費等に係る精算はどのように行われているのか、また、その帳簿類の保存状況は適正か。
福利厚生費		福利厚生費について、給与に該当するものはないか。
(法)交際費		交際費等の隣接科目につき、取引内容を確認・検討しているか。
固定資産・修繕費		現場を確認し、適正に資本的支出と修繕費に区分して処理しているか。
減価償却費		内容を検討し、減価償却対象となるか、経費になるかを検討しているか。 特別償却についても検討しているか。
固定資産除却損		具体的な除却損の内容及び確認をしているか。(消費税にも連動)
その他		その他の科目についても内容の確認を行っているか。

(2) (1)のうち顕著な増減事項

- 当期における売上の増加・減少及び原価勘定(利益率)の増加・低下の原因を具体的に検討・確認しているか。
- 顕著な増減のあった勘定科目について,その理由を確認し、その内容が具体的に記載しているか。

(3) (1)のうち会計処理方法に変更等があった事項

- なぜ会計処理を変更したのか、どのような理由から、どのように変更したのか具体的に記載しているか。

(3面) (4) 相談に応じた事項

- 相談に応じた事項及び指導した事項をその状況及びその具体的な内容項目を記載し、かつ、そのてん末まで記載することにより適正指導の結果につながる。

(5) その他

・ 総合所見について記載する。納税者と税理士の関与状況等を記載することにより、税務官公署が納税者のレベルや記帳状況について把握することが可能となる。
　　また、計算し、整理した事項、主な増減事項・会計処理方法の変更等や相談に応じた事項で書ききれない場合やプロセスを開示するなどアピールする欄でもある。
　　また、項目全般にわたって業務チェックリスト等で確認したことを記載する。

(2) 消費税

(2面) 3. 計算し、整理した主な事項

(簡易課税)

課税売上高	控除・相殺項目についても課税売上として確認・計上しているか。また、雑収入及び下取りについても課税売上として確認・計上しているか。
課税区分	簡易課税事業者として適正に事業区分を検討・確認しているか。
みなし仕入率	原則通りの加重平均で算出しているか。また、75%ルールとの比較検討をしているか。

(本則課税)

課税売上　非課税売上	課税売上、非課税売上・不課税売上及び課税売上割合の確認しているか。
課税取引の判定	紛らわしい取引は証憑類で確認判定しているか。
各科目	誤りの多い科目について、明細書等にて検討・確認しているか。（交際費・会費・軽油取引税・リサイクル料・ゴルフ場利用税等）

(2) (1)のうち顕著な増減事項
・ 課税売上割合の増減等具体的な確認をしているか。

(3) (1)のうち会計処理方法に変更等があった事項
・ 税込経理方式より税抜経理方式に変更等具体的な内容を記載しているか。

(3面) (4) 相談に応じた事項
・ 改正消費税による簡易課税及び原則課税の判定の説明・指導・計算方法の説明や予定納税のシミュレーション等、納税者が適切な助言によって理解したことや翌期において適切な指導を行っていること等。

(5) その他

- 課税方式や経理処理方式の説明、届出書関係の検討・確認、課税・非課税取引の取引ごとのチェックの検討・確認、帳簿・請求書の保存状況の確認を行っているか、その他総合所見等関与状況。

（3）相続税
（1面） 作成記入の基礎となった書類等
　　　　　相続財産確定のベースになり、確認の基礎となる。

（2面） 3．計算し、整理した主な事項
　　　　土地（評価）
　　　　家屋（評価）
　　　　　　土地及び家屋等の評価計算について、具体的に現況確認を行い、利用状況を確認した事項や実測等による計算根拠を記載しているか。

　　　　有価証券　　　（上場株式）
　　　　　　　　　　端株、現物保有株式、先代・家族名義株式など、その検討内容・確認状況を具体的に記載しているか。
　　　　　　　　　　（取引相場のない株式）
　　　　　　　　　　取引相場のない株式の評価計算について、具体的に確認した事項やその計算の根拠が記載しているか。

　　　　預貯金等　　家族名義預金の帰属について検討し、具体的に確認した事項やその判断の根拠が記載しているか。また、既経過利息の計上も正しいか。
　　　　　　　　　　また、預貯金や現金などの増減について、相続開始前5年間程度の大口の動きを確認しているか。
　　　　　　　　　　さらに、相続開始直前に大口現金の引出しの確認をし、残高を手許現金として計上しているか。

　　　　相次相続及び先代
　　　　からの相続関係　以前の相続からの財産の流れを、検討・確認しているか。

　　　　事業用財産　　事業用財産又は農業用財産の有無の確認を行い決算書との確認を行っているか。

　　　　家庭用財産　　家庭用財産の確認はしているか。

　　　　生命保険金・
　　　　退職手当金等　生命保険金及び生命保険契約に関する権利の確認を行なっているか。また、契約者と保険料負担者の確認も行っているか。
　　　　　　　　　　退職手当金及び弔慰金等、退職金等に該当するものの有無の確認を行っているか。

その他の財産	・ 未収金（給与・配当・年金・地代等）及び貸付金・前払金等の有無の確認を行っているか。
	・ 庭園設備、自動車・バイク及び船舶等の有無の確認を行っているか。
	・ 貴金属、書画、骨董及び電話加入権の有無の確認を行っているか。
	・ 特許権、著作権や営業権等の有無の確認を行っているか。
	・ 未収穫の農産物等の確認は行っているか。
	・ 所得税の確定申告や準確定申告の還付金の有無の確認を行っているか。
生前贈与財産の相続財産への加算	・ 相続時精算課税に係る贈与によって取得した財産の有無の確認を行っているか。
	・ 相続開始前3年以内に贈与を受けた財産の有無の確認を行っているか。
債務・葬式費用	・ 借入金等の確認はしているか（連帯債務・保証債務を含む）。
	・ 未納の税金等の確認はしているか。
	・ 預り保証金（敷金）等の確認はしているか。
	・ 相続放棄した相続人が引き継いだ債務を債務控除していないか確認をしているか。
	・ 法要や香典返し等に要した費用を含めていないか確認をしているか。
	・ 墓石や仏壇の購入費用を含めていないか確認をしているか。

(3面) 4．相談に応じた事項
　具体的な相談内容とそのてん末を記載
・ 小規模宅地等(特例)の適用
・ 3年以内の贈与加算
・ 名義の異なる財産の帰属
・ 同族法人が支払う退職金・弔慰金
・ 納税関係の指導とそのてん末
・ 納税猶予(株・土地)の特例の適用

(5) その他
・ 総合所見
・ 相続人よりの依頼関係
・ 相続財産確定に当たっての経緯

- その他の項目における業務チェックリスト又は国税庁様式「相続税の申告のためのチェックシート」による確認

(4) 贈与税
(1面) 作成記入の基礎となった書類等
- 贈与財産確定のベースになり、内容の確認及び価額・評価の基礎となる。

(2面) 3．計算し、整理した主な事項
- 申告内容に関する事項として、贈与者と受贈者との関係を確認しているか。

- 適用項目の特例の適用の確認をしているか。
  　　相続時精算課税適用の場合
  　　　同上　　　　（住宅取得等のための金銭の贈与の場合）
  　　配偶者控除適用の場合
  　　納税猶予(株・土地)特例の適用の場合

- 贈与財産の内容の確認事項や課税時期における内容・評価計算について、具体的に確認した事項や計算根拠の記載を行っているか。

(3面) 4．相談に応じた事項
- 相談に応じた事項及び税理士が適用項目を検討し、相談内容を具体的に記載することにより適正と判断できる。

5．その他
- 納税者からの依頼関係や、贈与者と受贈者に対して適用項目についての説明や今後の特例・制度の取扱い、書類等（届出書類含む）保管の説明等、その他総合所見。

(5) 所得税（分離譲渡）
(1面) 作成記入の基礎となった書類等
- 譲渡所得の収入金額・取得費・譲渡費用や各措置法等の確認のベースとなる。

(2面) 3．計算し、整理した主な事項
- 譲渡所得の計算の基礎となる譲渡価額及び取得費・譲渡費用等について具体的に確認した事項やその計算根拠が記載されているか。
- 譲渡所得の特例適用について、具体的に確認した事項やその検討事項が記載しているか。

(3面) 4．相談に応じた事項
- 納付関係に係る指導事項等や特例適用に係る繰延べの趣旨等の説明を具体的に

記載することにより適正と判断できる。

5．その他
- 税理士が相談を受けた上で適切に指導し、基礎資料の確認ができ適正性がうかがえる。総合所見等。
- 各措置法等については譲渡所得のチェックシートで確認したか。

以上

9 重加算税

1 隠ぺい又は仮装とは

　重加算税を課すためには過少申告という行為とは別に、隠ぺいや仮装という行為の存在が必要となります。納税者が意識的な過少申告を行ったに過ぎず、隠ぺいや仮装であるとする行為について税務署が何ら主張、立証をしない場合、重加算税は認められないものと思われます。

　国税庁の事務運営指針において「隠ぺい・仮装」とは、帳簿書類の改ざん、偽造、変造、虚偽の表示、破棄又は隠匿をしていることとされています。具体的には、架空の債務又は事実（契約書等）をねつ造している行為が考えられます。

「隠ぺい又は仮装」行為の限定性
① 原始記録や帳簿書類の改ざん、隠匿
② 原始記録の保存・備付がなく、あえて散逸させている
③ 電子データを消去する
（参考：税務大学校研究部教育官　落合秀行　税大論叢より）

　つまり、このような行為がない場合には、重加算税を課すための「隠ぺい又は仮装」行為には該当しないことを税務調査官に主張してください。かつ、重加算税を課される場合には事務運営指針（国税庁）のどこに「隠ぺい又は仮装」に該当する部分があるか確認が必要です。

法人税の重加算税の取扱いについて（事務運営指針）（抄）

　標題のことについて，国税通則法（以下「通則法」という。）第68条第1項又は第2項の規定の適用に関し留意すべき事項等を下記のとおり定めたから，今後処理するものからこれにより取り扱われたい。

（趣旨）
　法人税の重加算税の賦課に関する取扱基準の整備等を図ったものである。

記

第1　賦課基準
（隠ぺい又は仮装に該当する場合）
1　通則法第68条第1項又は第2項に規定する「国税の課税標準等又は税額等の計算の基礎となるべき事実の全部又は一部を隠ぺいし，又は仮装し」とは，例えば，次に掲げるような事実（以下「不正事実」という。）がある場合をいう。
(1)　いわゆる二重帳簿を作成していること。
(2)　次に掲げる事実（以下「帳簿書類の隠匿，虚偽記載等」という。）があること。
　①　帳簿，原始記録，証ひょう書類，貸借対照表，損益計算書，勘定科目内訳明細書，棚卸表その他決算に関係のある書類（以下「帳簿書類」という。）を，破棄又は隠匿していること
　②　帳簿書類の改ざん（偽造及び変造を含む。以下同じ。），帳簿書類への虚偽記載，相手方との通謀による虚偽の証ひょう書類の作成，帳簿書類の意図的な集計違算その他の方法により仮装の経理を行っていること
　③　帳簿書類の作成又は帳簿書類への記録をせず，売上げその他の収

入（営業外の収入を含む。）の脱ろう又は棚卸資産の除外をしていること
　(3)　特定の損金算入又は税額控除の要件とされる証明書その他の書類を改ざんし，又は虚偽の申請に基づき当該書類の交付を受けていること。
　(4)　簿外資産（確定した決算の基礎となった帳簿の資産勘定に計上されていない資産をいう。）に係る利息収入，賃貸料収入等の果実を計上していないこと。
　(5)　簿外資金（確定した決算の基礎となった帳簿に計上していない収入金又は当該帳簿に費用を過大若しくは架空に計上することにより当該帳簿から除外した資金をいう。）をもって役員賞与その他の費用を支出していること。
　(6)　同族会社であるにもかかわらず，その判定の基礎となる株主等の所有株式等を架空の者又は単なる名義人に分割する等により非同族会社としていること。

（使途不明金及び使途秘匿金の取扱い）
2　使途不明の支出金に係る否認金につき，次のいずれかの事実がある場合には，当該事実は，不正事実に該当することに留意する。
　　なお，当該事実により使途秘匿金課税を行う場合の当該使途秘匿金に係る税額に対しても重加算税を課すことに留意する。
　(1)　帳簿書類の破棄，隠匿，改ざん等があること。
　(2)　取引の慣行，取引の形態等から勘案して通常その支出金の属する勘定科目として計上すべき勘定科目に計上されていないこと。

（帳簿書類の隠匿，虚偽記載等に該当しない場合）
3　次に掲げる場合で，当該行為が相手方との通謀又は証ひょう書類等の破棄，隠匿若しくは改ざんによるもの等でないときは，帳簿書類の隠匿，

虚偽記載等に該当しない。
(1) 売上げ等の収入の計上を繰り延べている場合において，その売上げ等の収入が翌事業年度（その事業年度が連結事業年度に該当する場合には，翌連結事業年度。(2)において同じ。）の収益に計上されていることが確認されたとき。
(2) 経費（原価に算入される費用を含む。）の繰上計上をしている場合において，その経費がその翌事業年度に支出されたことが確認されたとき。
(3) 棚卸資産の評価換えにより過少評価をしている場合。
(4) 確定した決算の基礎となった帳簿に，交際費等又は寄附金のように損金算入について制限のある費用を単に他の費用科目に計上している場合。

（不正に繰戻し還付を受けた場合の取扱い）
4　法人が法人税法第80条の規定により欠損金額につき繰戻し還付を受けた場合において，当該欠損金額の計算の基礎となった事実のうちに不正事実に該当するものがあるときは，重加算税を課すことになる。

（隠ぺい仮装に基づく欠損金額の繰越しに係る重加算税の課税年度）
5　前事業年度以前の事業年度において，不正事実に基づき欠損金額を過大に申告し，その過大な欠損金額を基礎として欠損金額の繰越控除をしていた場合において，その繰越控除額を否認したときは，その繰越控除をした事業年度について重加算税を課すことになる。
　なお，欠損金額の生じた事業年度は正しい申告であったが，繰越欠損金額を控除した事業年度に不正事実に基づく過少な申告があり，その後の事業年度に繰り越す欠損金額が過大となっている場合に，当該その後の事業年度において過大な繰越欠損金額を基礎として繰越控除をしてい

るときも同様とする。
(注) 繰越控除をした欠損金額のうちに法人税法第57条第5項の規定により欠損金額とみなされた連結欠損金個別帰属額がある場合において，その欠損金額とみなされた金額が不正事実に基づき過大に繰り越されているときについては，本文の取扱いを準用する。

(隠ぺい仮装に基づく最後事業年度の欠損金相当額の損金算入に係る重加算税の課税年度)
6 法人税法施行令第112条第14項の規定を適用するに当たり，同項に規定する被合併法人となる連結法人又は残余財産が確定した連結法人がそれぞれ同項に規定する合併の日の前日又は残余財産の確定の日の属する事業年度において欠損金額を不正事実に基づき過大に申告し，その過大な欠損金額を同項に規定する連結子法人である内国法人の最後事業年度の損金の額に算入していた場合において，その損金算入額を否認したときは，その損金算入をした最後事業年度(所得金額が生じるものに限る。)について重加算税を課すことになる。

第2 重加算税の計算
(重加対象税額の計算の基本原則)
1 重加算税の計算の基礎となる税額は，通則法第68条及び国税通則法施行令第28条の規定により，その基因となった更正，決定，修正申告又は期限後申告(以下「更正等」という。)があった後の税額から隠ぺい又は仮装をされていない事実だけに基づいて計算した税額を控除して計算するのであるが，この場合，その隠ぺい又は仮装をされていない事実だけに基づいて計算した税額の基礎となる所得金額は，その更正等のあった後の所得金額から不正事実に基づく所得金額(以下「重加対象所得」という。)を控除した金額を基に計算する。

筆者注：隠ぺい又は仮装とは「その意思があり」「故意の認識」が前提条件となります。この事実の立証は課税庁にあります。

（重加対象所得の計算）
2　第2の1の場合において，重加対象所得の計算については，次による。
 (1)　不正事実に基づく費用の支出等を認容する場合には，当該支出等が不正事実に基づく益金等の額（益金の額又は損金不算入額として所得金額に加算するものをいう。以下同じ。）との間に関連性を有するものであるときに限り，当該支出等の金額は不正事実に基づく益金等の額の減算項目とする。
 (2)　交際費等又は寄附金のうちに不正事実に基づく支出金から成るものとその他の支出金から成るものとがあり，かつ，その交際費等又は寄附金のうちに損金不算入額がある場合において，当該損金不算入額のうち重加算税の対象となる金額は，その損金不算入額から不正事実に基づく支出がないものとして計算した場合に計算される損金不算入額を控除した金額とする。
 (3)　過大に繰越控除をした欠損金額のうちに，不正事実に基づく過大控除部分と不正事実以外の事実に基づく過大控除部分とがある場合には，過大に繰越控除をした欠損金額は，まず不正事実に基づく過大控除部分の欠損金額から成るものとする。（以下，省略）

2　修正申告の注意事項

　前述のとおり，修正申告＝税理士と納税者が納得した場合に限り，修正申告に応じることが必要です。修正申告には一切応じないという手法もあります。
　⇒対抗策として，修正額すなわち追徴税額をまけさせる交渉も考えてください。
　次に，修正申告は不服申立ての機会が失われます。税務署員による「修正申告」の慫慂があった場合は，国税庁の職員向け「情報」「事務連絡」に照らしその勧奨は問題ないかを尋ねてください。

(1)　条文の根拠を逐一確認する

　改正に伴い，条文に即した厳格な手続が要求されています。手続面，とりわけ事前通知の際は条文をきちんと確認しながら，説明が不明な点は，あらかじめ調査官に細かく質問しておく必要があります。

(2)　申告書は手計算で見直す

　申告書は実はかなりミスが多いといえます。書面添付をしてもミスがあれば即調査対象とされますので，申告書を見直す習慣をつけておきたいものです。

(3)　通達に注意する

　手続の法制化について，多くの事務運営指針が出ているにもかかわらず，事務運営指針の内容を指摘しても，調査官はうまく答えられないことがあります。このため，納税者有利の事務運営指針は，きちんと押さえて自分から主張しなければなりません。なお，事務運営指針のなかには納税者不利のものもあるので，そこには触れず，逆に調査官から指摘されたら「事務運営指針には拘束力がない」旨を冷静に主張する必要があります。

10 プライバシーの保護

　自宅などのプライバシーの保護が重要視される場所（部分）の現物確認については，課税庁の「検査証」の記入の確認後，納税者には特に念を押して，明確な承諾を得た後に実施してもらいます。

　特に女性の居住部分や女性のバッグ等の内容物の現場確認にあたっては承諾を再度確認するなど慎重に実施してもらいます。また，女性の居住部分等の現場確認が必要になると見込まれる場合は，できる限り女性職員を同行するよう努めてもらい，女性職員が現場確認を担当するよう申し出るようにしてください（平成12年2月25日京都地裁）。

1　医師など特定の職業人の守秘義務との関係（刑法134）

　医師等の特定の職業については，各種の法律によって守秘（罰金刑）義務が課されていることから，これをもって調査を拒否する理由とする例も見受けられますが，例えば，医師のカルテについては，国税通則法74条に定める「調査について必要があるときは事業に関する帳簿書類その他の物件」に該当すると解されています。

　なお，カルテ等の調査を行う場合には，その調査事項を所得計算上必要な範囲に止め，患者のプライバシー等所得計算に関係ない事項に触れないよう特に配慮する必要があります。

【参考判示】
　（医師の守秘義務に係る書類［カルテ］を検査したこと，申告期限未到来分のカルテを検査したことは違法であるとの納税者の主張につき）右カルテは，「事業に関する帳簿書類その他の物件」に該当し，提示されたカルテを検査したことは適法であり，使用中のカルテを検査したことは当然のことであり，税務職員の合理的な裁量の範囲内である（平成元年9月14日東京地裁）。
　○　個人情報保護法との関係で
　○　「カルテ開示の4要素」

- ・ 患者と署員との関係は一切ないか「カルテ開示」に理解ができたか。
- ・ カルテ開示は客観的にみて，やむを得ないと判断されるか。
- ・ カルテ開示しなければ適正な課税標準を把握することができないと認められるか。
- ・ カルテ開示は課税標準の補充に関して疑問点や不合理な点があって，それを明らかにできないと認められる場合にその実態を確認するために行うものか。
- 〇 昭和52年当時の厚生省医務局医事課長（参考）
「税務調査において，カルテは調査対象物であるという規定がないかぎり見せることは許されない」と衆議院大蔵委員会で答弁。

2 税務調査に対する苦情等の支援について

　税務調査の実施にあたっては，常識的判断をもって適切な調査方法を選択すべきであり，少なくとも，納税者の営業や私生活上の重要事項に多大な影響を与えると判断される場合には，その実施を見送り，他の調査手法をもってこれに替える必要があるとされています（昭和61年7月11日大阪高裁）。

　現物確認は，常に相手の承諾の下で実施します。

　現物確認にあたっては，金庫，机の引出し，ロッカー類をはじめ，必要に応じて所持するバッグ，手帳，居宅の保管書類等に至るまで調査する場合もありますので，医療機関に対して，それらのものの調査の必要性を十分説明して協力を求め，常に明示の承諾を得た上で実施してもらいます。また，威圧的・高圧的な態度や乱暴な言葉遣いは，現に慎んでもらうことは当然です。107頁「納税者支援調整官」を参照してください。

【参考】 国税庁課税部審理室「重要判決情報」を踏まえて
▶ 交際費とは
　取引関係の相手方との親睦を密にして取引関係の円滑な進行を図るために支出するものと規定しています。⇒事実を確認してください。
▶ 事実確認について
　税法上の解釈適用は，その前提問題である事実認定が重要であることを再確認する必要があるとしています。
▶ 文書とは異なる意図を立証するためには，その文書と矛盾する多くの事実関係の収集が必要であるとしています。
▶ 納税者が行った取引，契約について特段の合理的理由がないのに，当該取引に通常であれば選択される法形式（契約）を採用せず，あえて税負担が発生しない契約類型を採用したという理由だけで，納税者が採用した契約類型を否認し，更正処分をしても当該処分の維持は困難であるとしています。
▶ 給与所得とは
　指揮命令者と支給者とが一致することが原則ですが，必ずしも文言上要求されているわけではありません。特に労務の提供と不可分の関係にある事実確認かどうかがポイントとなります。
▶ 事業所得とは（給与所得との区分）
　医療業務から生ずる費用（診療に必要な器具）は誰が負担しているかが確認されます。次に医師の出勤，退勤時刻は病院で記録され，その出勤簿に基づいて勤務時間が管理されているかどうかで給与所得か事業所得かを判断します。
▶ 海外研修費の経費性
　「業務の遂行上生じた費用の額」かどうかが判断ポイントとなります。
　客観的にみて，その費用が，当該業務と直接の関係を持ち，かつ，当該業務の遂行上必要であるもの（その部分の日数按分）は経費（必要経費又は損金）とされます。
▶ 収受した金員について
　金銭の授受にあたり当事者間でどのような意図があったかについて，金銭の性格及び授受の経緯を見極め，事実関係を詳細に把握して課税庁は立証に努める必要があります。

　以上のとおり，立証責任は課税庁側にあるとされます。したがって，課税庁は取引当事者に対し，綿密な調査を実施することと」，「明らかになるような証拠を調査時に的確に収集しておくこと」が肝要であるとしています。

(1) 税務調査に対する苦情等の支援について
－納税者支援調整官事務運営指針（抜粋）－

（国税庁長官）

1　任　　務

　　納税者支援調査官は，税務行政運営の基本的な考え方を踏まえ，苦情（事務その他税務一般に関する不平，不満をいう。）及び困りごと（以下「苦情等」）について，事務運営指針に則り，納税者等の視点に立って迅速かつ的確に対応し，もって税務行政に対する納税者等の理解と信頼を確保することを任務とする。

2　職務（電話受付可）

　　署・局納税者支援調整官は，次の各号に掲げる事務を処理するものとする。

(1)　苦情等について，当該納税者等が適正かつ円滑に納税義務を履行するために必要な助言を行うこと。

(2)　担当者が不明な苦情等の窓口となること。

(3)　上記に掲げる事務に関し，必要な調整を行うこと。

3　具体的な苦情等関係事務

(1)　当該苦情等について次の要領により処理する。

　　イ）納税者等から苦情等の内容を懇切かつ丁寧に聴取する。

　　ロ）上記イ）に基づき，速やかに担当者及びその上司である管理者から事実関係を確認する。

　　ハ）上記ロ）により確認した結果を当該納税者等へ迅速かつ正確に説明し，円滑な解決に務める。

(2)　苦情等の申出がなされた日の翌日から起算して，原則として3日以内に当該苦情等を処理（整理票の作成）するよう，迅速な対応に務め，その旨を当該納税者等に対し速やかに連絡する。

<●●署・局納税者支援調整官>（例）

受付日時	平成●年●月●日	時間	●時●分～●時●分	調査官	●●	整理番号	00-000

事案の概要：任意調査でありながら強制調査のような扱いを受けた。	主管課等	法人課税課

申出人	住所	●●署管内			形態	電話
	氏名	●●●●	TEL	●●●●	メールアドレス	

苦情の内容	（本日、電話により次の苦情等の申出があった。） 昨日から●●署法人課税第●部門の●●上席調査官及び●●調査官によく税務調査を受けている。帳簿等の確認において、調査担当者の調査の仕方が非常に強引で、強制調査のようなやり方であり、違法な調査ではないか。 ① 調査に当たって、●●調査官は身分証を提示したが、●●上席は名刺を出しただけであった。任意調査であるとの説明もなかった。 ② 経理財務部の部屋のキャビネを空けさせ、調査の目的も言わず保管してある書類を持っていったり、中身も確認しないで全部持ってくるように指示したりした。 ③ 金庫を開けさせて金庫内の書類を全部持ってくるように指示した。等々 通常は、調査項目を提示した上で必要書類を提出させるものであると思っているが、今回の調査はあまりに強引である。 違法な調査であるならば何らかの措置を講じたいと思っているが、国税局はこのような調査を指示しているのか。 調査継続中であり、調査に支障があってはいけないと思い、調査担当官に言っていないが、最終的には担当官に申し立てようと思っている。

受理報告	局長		総務部長		総務部次長		総務課長	

確認調査	確認先	●●派遣納税者支援調整官	確認日時	●月●日●時●分
	申立人は、●●●●●●●●● 平成●年の調査時においても担当職員に対して苦情申立てを行っている。			

確認報告	局長		総務部長		総務部次長		総務課長	

処理てん末	日時	対応者	処理（回答）内容
	00.00.00 0:00~0:00	調整支援官	査察の令状を用いての調査と違い、署における税務調査は任意であり納税者の理解と協力を得て行われている。強制捜査と受け止められる行為等があったとすれば申し訳ない。 　現在も調査継続中であり、疑問に思う点は調査担当者に申し入れ、納得した上で調査に協力いただくよう伝えた。 　また、本日の申し出内容については、関係課を通じて●●署に伝え、是正すべき点について検討させたい旨を説明し、了解を得た。 　●●署派遣納税者支援調整官を通じ申し出内容を●●署に伝えた。
	処理完結日（平成●年●月●日）		

再発防止の策の検討	

処理報告	局長		総務部長		総務部次長		総務課長	

特記事項	

第2章　税務調査の法的根拠

> 【参考判示】
> 　調査当日の収入及び現金管理の状況を調査することは，医業のように収入が毎日の現金収入を主とする業種にあっては，合理的な必要かつ相当な範囲にとどまるものと認められる。(昭和52年9月29日東京地裁)

3　税務調査の場所について

　税務調査の場所は，必ずしも事業所（診療所）に限定されません。よって，診療所での調査が漏洩する恐れがあると認められる場合には，たとえば，自宅又は担当会計事務所の一室を調査場所として提供してもらうことを薦めます。

4　税務調査官の確認

　税務調査官は，必ず，税務調査場所を管轄する税務署長印の発行があり，税務調査の対象税目についての「検査証」を持参しています。「検査証」がない場合は，一切税務調査に応ずる必要はありません。所持しているか必ず確認してください。

　「検査証」には，検査税目が証されています。調査内容・確認に疑問が生じた場合には，「検査証」から，どこまでが調査範囲か確認してください。

税務調査の際の納税者および関与税理士に対する事前通知について

昭和37年9月6日

官総6－230ほか

国税局長あて　国税庁長官

　申告にかかる事項についての税務調査の際に，納税者および関与税理士に対して事前通知を行うことについては，かねて納税者あるいは税理士からその励行方を要望されているところであるが，局署の取扱の実情は区々となっていることが認められるので，今後は次により納税者および関与税理士に対する事前通知の取扱の統一を期することとされたい。

　なお，このことについて，日本税理士会連合会会長に対し別紙のとおり通知したから参考に送付する。

1　事前通知の管理

(1)　局調査課等および署における管理

　　納税者に対して事前通知を行うかどうかは，調査担当者の判断に委ねさせることなく，幹部（課長，統括国税調査官，特別国税調査官，主任協議官，協議団支部長，課長補佐，主査または係長。以下同じ。）自身が決定して指示する。調査担当者は，指示を受けた事項，事前通知年月日，立会者の有無，立会者の氏名を税歴表または調査カード等の調査指令事項欄等に記載することにより，事績を明らかにすること。

(2)　局における管理

　　局直税部においては，署における納税者に対する事前通知の実施状況を随時は握し，その状況を比較検討して，署によって区々とならないよう権衡の保持に努めること。

2　事前通知の時期および方法

　　納税者に対する事前通知は，原則として調査着手前妥当な時間的余裕をおいて，文書または電話により行うものとし，調査着手直前に電話で通知する等単に形式的な通知にとどまるようなことのないように配意す

ること。
3　事前通知の対象
　　1の(1)により納税者に対し事前に通知を行うかどうかは，幹部の良識ある判断によることはいうまでもないが，現況についての調査が重要である事案等事前に通知をすることが適当でないと認められるものを除く事案について，事前通知を行うこと。
4　関与税理士への通知
　　申告にかかる事項についての税務調査の際に，納税者に対して事前通知を行う場合において，その納税者について税理士法第30条の規定による代理権を証する書面を提出している税理士があるときは，同法第34条の規定により必ず2による納税者に対する通知とあわせて，その関与税理士に対しても通知をしなければならないのであるから留意すること。
5　関与税理士の調査立会についての留意事項
　　税理士の業務は，(1)税理士会に入会している税理士，(2)通知弁護士，(3)通知公認会計士，(4)税理士法第50条の規定により許可を受けた地方公共団体等の職員（以下「税理士等」という。）以外の者が行うことができないのであるから，大部分の場合に税理士業務におよぶこととなる税務調査の立会は，税理士等自身があたるべきものであることに留意すること。

納税者支援調整官：苦情事案整理票より
　税務職員が税理士を関与させないような発言をした。
　①税理士法に抵触，②税務職員の職権濫用，③税理士業務妨害，④納税者の権利の侵害を主張――税務職員の行動について納税者支援調整官が謝罪。

税務調査の際の事前通知について（事務運営指針）

平成13年3月27日
課総5－1ほか

標題については，別紙のとおり定めたから，これより適切に運営されたい。

（趣　旨）

税務調査における事前通知については，昭和37年9月6日付官総6－230ほか5課共同「税務調査の際の納税者および関与税理士に対する事前通知について」（法令解釈通達）に基づいて適切に実施してきたところであるが，行政の透明性及び統一性の観点から，改めて税務調査の際の事前通知についての考え方を整理したものである。

（別　紙）

税務調査の際の事前通知について
1　税務調査に際しては，原則として，納税者に対し調査日時をあらかじめ通知（事前通知）する。

　　ただし，事前通知を行うことが適当でないと認められる次のような場合については，事前通知を行わない。

　①　業種・業態，資料情報及び過去の調査状況等からみて，帳簿書類等による申告内容等の適否の確認が困難であると想定されるため，事前通知を行わない調査（無予告調査）により在りのままの事業実態等を確認しなければ，申告内容等に係る事実の把握が困難であると想定される場合

　②　事前通知することにより，調査に対する忌避・妨害，あるいは帳簿書類等の破棄・隠ぺい等が予想される場合

2　なお，事前通知を行うかどうかは，個々の事案に即して，無予告調査の必要性を十分に検討して決定し，税務調査の指令の際に指示するとともに，その事績を記録する。

にせ税務職員などにご注意ください（平成16年12月国税庁）

　税務職員を装い，勤務先，取引銀行等を問い合わせる事例，従業員等の個人情報等を問い合わせる事例，現金を持ち去るなどの事件にご注意下さい。

　納税者の皆様がこのような被害に遭わないよう，次の点にご注意願います。

1. 税務職員が納税者の皆様に電話でお問い合わせをする場合は，提出いただいた申告書等を基にその内容をご本人に確認することを原則としております。
2. 税務職員が税務調査を行う場合は，質問検査章と身分証明書（顔写真ちょう付）を携帯しています。身分証明書等で所属，氏名等を確認してください。
3. 通常の税務調査において，調査担当の職員が帳簿書類等を預かることはありますが，現金その他の財産を差し押さえることはありません。

　　なお，いわゆる査察調査など国税犯則取締法に基づき税務職員が強制調査を行う場合は，裁判官が発布した「臨検・捜索・差押許可状」を必ず呈示することとしています。この際，税務職員が許可状に基づき現金などを差し押さえる場合もありますが，差押手続を行った場合には必ず差押目録を作成し，差押目録謄本を交付しています。

4. 徴収担当の職員が，納税者の皆様から税金の納付のために現金を受領する場合には，必ず領収証書を交付しています。
5. 通常，土日などの休日や早朝・深夜から税務調査を開始することはありません。

　　ご家族の方が電話での問い合わせを受けられたときは，即答せず，税務職員の所属と氏名をご確認いただき，必ずご本人に相談の上ご回答願います。

また，国税局・税務署の関係者や税理士などを装い，税務関係の会報などの購読や税務に関する講習会などへの受講を勧誘し，種々の名目により法外な金銭を請求するといった事件や，ダイレクトメール等で「あなたの税金安くします。」などと持ちかけ，手数料名目の金銭を振り込ませて詐取しようとする事件についてもご注意ください。

　　　税務職員が，会報の購読や講習会の受講を勧誘することはありません。

　　　不審な点があるときは，その場で税務署又は国税局にお問い合わせください。

○　税務署・国税局の連絡先は「税務署の所在地及び管轄区域」をご覧ください。

　　　　　　　　　　　（出所）　国税庁ホームページより。

関連質疑応答事例

【問】　調査官の質問に対し，何人も，自己に不利益になる答弁は一切する必要がない権利を憲法で保障されている。

【答】　憲法第38条の供述拒否権は，刑事責任に関する不利益の供述拒否権を規定しているものであり，質問検査権のように，適正な課税の実現を図るために行使される調査には，この権利はない。

　　　したがって，質問に対し答弁しないときは，不答弁犯の構成要件を充足し，罰則が適用される場合があります。

〔参考条文〕

＜憲　法＞

第35条　何人も，その住居，書類及び所持品については，侵入，捜索及び押収を受けることのない権利は，第33条（逮捕の要件）の場合を除いては，正当な理由に基づいて発せられ，且つ捜索する場所及び押収する物

を明示する令状がなければ，侵されない。
2　省略
第38条　何人も，自己に不利益な供述を強要されない。

○　憲法第35条及び第38条違反の主張について考察するに，これらは刑事手続に関する規定であって，直ちに行政手続に適用されるものではないと解するのが相当であるから，行政調査手続を規定した各税法には直接適用がないものといわなければならない。

(昭和43年8月23日東京高裁)

○　質問調査権は憲法第38条及び第35条に違反する旨の主張につき按ずるに右調査は純粋に行政的な手続きであって，適正な課税標準と税額の確定を唯一の目的とするものであり，憲法第38条，第35条は刑事手続における供述の不強要，住居侵入，捜索押収に対する保障を目的とする規定であって，本件のような行政手続に適用されないものであるから右主張は理由がない。

(昭和41年3月25日横浜地裁)

第3章

勘定科目別税務調査のポイント

　前章までにおいて，税務調査における現場での対応を中心として解説をしましたが，ここでは，各勘定科目ごとに調査ポイントを明らかにし，日々の取引や処理上の留意点についても解説していきます。
　医療法人は普通の事業会社と違います。医療法人特有の取引やそれに伴う考え方を整理し，税務調査で問題とならないような医療機関を目指します。

1 医療機関の税務調査の一般的な流れ

　一般的な流れとしては，1日目に収入のチェック，2日目に経費のチェックが行われます。それぞれの留意点としては下記の図表のとおりです。

【図表3-1】　1日目収入のチェック

①	医　科	保険収入のチェック		
	産　科	アウス（自費）	⇨	保険所への届出書
②	歯　科	アポイントブック	⇨	自費収入のチェック
		技工指示書（納品書）		
③	自費収入のチェック	医療費控除領収書との突合		
		資料箋との突合		

【図表3-2】　2日目経費のチェック

①	人件費	架空人件費 ⇨ タイムカードとの突合
		専従者給与の適正額（個人事業者）
		役員給与の適正額（医療法人）
②	医業原価	医療機器が混在していないか
		他の医療法人と比較して原価率が突出していないか
③	その他	MS法人の経済的合理性はあるか
		経費のうち個人的〈店主a/c（個人営業）／役員賞与（個人営業）〉なものはないか

2 資産・負債の部

　勘定科目は，日常の会計処理において利用される会計帳簿の記録計算単位です。したがって，最終的に作成される財務諸表の表示科目と必ずしも一致する

ものではありません。なお，経営活動において行うさまざまな管理目的及び租税計算目的等のために，必要に応じて同一勘定科目をさらに細分類した補助科目を設定することもできます。

【図表3-3】　個人事業者の備え付け書類

内訳書

科　目	名称（氏名）	期末現在高	概　要		
医業未収金	社会保険支払基金		H　.2～3	申告書第一表	
	国民健康保険連合会		H　.2～3	収入金額等・事業（営業等）⑦	
		0			○
				青色（白色）申告決算書	
自由医業未収金	自賠責分		請求額＋請求見積額		○
	労働省		労災保険H　.2～3		
			検診H　.1～3	措置法付表	
	公害収入			保険収入	
				自費収入	
				雑収入	
買掛金			H　.12月請求書より	合計	○
		0			
				申告書第二表	
				納得の内訳	
				営業等収入	△
				源泉徴収	□
未払金			H　.12月発生分	措置法付表	
				社保小計	△
		0			
				社保の支払調書	
				支払金額	△
				源泉徴収	□
				数字が必ず一致する項目	
					○
					△
					□

— 117 —

3 資産項目

1 現金管理

　医療機関は，100％現金取引であるため，金庫のなか，医療事務員のレジのなかに現金が置いてあることがあります。よって現金の内容を実査されるわけですが，毎月の内部監査において，現金監査を指導して現金の内容を明確にしておく必要があります。例えば，外来患者の釣銭等の過減算による現金は，雑収入又は雑損失として計上することを指導し，毎日金銭在り高を明確にしておきます。

【図表3-4】 現金チェックリスト

チェック項目	YES	NO
1　現金出納帳が正しく記帳されている。		
2　現金の在り高が出納帳残高と常に照合され，一致している。		
3　帳簿残高が必要以上に多額の数字になっていない，また逆にマイナスとなっていない。		
4　領収書は，その支払日又は領収日と領収証発行日それぞれ一致している。		
5　院長個人の現金を金庫などに保管していない。		

2 預　　金

　残高証明書との照合は当然のことですが，例えば整形外科の場合は，医院ではない他の口座に損害保険会社からの自動車賠償責任保険の入金が振り込まれることがあります。

　調査官は，損保会社の資料等との照合を必ずします（医療法人の場合は，院長個人口座に振込みがある場合があります）。特に親族が事務長の場合は使い込みを発見することがありますが，このような場合，院長は自身の管理責任の問題とは捉えず，会計事務所が発見しなかったことに対して不信感をもつようです。

3　医業未収金

(1)　共通（保険医業未収金の残高（2カ月分）確認）

　保険医業未収金の計上による医業収入の認識には，次頁以降の表を活用するとよいでしょう。

　まず，「点数×10円－一部負担金＝保険医業未収金（健康保険法76①）」と計算する必要があります。なぜならば，社保収入は社会保険診療報酬支払基金から，国保収入は都道府県国保連合会から，介護保険収入も都道府県国保連合会から請求月の2カ月後に入金されるからです（医業未収金の入金サイトは**図表3-9**）。

(2)　生活保護世帯（生保）

　生保の初診者診療月の請求には注意を要します。生保の確認事務の関係上，請求が1～2カ月ずれて計上されます（いわゆる期ズレ）。収入計上は治療による診療行為のつど発生します。

(3)　検診・健診

　検査又は健康診断についても期ズレが生じやすいので注意が必要です。

【図表3-5】 請求点数統計表（レセプト総括表）

請求点数統計表

レセコンの集計表により会計事務所で作成

顧問先名 _____

年　　月分

	区　　　分	件　数	実日数	点　　数	薬剤負担金	一部負担金
社保	社保と公費併用					有る場合がある
	被　保　険　者					
	被　扶　養　者					
	老　人　保　健					< 1割 3割
	生　活　保　護					
	食　事　療　法					
	合　　　　　計					
国保	国保と公費併用					
	割　給　付					
	9　割　給　付					
	8　割　給　付					
	7　割　給　付					
	後期高齢者医療					
退職者	本　　　　　人					
	家　　　　　族					
	食　事　療　法			円		
	合　　　　　計					
総	計					
当月返送分調整						

※ 医事課員に記入してもらう

[図表3-6] 医業未収金明細表記入のポイント

4　開業時点での注意事項

(1)　初診患者の取扱い
まず保険証をコピーし，受給資格を確認します（療養担当規則3）。

(2)　生活保護者の取扱い
福祉事務所からの発行された医療券が診療の際必要ですが，医療券未着（期ズレ）の場合が一般的です。患者本人又は他の患者に気取られないようにしながら市区町村の福祉事務所に生保適用者か必ず確認します。

(3)　保険証を持参しないケース
ひとまず自費診療の欄に金額を記入し，次回保険証を持参したときに，自費診療の欄の金額を△として，再度社保又は国保の患者の該当する項目に全額を記帳します（二段書きを指導）。よって，△自費診療分と「前回の保険一部負担金＋今回の一部負担金＝△返金」が生じます。

(4)　未収の処理
通常はカルテに記入し，窓口でもメモをしておき，次回の来院時に徴収します。ただし，再来院の予定がない場合は，一部負担金の支払う日を明確にしておいてください（徴収漏れが生じやすい）。ただし，外来中心の医院・歯科医院では未収の患者は多くはありません。なお，医師・歯科医師の応招義務に注意してください（医師法19，歯科医師法19）。

(5)　外科・整形外科の場合
労災保険，自賠責保険の扱いがあるので注意が必要です。自賠責保険では通常，損害保険会社に請求しますが，加害者が保険料を滞納するなどのトラブルがあると，払込みが遅れる場合があります。その際には，原則どおり患者である被害者に直接請求します。被害者氏名，治療期間，損保会社名，損保会社担当者氏名，金額を記録しておく必要があります（自賠責ノートの作成が必要）。

(6)　領収証の交付（療養担当規則5の2）
無償交付の義務があります。なお，医師，歯科医師又は医療法人が作成する受取書（領収証）は非課税となります（印紙税法2二五，二七）。

5　収入金額の確認

(1) 個人の医療機関における収入すべき金額

　所得税法の規定で，総収入金額に算入すべき金額は，その年において収入すべき金額とされ，その収入すべき金額とは，収入すべき権利の確定した金額とされています。

　つまり，社会保険診療に基づき支払を受けるべき金額とは，患者に対し，診療行為が完了し，その内容に従って診療報酬点数表に基づいて計算された金額をいい，患者に対し，診療行為が完了した段階で収入すべき権利が発生し，かつ診療報酬点数表に基づいて計算されるべき金額が確定されることとなります。

　個人の医療機関にあっての収入の計上時期は，本来患者に対し，診療行為を行ったつど，診療報酬額として計上すべきものです。そこで，個人の医療機関における年初と年末について次の方法で収入すべき金額のチェック方法を勧めたいと思います。

　当該月の日計表等に基づいた窓口保険収入金額から，収入金額とすべき額を推計計算したところと，当該月の社会保険診療報酬の額とを比較し，大きな開差が生じていた場合には，租税特別措置法26条を活用する目的で年末の収入金額を繰り延べ，翌年の収入金額としていることが考えられます。そこで，年末の月における返戻の内容もチェックする必要があります。すなわち，医療機関が支払基金等に請求した結果，レセプトの記載不備等による返戻で再請求が可能なものは，当該金額は，当年の社会保険診療報酬の収入金額を構成することとなります。

① 窓口収入での注意事項

　・健康保険法74条，国民健康保険法42条，療養担当規則5条により，それぞれいかなる人（家族，従業員等）からも窓口一部負担金を免除してはならないこととなっています。

　・生活保護法適用患者の場合に，窓口での確認と収入計上時期として必ず「期ズレ」が生じます。十分注意してください。

② その年において収入すべき保険診療収入金額

　一般的にはその年の決定点数×10円

(2) 所得税法上の医療機関の社会保険診療報酬の額

　レセプトの記載不備等により社会保険診療報酬支払基金等（以下「支払基金等」という）に請求した額の一部が査定により支払われなかった場合に，当該金額をその年分の社会保険診療報酬の額に含めるかどうかについては以下を参考にしてください。

① 収入計上の時期

　所得税法36条1項において，その年分の収入に算入される金額は，その年において収入すべき金額であるとされています。医療機関の診療行為は人的役務の提供となり，税務上，人的役務の提供による対価の収入すべき時期については，その契約した役務の提供を完了した日とされています。しかし，その契約した役務の提供を完了したつど収入に計上することは，事務的に極めて困難を伴うことから，実務上，請求権発生の時点で収入に計上する方法が認められています。すなわち，社会保険診療報酬については，その月に発生した分を翌月10日頃の一定の日までに取りまとめて請求することとなっており，その請求金額をもって，その月の収入金額として計上することが認められています。

② 支払基金等への請求

　医療機関は保険患者に対して社会保険診療を了した場合の対価の額は，療養の給付に要した費用の額すなわち社会保険診療報酬の額として，診療報酬点数表の各点数に基づいて計算し，そのうち保険患者からは一部負担金を窓口で受領し，その残額を支払基金等に対して請求（基金等負担金）します。

③ 査　　　定

　支払基金等に請求した後，支払基金等からレセプトの記載内容が不備であるためにその返戻等が発生した場合，その後再請求を行う必要があります。

(3) 収益の調査

　措置法26条の収入すべき金額をめぐっては争われることがあります。以下を参考にしてください。

> 【参考】
> 患者窓口日記帳簿とカルテの照合により，次の事実が認められる。
> ① 租税特別措置法26条の適用を受ける為に，支払基金等に翌年分に繰延請求したものがある。
> ② 日記帳簿に受付患者名の記載があって，カルテが見当たらないものが散見されること。
> ③ カルテの診療事績に基づく一患者の診療報酬点数から計算される窓口一部負担金の額と日記帳簿に記載のある実際に徴収されるべき窓口保険収入の額として不符合があり，窓口保険収入の計上漏れがあること（割増請求等の不正請求の場合にも，十分に考えられるものである）。

(4) 収入すべき金額

① 権利の確定

その年において収入すべき金額とは，収入すべき権利の確定した金額とされ，この場合，社会保険診療に基づき支払を受けるべき金額とは，診療行為が完了し，その内容に従って診療報酬点数表に基づいて計算された金額をいい，その段階で収入すべき権利が発生し，確定されるものです。すなわち，医療機関にあっての収入の計上時期は，診療行為を行ったつど，診療報酬額として計上すべきものです。

② 返戻等の再請求分

社会保険診療報酬の額を，支払基金等から送付を受けた支払決定額通知書等により算定していますが，医療機関が支払基金等に請求した結果，レセプトの記載不備等により請求額の一部について支払われなかったとしても，当該金額を社会保険診療報酬の額に含めなくてもよいというものではありません。

③ 租税特別措置法26条1項の適用範囲

租税特別措置法26条2項の適用を受けることができることの社会保険診療につき支払を受けるべき金額とは，医師が患者に対して診療を行った時に確定します（所得税平成9年2月6日裁決より）。

保険収入のチェックポイントは，【図表3-7】を決算期に作成することが必要です（医療法人も参考までに作成してください）。

[図表3-7] 事業所得金額の計算書

平成　　　年分事業所得金額の計算書（医業者用）：十分に説明します。

診療所

本人分	社会保険診療報酬支払基金			租税特別措置法の適用を受ける収入 国民健康保険連合会			仮払源泉税	医療福祉費 (保険窓口収入)	事務交付金 (雑収入)
	家族分	生活保護等	老人保健分	再審査調整額	一般	老人保健分	退職	過誤		
1月								0		
2月								0		
3月								0		
4月								0		
5月								0		
6月								0		
7月	毎月点数表により突出した月はなぜか確認する（架空請求早期発見）							0		
8月								0		
9月								0		
10月								0		
11月								0		
12月								0		
計	①　　0点	②　　0点	③　　0点	④　　0点	⑤　　0点	⑥　　0点	⑦　　0点	⑧　　0円	⑨　　0円	⑩　　0円
金額	①　　0円	②　　0円	③　　0円	④　　0円	⑤　　0円	⑥　　0円	⑦　　0円			

区分	収入金額	
保険窓口収入		①+②+③+④+⑤+⑥+⑦+⑧+⑨=
保険請求収入		（個人事業の保険収入すべき金額となります）
保険等調整増減		ただし医療法人は不要　参考までに作成しましょう
合計	0	

個人は必須です。

※ 差額が100万円以上の場合は架空請求の疑い有り
不正（不当）請求の個別指導の可能性があります。

差額（振替）

差額 → ※ ← 同じ金額

診療費減免額	円（営業外費用）
広告宣伝費	円
交際費	円
自費収入（歯科に限る）	円
店主勘定	円
※合計	円

…診療費減免額は一般的には認められませんが会計処理上やむを得ない場合もあります。

— 126 —

上記の表は，毎月交付される決定点数表に基づき作成し，決算時に保険収入総額と合致しているかを確認します。原則として合致しますが，もし差額が生じた場合は，その内容を確認する必要があります。

　租税特別措置法26条適用の場合は，申告書に法律を明示してください。

（借　方）		（貸　方）	
事 業 主 勘 定	×××	保険窓口収入	×××
①　福 利 厚 生 費	×××	保険窓口収入	×××
②　交　　際　　費	×××	保険窓口収入	×××
③　広 告 宣 伝 費	×××	保険窓口収入	×××
④　診療費減免額	×××	保険窓口収入	×××

　（無床診療所に限る科目）

　上記①～④の科目は病院会計準則において認められるものですが，次に掲げる健康保険法74条及び療養担当規則5条においては，禁止される科目と思料します。特に④は健康保険法75条の2（P130）に注意が必要です。

　特に①④は償還払いを勧めます。

医療法

第1条の5　この法律において，「病院」とは，医師又は歯科医師が，公衆又は特定多数人のため医業又は歯科医業を行う場所であって，20人以上の患者を入院させるための施設を有するものをいう。病院は，傷病者が，科学的でかつ適正な診療を受けることができる便宜を与えることを主たる目的として組織され，かつ，運営されるものでなければならない。

第7条　病院を開設しようとするとき，医師法（昭和23年法律第201号）第16条の4第1項の規定による登録を受けた者（同法第7条の2第1項の規定による厚生労働大臣の命令を受けた者にあっては，同条第2項の規定による登録を受けた者に限る。以下「臨床研修等修了医師」という。）及び歯科医師法（昭和23年法律第202号）第16条の4第1項の規定

― 127 ―

による登録を受けた者（同法第7条の2第1項の規定による厚生労働大臣の命令を受けた者にあっては、同条第2項の規定による登録を受けた者に限る。以下「臨床研修等修了歯科医師」という。）でない者が診療所を開設しようとするとき、又は助産師（保健師助産師看護師法（昭和23年法律第203号）第15条の2第1項の規定による厚生労働大臣の命令を受けた者にあっては、同条第3項の規定による登録を受けた者に限る。以下この条、第8条及び第11条において同じ。）でない者が助産所を開設しようとするときは、開設地の都道府県知事（診療所又は助産所にあっては、その開設地が保健所を設置する市又は特別区の区域にある場合においては、当該保健所を設置する市の市長又は特別区の区長。第8条から第9条まで、第12条、第15条、第18条、第24条及び第27条から第30条までの規定において同じ。）の許可を受けなければならない。

第12条　病院、診療所又は助産所の開設者が、病院、診療所又は助産所の管理者となることができる者である場合は、自らその病院、診療所又は助産所を管理しなければならない。但し、病院、診療所又は助産所所在地の都道府県知事の許可を受けた場合は、他の者にこれを管理させて差支ない。

医師法
第2条　医師になろうとする者は、医師国家試験に合格し、厚生労働大臣の免許を受けなければならない。

第17条　医師でなければ、医業をなしてはならない。

第18条　医師でなければ、医師又はこれに紛らわしい名称を用いてはならない。

歯科医師法
第2条　歯科医師になろうとする者は、歯科医師国家試験に合格し、厚生労働大臣の免許を受けなければならない。

第17条　歯科医師でなければ、歯科医業をなしてはならない。

第18条　歯科医師でなければ、歯科医師又はこれに紛らわしい名称を用いてはならない。

所得税法
（実質所得者課税の原則）
第12条　資産又は事業から生ずる収益の法律上帰属するとみられる者が単なる名義人であつて、その収益を享受せず、その者以外の者がその収益を享受する場合には、その収益は、これを享受する者に帰属するものとして、この法律の規定を適用する。

所得税基本通達
（資産から生ずる収益を享受する者の判定）
12－1　法第12条の適用上、資産から生ずる収益を享受する者がだれであるかは、その収益の基因となる資産の真実の権利者がだれであるかにより判定すべきであるが、それらが明らかでない場合には、その資産の名義者が真実の権利者であるものと推定する。

（事業から生ずる収益を享受する者の判定）
12－2　事業から生ずる収益を享受する者がだれであるかは、その事業を経営していると認められる者（以下12－5までにおいて「事業主」という。）がだれであるかにより判定するものとする。

健康保険法（国民健康保険法42条も同様）

（一部負担金）

第74条　保険医療機関から療養の給付を受けるものは，その給付を受ける際，当該給付につき規定により算定した額に割合を乗じて得た額を，一部負担金として，当該保険医療機関に支払わなければならない。

療養担当規則

（一部負担金等の受領）

第5条　保険医療機関は，被保険者又は被保険者であった者については健康保険法74条及び国民健康保険法42条の規定による一部負担金の支払を受けるものとする。

健康保険法

（一部負担金の額の特例）

第75条の2　保険者は，災害その他の厚生労働省令で定める特別の事情がある被保険者であって，保険医療機関又は保険薬局に第74条第1項の規定による一部負担金を支払うことが困難であると認められるものに対し，次の措置を採ることができる。

一　一部負担金を減額すること。

二　一部負担金の支払を免除すること。

三　保険医療機関又は保険薬局に対する支払に代えて，一部負担金を直接に徴収することとし，その徴収を猶予すること。

2　前項の措置を受けた被保険者は，第74条第1項の規定にかかわらず，前項第1号の措置を受けた被保険者にあってはその減額された一部負担金を保険医療機関又は保険薬局に支払うをもって足り，同項第2号又は第3号の措置を受けた被保険者にあっては一部負担金を保険医療機関又は保険薬局に支払うことを要しない。

健康保険法施行規則

（令第34条第２項の規定の適用の申請等）

第56条　令第34条第２項の規定の適用を受けようとする被保険者は，次に掲げる事項を記載した申請書を保険者に提出しなければならない。
一　被保険者証の記号及び番号
二　令第34条第２項各号に規定する者について前条の規定により算定した収入の額
2　令第34条第２項第２号に該当することにより同項の規定の適用を受ける被保険者（同項第一号に該当する者を除く。）は，その被扶養者であった者（同号に規定する被扶養者であった者をいう。）が法第３条第７項ただし書に該当しなくなったときは，遅滞なく，その旨を保険者に申し出なければならない。

（法第75条の２第１項　の厚生労働省令で定める特別の事情）

第56条の２　法第75条の２第１項の厚生労働省令で定める特別の事情は，被保険者が，震災，風水害，火災その他これらに類する災害により，住宅，家財又はその他の財産について著しい損害を受けたこととする。

　　主語が保険者となっているので，保険医療機関の裁量権ではありません。
（歯科：個人の医療機関で）
　　　　（借方）自費収入　　×××　　　（貸方）保険窓口収入　　××
　保険点数×10円で保険診療の収入すべき金額を合致させている場合には，消費税の課税対象に問題が生じます。よって本件の場合には次の事項の厳守が必要となります。
　①　院内規定を設ける
　　　どのような場合に自費患者の保険窓口負担を免除し，自費窓口収入を保険窓口収入に充当することとしているか明確にします。
　②　振替ノートの作成（次の事項を記入）
　　　１．日付，２．免除対象患者名，３．免除金額

【図表3-8】 保険者（保険証発行者）

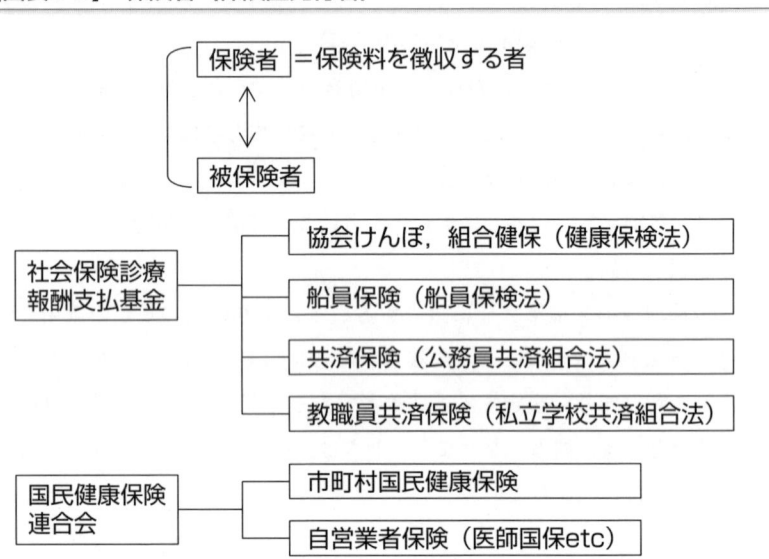

　　　　　　　┌─ 保険者 ＝保険料を徴収する者
　　　　　　　│　　↑
　　　　　　　│　　↓
　　　　　　　└─ 被保険者

社会保険診療　┬─ 協会けんぽ，組合健保（健康保検法）
報酬支払基金　├─ 船員保険（船員保検法）
　　　　　　　├─ 共済保険（公務員共済組合法）
　　　　　　　└─ 教職員共済保険（私立学校共済組合法）

国民健康保険　┬─ 市町村国民健康保険
連合会　　　　└─ 自営業者保険（医師国保etc）

【参考】 使用人等に支給する医療費補助

　役員及び使用人に対し，その者又は扶養家族が傷病・疾病のため保険医の診療を受けた場合には，その者の負担すべき医療費の一部（例えば，１カ月当たり最高50,000円）に相当する金銭を補助することとしている場合がありますが，この補助金は，所得税法施行令30条３号に規定する「相当の見舞金」に類するものとして，非課税と取り扱われると考えられます。

　当該補助金について，その受給者の職務，地位，給与等の多寡にかかわらず，その役員又は使用人若しくは扶養家族が診療を受けたことによる医療費の負担状況に応じて給付額が定まることになっている場合，その支給は勤務の対価としての性質というよりも，扶養家族について医療を必要とする事実が生じその医療費負担を余儀なくされた役員又は使用人に対し，いわゆる見舞金として支給するものと認められるからです。

　しかし，医療機関において福利厚生の一環として，当該医療機関に受診した役員及び職員並びにその扶養親族（以下職員等）に対し，窓口一部負担金を免除しているケースが見受けられますが，この免除は認められません。このような医療機関にあっては，福利厚生の一環としての償還払いをお薦めします。まず当該職員等からは窓口において，法律に基づき一部負担金を徴収し，その後，当該医療機関における「傷病見舞金規程」に基づき，当該医療機関の領収書と交換に当該職員等に「相当の見舞金」として補助する場合，この補助金については，課税関係は生じないものと考えられます。

　つまり，福利厚生の一環としての補助金については，所得税法施行令30条３号の「相当の見舞金」に類するといえ，その職員等の職務や地位にかかわらず，職員等が当該当医療機関に診療を受けたことによる医療費の負担状況に応じて給付額が定まることになっていれば，その支給は，職員等について治療を必要とする事実が生じその医療費負担を余儀なくされた職員等に対し，福利厚生の一環としての非課税規定「相当の見舞金」に該当するものと考えられます。

① 医業未収金の残高（11，12月分又は翌期分）を確かめたか…
② 自費医業未収金の計上洩れはないか確かめたか…
　　（予防接種・老健・自賠・労災・いわゆる自費 ― 該当に○ ―）
〔請求権確定主義〕翌年（期）初めの入金状況の確認及び各種ノートで確認

第３章　勘定科目別税務調査のポイント

【図表3-9】 医業収益の入金サイト表

医 業 収 益	請　　求　　先	入金サイクル
窓口収入 　　社保，国保 　　　〃 　　自費収入	国都道府県（公費負担分） 患者本人（自己負担分） 患者本人	2カ月後 そのつど(入院は翌月 　　　　10日以後) 〃
保険請求収入 　　社保収入 　　　〃 　　国保収入 　　介保収入	社会保険診療報酬支払基金 医業健保分は各健保組合 都道府県国保連合会 都道府県国保連合会	2カ月後 2カ月後 2カ月後 2カ月後
その他請求収入 　　労災収入 　　自賠責収入	労働基準監督所 （労災情報センター） 損害保険会社	1カ月後 不定
その他医業収入 　　健康診断，予防接種	市町村，医師会，企業	不定（契約による）
その他の医業収入 　　休日，夜間	医師会	不定（契約による）

【図表3-10】 診療報酬の請求と支払の流れ

支払基金

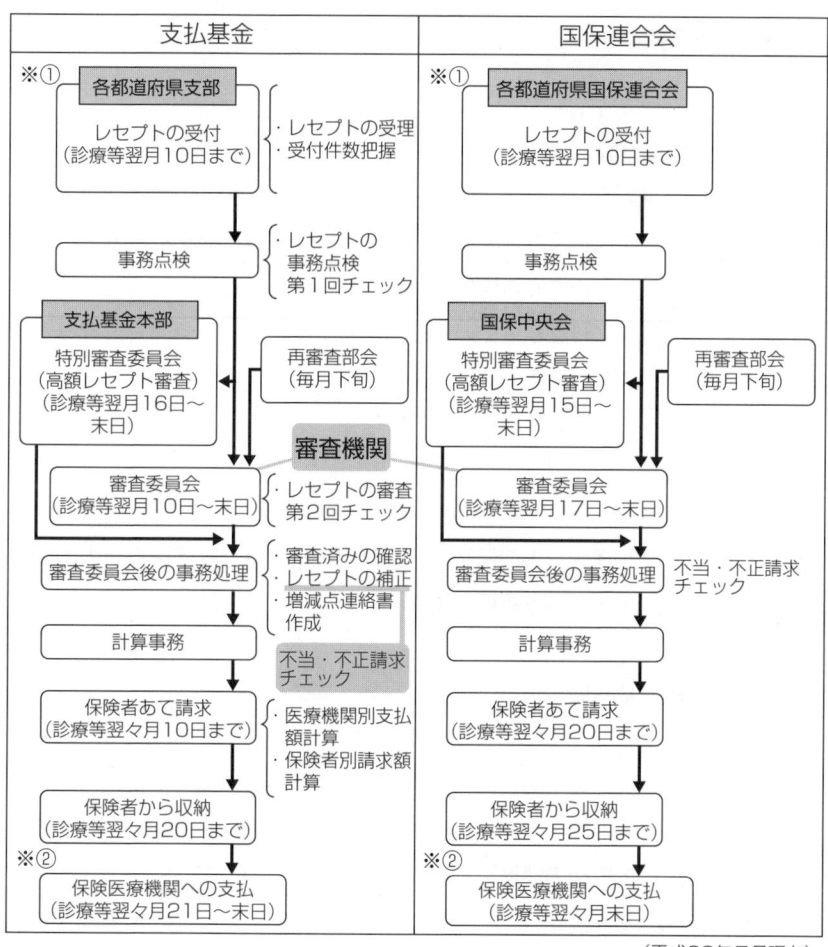

※① 各都道府県支部
- レセプトの受付（診療等翌月10日まで） …・レセプトの受理・受付件数把握
- 事務点検 …・レセプトの事務点検 第1回チェック

支払基金本部
- 特別審査委員会（高額レセプト審査）（診療等翌月16日～末日）
- 再審査部会（毎月下旬）
- 審査委員会（診療等翌月10日～末日） …・レセプトの審査 第2回チェック
- 審査委員会後の事務処理 …・審査済みの確認・レセプトの補正・増減点連絡書作成
- 計算事務 …・医療機関別支払額計算・保険者別請求額計算
- 保険者あて請求（診療等翌々月10日まで）
- 保険者から収納（診療等翌々月20日まで）

※② 保険医療機関への支払（診療等翌々月21日～末日）

国保連合会

※① 各都道府県国保連合会
- レセプトの受付（診療等翌月10日まで）
- 事務点検

国保中央会
- 特別審査委員会（高額レセプト審査）（診療等翌月15日～末日）
- 再審査部会（毎月下旬）
- 審査委員会（診療等翌月17日～末日）
- 審査委員会後の事務処理 …不当・不正請求チェック
- 計算事務
- 保険者あて請求（診療等翌々月20日まで）
- 保険者から収納（診療等翌々月25日まで）

※② 保険医療機関への支払（診療等翌々月末日）

審査機関：不当・不正請求チェック

（平成22年7月現在）
参考：保険診療基礎知識（社会保険研究所）

（借）			（貸）	
※①	医 業 未 収 金	×××	保険請求収入	×××
※②	普 通 預 金	××	医 業 未 収 金	×××
	保 険 査 定 損	×		
	仮 払 源 泉 税（個人事業者）	×		

6　入院施設のある医療機関における留意点

(1) 民法上の時効

> **民　法**
>
> （消滅時効の進行等）
> 第166条　消滅時効は，権利を行使することができる時から進行する。
> 2　前項の規定は，始期付権利又は停止条件付権利の目的物を占有する第三者のために，その占有の開始の時から取得時効が進行することを妨げない。ただし，権利者は，その時効を中断するため，いつでも占有者の承認を求めることができる。
>
> （債権等の消滅時効）
> 第167条　債権は，10年間行使しないときは，消滅する。
> →いわゆる窓口保証金，入院保証金，及び出資持分有り社団医療法人の出資社員の死亡退社に伴う払戻請求権
>
> （3年の短期消滅時効）
> 第170条　次に掲げる債権は，3年間行使しないときは，消滅する。
> 　一　医師，助産師又は薬剤師の診療，助産又は調剤に関する債権
>
> （判決で確定した権利の消滅時効）：医業未収金の回収方法へ
> 第174条の2　確定判決によって確定した権利については，10年より短い時効期間の定めがあるものであっても，その時効期間は，10年とする。裁判上の和解，調停その他確定判決と同一の効力を有するものによって確定した権利についても，同様とする。
> 2　前項の規定は，確定の時に弁済期の到来していない債権については，適用しない。

(2) 請求権確定主義の重視

一般診療日数が請求可能な権利の発生であり，継続診療が終了した日ではありません。

① 入院室料差額の未収金

入院未収金の患者リストの提示を求められます。この場合，医療機関への指導は，入院患者台帳の作成を義務づけます。そこには，少なくとも入院保証金（預り金）の計上，入院請求日及び入院請求額並びに入金日を記入させます。入院費用は高額となるため，月中と月末の月2回請求指導し，入院未収金患者リストを作成させます。

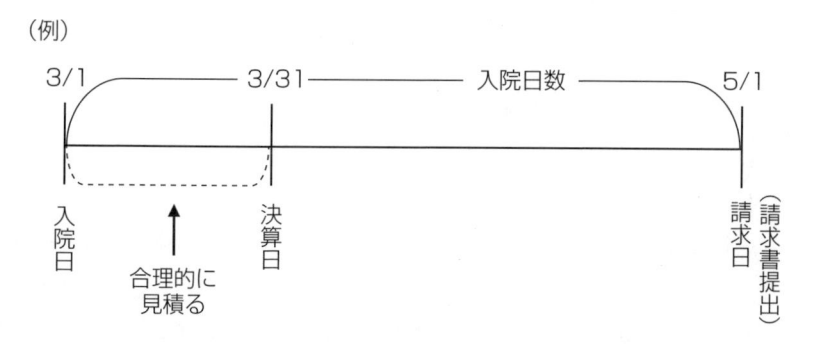

（例）

```
3/1 ─────── 3/31 ────── 入院日数 ────── 5/1
│              │                             │
入院日      決算日                      請求日
            ↑                           （請求書提出）
         合理的に
          見積る
```

この場合は，5月31日に未収金を計上するのではなく，決算日の3月31日迄の日数に相当する収入金額を合理的に見積もって計上しなければなりません。この場合，入院患者に直接室料差額報酬を請求します。注意したいのは，交通事故等の自費診療に係る収入計上時期です。保険入院台帳による未収金とは異なり，損害保険会社等への自賠責医業未収金の計上となるので注意が必要です。この場合も入院自賠責台帳の作成を指導し，決算期には，損害保険会社等ごとのリストにより自賠責（入院）医業未収金を計上します。

② 介護保険報酬

介護サービス事業は，施設サービスと居宅サービス事業に区分されます。施設サービス事業分の請求には，国民健康保険団体連合会の保険者に対して介護報酬請求に係る入院医業未収金の計上がされなければならず，3⑴の計上と同

じ考えになります。

　しかし居宅サービスについては注意を要します。なぜかというと，利用者に対しては当月末日に締め切り，翌月に回収することになり，保険診療報酬窓口負担金の即時徴収とは異なるからです。介護保険窓口未収金として計上されているかどうかを調査されるので利用者ごとのリストを作成することをおすすめします。

③　債権放棄

　入院患者が退院日に，債務の全額を清算してくれれば問題はないのですが，入院費用は高額となる等の理由により，退院日に債務の全額を清算しないで退院をしていくことがあります。この場合は次のとおり，債権放棄ができるものと考えます。

　　イ　その患者について債務超過の状態がおおむね1年以上継続し，入院費用の弁済を受けることができないと認められる場合において，その患者に対し書面により明らかにされた債務免除額。ただし，その債務の免除がその患者に対する贈与と認められるものであるときは，その免除額は債権放棄と認められません。よって，事実上回収不能（行方不明・経済事情等）である相当の理由を明記しておくことを勧めます（所基通51－11，法基通9－6－1）。

　　ロ　外来から入院に至り当医療機関と継続的な取引を行っていた患者につきその資産状況，支払能力等が悪化したためその後患者として来院しなくなった場合で，以後1年以上経過した場合は，当該医業未収金の額から備忘価額を控除した残額を貸倒れとして経理したときは，これを認めるものと考えます。しかし，患者が資産状況，支払能力等が悪化しても，患者として来院した場合は，医師法19条（診療に応ずる義務等）により，原則として医療機関側から診察拒否を申し出ることができません。この場合は，「患者として来院しなくなった場合」ということになると考えられます（所基通51－13，法基通9－6－3）。

7 外来における留意点

(1) 医　　科
① 一般診療

　医科の外来未収金として洩れが一番多いのは，予防接種と老人健診です。これは，地方自治体に請求しますが，保険診療請求のように毎月末締切翌月10日迄に保険者に請求するものではなく，地方自治体に対し3カ月から6カ月くらいをまとめて請求する医療機関が多いことが原因といえます。また，保険料診療請求のレセプト総括表のような控えもない状態であるため，決算期には，その金額を合理的に見積もって計上する必要があります。

② 窓口未収金

　窓口一部負担金は，必ず支払を受けるものとするとされていることから，窓口未収金が生じた場合は，患者への寄附（個人事業の場合は店主貸）と考えられます。

(2) 自動車賠償責任保険（自賠責）未収金
① 外科・整形外科の場合

　労災保険，自賠責保険の扱いがあるので注意が必要です。自賠責保険では通常，損害保険会社に請求しますが，加害者が保険料を滞納するなどのトラブルがあると，払込みが遅れる場合があります。その際には，原則どおり直接被害者に請求します。自賠責ノートを作成して①被害者氏名，②金額，③治療期間，④損保会社名，⑤損保会社担当者氏名，⑥金額を記録しておきます（自賠責ノートの作成を義務づけます）。

② 整形外科の自賠未収金（自賠責ノートより）

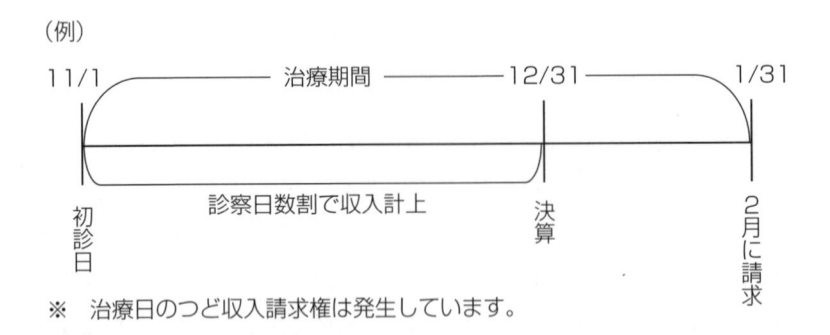

(例)

```
11/1 ────── 治療期間 ────── 12/31 ────────── 1/31
初診日        診察日数割で収入計上         決算            2月に請求
```

※ 治療日のつど収入請求権は発生しています。

【図表3-11】 自賠責の請求図

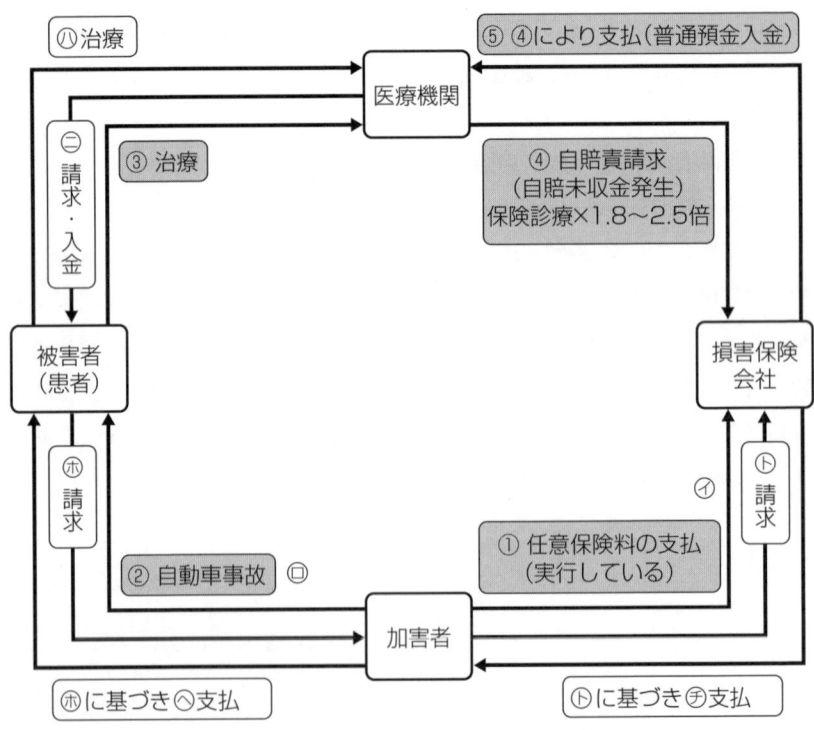

- ㋔治療
- ⑤ ④により支払（普通預金入金）
- 医療機関
- ㊁請求・入金
- ③ 治療
- ④ 自賠責請求（自賠未収金発生）保険診療×1.8～2.5倍
- 被害者（患者）
- 損害保険会社
- ㋭請求
- ㋑
- ㋣請求
- ② 自動車事故 ㋺
- ① 任意保険料の支払（実行している）
- 加害者
- ㋭に基づき㋬支払
- ㋣に基づき㋕支払

※ 損害保険会社からの「資料せん」との突合を必ず実施します。

― 140 ―

本来の自賠責に係る請求及び入金は，図⑦～㋙の流れになりますが，医療機関のサービス行為により，現在は①～⑤の流れになっております。

(3) **歯科（自費診療）**

歯科の自費診療に対する調査項目は次のとおりです。

① メタルボンド（ＭＢ）：インプラントも同じ

メタルボンドについての診療収入の税務調査方法ですが，歯科技工所への技工指示書とその歯科技工所からの請求書を突合し，メタルボンド使用の患者カルテのセット日により，診療収入の計上日の確認がされます（アポイントブックが必ず用意されている）。通常は歯科技工所がメタルボンドを納入する日とその患者のセット日は同日か翌日です。よって一般的にはその日のズレは少ないといえます。

決算日前後の歯科診療所アポイントブックと歯科用自費カルテ（作成は義務）によりセット日を確認して，自費医業未収金を計上する必要があります（院内技工も同じ）。

インプラントの場合は，その他にインプラント体（歯の軸となるもの）の購入量と収入金額の突合がされます。インプラント体のセット日が自費収入の計上日です。

② 矯正歯科

矯正歯科の診療収入の調査方法は，歯科診療所アポイントブックと患者カルテの突合により診療収入の計上が確認されます。自費医業未収金の計上は次のとおりです。

【参考資料】 矯正歯科治療の収入時期を巡る事例の検討

　矯正歯科医業を営む歯科医が歯列矯正治療に係る収入について，一括して受領した場合と分割払いの方法で収受した場合の，所得税における収入に計上すべき時期（消費税における課税資産の譲渡等の時期も同じ）をいつの時期とするか。

1　一括して受領した矯正料

　矯正歯科を診療科目とする歯科医が，検査，診断後，矯正装置を装着した時点において，患者等と矯正治療契約を締結すると同時に矯正料を一括して受領した場合につき，たとえ矯正治療そのものは以後数年間にわたって継続するものであるとしても，前記歯科医は，遅くとも前記矯正装置装着日には矯正料を収入金額として管理，支配し得る状態になり，収入すべき権利が確定したものというべきであるから，矯正料全額を前記矯正装置装着の日の属する年分の収入金額に計上するものとした所得税は適法である。具体的内容として，「矯正治療契約書」において，患者等のやむを得ない事情（転勤等）により治療の中断を生じたときは，所定の割合を返金する旨定めているものの，患者等の一方的都合により治療の中断や中止がなされた場合や治療予定機関の70パーセントを経過してから治療の中断が生じたときには返金しない旨を定め，「矯正治療契約に基づき受領した矯正料は，患者のやむをえない事情（転勤等）による治療の中断がある場合には一部返金することとされているものの，その返金割合は治療予定期間ないし治療の進行状態に応じたものとはなっていない。」（高松高判平成8年3月26日）

　権利確定主義における「収入すべき権利の確定する時期」とは，個別の契約による債務の弁済期（すなわち法的手段に訴えて，債務の履行を求めうる時期）ではなく，私法上特別の約定のない場合に収入しうる時期を意味すると解するべきであろう。

　また，権利の確定という「法的基準」で全ての場合を律するのは妥当ではなく，場合によっては，利得が納税者のコントロールのもとに入ったという意味での「管理支配基準」（現金受領日）を適用するのが妥当な場合もある。例えば，矯正歯科医が，矯正装置の装着の日に一括して矯正料を受領した場合である。ただし，管理支配基準の適用は，租税法律関係を不安定にする恐れがあるから，その適用範囲をみだりに拡大しないよう注意する必要がある（『租税法』金子宏（弘文堂　第18版2013））。

2　分割払い（支払期間2年間で支払回収4回）の方法で収受した矯正料　裁決事例

<裁決要旨>
　原処分庁は，歯列矯正の治療では矯正装置を装着した日に人的役務の提供が完了したと解されるから，歯列矯正の治療に係る治療費は，矯正装置の装着のした日にその全額を収入として計上すべきである旨主張するが，本件治療費は，歯列矯正の治療全体を通じた基本料としての性格を有するものであること及び矯正装置を装着した日においてその支払を法的に患者等に請求し得るものではないことから，矯正装置を装着した日に収入すべき金額としてそのすべてが確定していると認めることはできない。（平成11年3月25日東裁（所）平10－143）

<事　実>
(1)　事案の概要
　　本件は，①歯科（矯正歯科）医業を営む審査請求人（以下「請求人」という。）が，患者から収受する歯列矯正治療に係る収入について，所得税における収入に計上すべき時期及び消費税における課税資産の譲渡等の時期を主たる争点とする事案である。
(2)　基礎事実
　　以下の事実は，請求人及び原処分庁の双方に争いがなく，当審判所の調査によってもその事実が認められる。
　イ　歯列矯正の治療内容等
　　(イ)　歯列矯正の治療は，初診，検査により，患者に適した治療のための診断を行い，その上で患者又はその保護者（以下「患者」という。）の同意を得て治療を開始する。
　　(ロ)　本件矯正治療の治療期間は，それぞれ2年間を要するなど長期にわたるものである。
　　(ハ)　請求人が患者等から収受する本件矯正治療に係る収入は初診料，診断料，治療費（装置料ともいい，以下この治療費を「本件治療費」という。）及び処置料がある。
　　(ニ)　請求人は，初診料，診断料及び処置料は，診断の都度，患者から現金で収受し，本件治療費については，一括払いと分割払い（支払期間は2年間で支

払回数が４回というのが一般的である。）の方法で収受している。
　㋣　請求人は，これらの収入については別途消費税を加えた金額を患者等から収受した都度，収入金額に計上している。

＜判　断＞
A　認定事実
　当審判所が，矯正治療同意書及び請求人が作成する患者別の本件矯正治療に係る各収入の入金事実を記載した書面及び関係資料を調査したところによれば，次の事実が認められる。
　(A)　請求人は，本件治療費以外に，初診料，診断料及び治療の都度の処置料を患者から収受していることから，本件治療費は，本件矯正治療の全体を通じた基本料としての性格を有するものである。
　(B)　矯正治療同意書には，治療期間，矯正装置の種類，治療間隔，治療方法，法期間及び治療費用（診断料及び本件治療費の額とその支払方法）並びに本件矯正治療に同意する旨の同意書欄があり，それぞれ患者ごとの治療方針にそった内容が該当する欄に記載され，同意書欄には患者等の署名押印がなされている。
B　以上の各事実に基づいて，本件治療費の収入金額に計上すべき時期について，以下審理する。
　(A)　本件治療費についてみると，請求人は，矯正治療の開始に当たって，患者等の本件矯正治療が長期にわたることなど治療計画について説明をし，その同意を得た上で，本件治療費の支払方法を一括払いとするのか又は分割払いとするのかを患者等に選択させて矯正治療同意書を提出させている。そして，患者等は，本件治療費を矯正治療同意書に記載された支払方法に従って請求人に一括又は分割により支払っているが，一括払いは約４分の１程度で，その多くは分割払いとなっており，また，その支払も必ずしも矯正治療同意書に記載された支払年月に支払われておらず，その後に支払われているケースも多くあり，そのような場合にも本件治療費の支払いがなされなかったことを理由に本件矯正治療が中止されていることはない。
　　そうすると，本件矯正治療の性質は，本件治療費が長期間に及ぶ本件矯正治療の全体を通じた基本料としての性格を有するものであること及び本件治療費の支払状況などからすると，矯正装置を装着した日において本件治療費の全額の支払を法的にも実質的にも患者等に請求し得るものではないと認められることから，本件治療費は，矯正装置を装着した日に収入すべき金額としてそのす

べてが確定していると認めることはできない。したがって，原処分庁が矯正装置を装着した日に本件治療費に係る収入すべてが確定しているとして，現実に収受していない本件治療費の額を本件治療費に係る収入計上漏れ額として矯正装置を装着した日の属する年分の総収入金額に加算すべきであるとしたことは相当ではない。

⑧　また，原処分庁は，請求人が本件治療費を一括又は分割により実際に収受した日の属する年分の収入金額として計上しているのは誤りである旨主張するが，本件治療費の性質は本件矯正治療の全体を通じた基本料としてのものであり，また，矯正治療同意書に記載された支払年月に本件治療費の支払いがされなかったとしても本件矯正治療が中止されている事実がないこと及び記載された支払年月の後においても患者等が本件治療費を支払っている事実からすると，矯正治療同意書に記載された支払年月は本件治療費の支払いに関するおおよその目安として記載されたもので，必ずしも本件治療費の支払日を確定的に定めているものとはいえないことから，請求人の本件治療費に関する経理方法が不合理な方法で誤りであるということはできない。

上記裁決は全部取消しとなっています。

なお，インプラントのチェックは，インプラント体をセットしたとき，すなわちインプラント体（フィクスチャー）との突合です。

8　窓口一部負担金の過払

保険医療機関からの診療費請求，すなわち診療報酬請求明細書（レセプト）を査定する権能は保険者に与えられています。

したがって，保険者は医療機関が請求した診療費等が過剰だと認めた場合，請求を減額査定します。この場合，患者が窓口で支払った一部負担金も減額されなければなりませんが，減額されていない場合，窓口一部負担金の過払が生じます。

そこで保険者は過払が1万円を超えた場合は，患者に通知し，患者が保険医療機関に過払分の返還交渉の一助にすることとしていますが，実際には保険者から患者への通知はされていません。

— 145 —

【図表3-12】 保険診療の構造

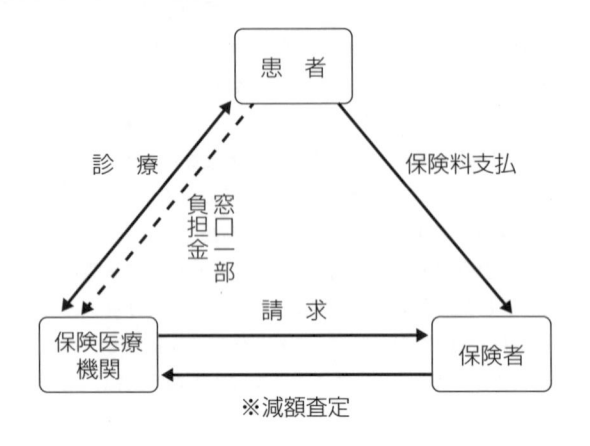

```
                患　者
           ／          ＼
       診療              保険料支払
     窓口一部
     負担金
       ／              ＼
   保険医療  ←─ 請　求 ─  保険者
   機関    ←────────
            ※減額査定
```

(1) レセプトの返戻，査定減の考え方

　保険診療報酬請求は，月末に締め切り翌月10日までに保険者にレセプトを提出して請求がされます。その月末締切日から2カ月後の20日以後保険者から指定した銀行への振込みがされますが，そのレセプトの提出につき，組合健保の保険者から，その提出の日の翌月から1年間くらいの間で，返戻・査定減の通知があります。この場合，返戻・査定減の通知があった月に収入減を認識し，通知があった同月に請求可能金額を医業未収金として再認識しなければなりません。なお，返戻部分については，再請求が可能です。

(2) 患者の未払一部負担金の保険者徴収に関する事項

　国民健康保険法42条2項と健康保険法74条2項の適用で，保険医療機関から保険者に対し，患者未払一部負担金の処分の請求が行われた場合，保険者はその請求を受理するとあり，この場合は，患者に対する保険診療の患者一部負担金の債権放棄はできないこととなることはいうまでもありません。よって未収金計上を要します。

(3) 健康保険法74条2項について

> 健康保険法
> （一部負担金）
> 第74条
> 2　保険医療機関は，前項の一部負担金の支払を受けるべきものとし（①），保険医療機関が善良な管理者と同一の注意（②）をもってその支払を受けることに努めたにもかかわらず，なお療養の給付を受けた者が当該一部負担金の全部又は一部を支払わないときは，保険者は，当該保険医療機関の請求に基づき（③），この法律の規定による徴収金の例によりこれを処分することができる（④）。

① 「一部負担金の支払を受けるべきものとし」とは

　この項は，いわゆる一部負担金の保険者徴収について定めたものであり，徴収の確保を図り，保険医療機関と保険者が共同して徴収に努力する方針の下に規定されたものです。すなわち，保険者徴収は，一部負担金の徴収としては最後の手段であり，保険者が保険医療機関の請求により，徴収金の例によって未払一部負担金を処分した上，これを保険医療機関に交付することとし，保険医療機関に強制徴収権限がないために起こる損失を強制徴収権限を行使し得る保険者が代わって徴収しようという趣旨のものです。

② 「善良な管理と同一の注意」とは

　一部負担金の保険者徴収は，保険医療機関の一部負担金徴収義務を前提とした上での最後の手段であり，これが発動されるためには，保険医療機関の相当の努力がなされなければなりません。この努力の程度がここでいう「善良な管理者と同一の注意」です。

　この場合において，「善良なる管理者と同一の注意」とは，保険医療機関の開設者という地位に有る者に対し，一般的に要求される相当程度の注意をいうものであり，その確認は，例えば，内容証明付郵便により支払請求を行った等の客観的事実に基づき行うことと考えられます。

保険医療機関には，一部負担金の徴収義務が課されており，あえて一部負担金を徴収しない保険医療機関がある場合には，保険医療機関の指定を取り消されることがあるようです。

③　「当該保険医療機関の請求に基づき」とは

　一部負担金の保険者徴収は，保険医療機関の請求に基づいて行われます。

　この注意義務の挙証責任は保険医療機関にあり，注意義務が尽くされたかどうかの認定権限は保険者にあるものと考えます。

④　「この法律の規定による徴収金の例によりこれを処分することができる」とは

　保険医療機関の請求に基づき，これらの善良な管理者の注意義務の履行を確認した上で，保険者は，この法律の規定による徴収金の例によって，被保険者に対する一部負担金徴収手続に入るとされています。

9　医業未収金の回収方法と貸倒損失

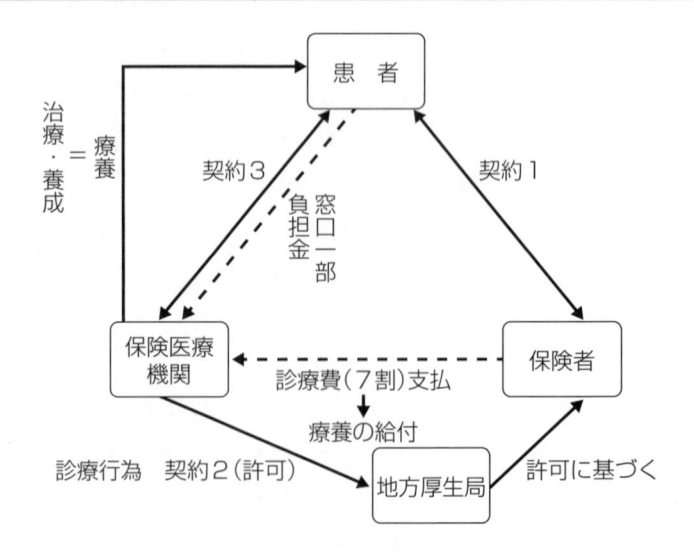

【図表3-13】　保険診療の構造

```
                        患　者
              治療
              ・     契約3      窓        契約1
              養    ←─────→   口
              成                 一
              ＝                 部
              療                 負
              養                 担
                                 金
         保険医療                              保険者
         機関    ←─────────────→
                    診療費（7割）支払
                     ↓
                    療養の給付
         診療行為　契約2（許可）→ 地方厚生局 ←許可に基づく
```

− 148 −

【図表3-14】 労災保険診療の構造

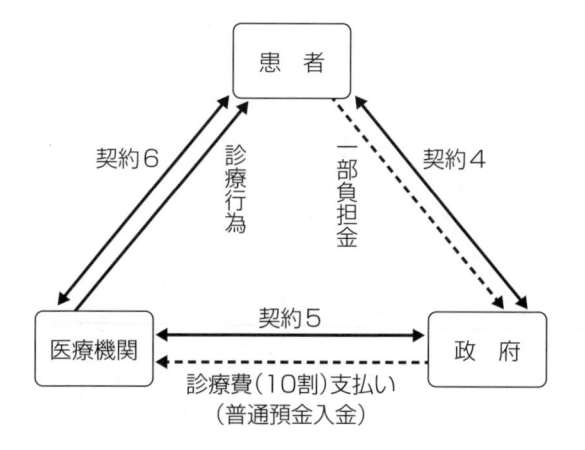

```
            患者
       ／    ↑    ＼
    契約6  診療  一部   契約4
         行為  負担金
       ／    ↓    ＼
   医療機関 ←── 契約5 ──→ 政府
          診療費(10割)支払い
          （普通預金入金）
```

【図表3-15】 自費診療の構造

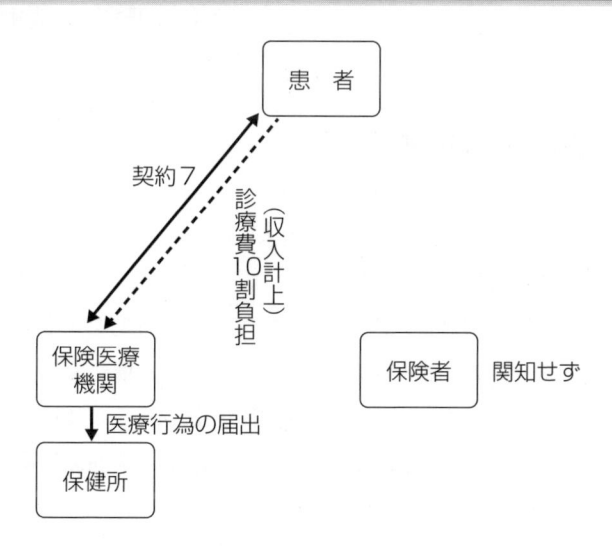

```
              患者
           ／   ↑
      契約7   診療費10割負担
              （収入計上）
           ／
      保険医療機関          保険者   関知せず
           ↓ 医療行為の届出
         保健所
```

【図表3-16】 保険診療

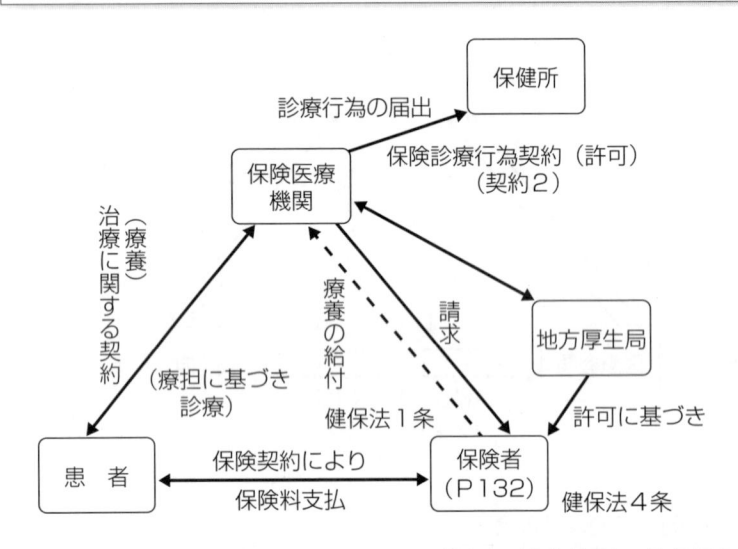

```
                          診療行為の届出         保健所
                    ┌──────────────────→ ┌──────┐
                    │                      └──┬───┘
                    │      保険診療行為契約（許可）
              ┌─────┴─┐        （契約2）
              │保険医療│←──────────────────┐
              │ 機関  │                    │
              └─┬─┬─┬─┘                   │
               ↑ │ │ ↑                    │
       （療養） │ │ │ │                    │
       治療に  │ │ │ │ 請                 │
       関する  │ │ 療 求                  │
       契約    │ │ 養                     │
               │ │ の                ┌────┴────┐
       （療担に│ │ 給                │ 地方厚生局 │
        基づき │ │ 付                └────┬────┘
        診療） │ │                        │
               ↓ ↓    健保法1条          │許可に基づき
           ┌──────┐   保険契約により   ┌──┴──────┐
           │ 患者 │←──────────────→│ 保険者   │
           └──────┘   保険料支払      │ (P132)  │ 健保法4条
                                      └─────────┘
                                   ｛政府（支払基金），健保組合etc
                                    国保
```

(1) 窓口一部負担金未収問題

　保健医療機関が診療した保険証持参の患者（保険加入者）からの窓口一部負担金について，1病院あたり1,620万円の未収金があるといわれています（四病院団体協議会の調査より）。

　保険医療機関は，保険者との間でその加入者の診療行為をすることを約束しており（契約2），保険医療機関は，診察行為を行った場合はその代価として診療報酬をもらうことになっています。健康保険法74条1項及び国民健康保険法42条1項においても患者（保険加入者）は一部負担金を当該保険医療機関に支払わなければならないとしています。

　なお，労働者災害補償保険法31条2項では政府が療養給付を受ける労働者（患者）から一部負担を徴収するとされています。

　保険診療窓口一部負担金の未収金問題については，健康保険法74条2項及び

― 150 ―

国民健康保険42条2項は善管注意義務者につき，保険者は保険医療機関の請求に基づき徴収代行が可能とされていますので，労働者災害補償保険法31条2項のように保険者が未収患者の一部負担金を代払いする方法は考えられないでしょうか。上記図の契約2と契約5との考えに差があるとは考えにくいと思われます（提案）。

① 医業未収金

　入院施設のある医療機関は，必ずといってよいほど医業未収金が発生しています。発生理由は，患者の経済的な事情など様々ですが，支払能力があるにもかかわらず医業未収金を踏み倒す悪質なケースも散見されます。

　このような場合の医業未収金の回収方法は次を参考にしてください（時効は民法174の2）。

① 内容証明付郵便による支払請求を行います。
② 健康保険法74条2項に基づき保険者による強制徴収権限の行使依頼します。
③ 少額訴訟（1件が60万円以下である場合には，医療機関の住所地の簡易裁判所に申し立てます）
④ 支払督促（簡易裁判所に支払督促の申立てを行います）
⑤ 民事調停（債務者の住所を管轄する簡易裁判所において，当事者間が話し合う手続です）
⑥ 訴訟（医療機関が裁判者に訴えを提起することをいいます）

　例えば，大阪府が府立病院の未収金対策で訴訟を起こしましたが，なかには被告（患者）が自己破産したために，実質的には徴収不可能なものがありました。

② 医療機関の未収金問題

　未収金は増加傾向にあります。次頁の厚生労働省における医療機関の未収金問題に関する検討会の報告書を参考にしてください。

【参考】
1 未収金の回収方策
 (1) 未収金の患者リスト作成　　　　86.1%
 (2) 制度説明　　　　　　　　　　　79.9%
   ① 高額療養費制度
   ② 出産育児一時金受取代理制度等
 (3) 相談窓口の設置　　　　　　　　54.4%
 (4) そ の 他
   ① クレジットカード対応　　　　37.2%
   ② 入院保証金　　　　　　　　　22.7%
2 未収金の回収努力
 (1) 電話催告　　　　　　　　　　　96.3%
 (2) 文書催告（一般文書）　　　　　94.1%
 (3) 文書催告（内容証明付郵便）　　43.2%
 (4) 訪　　問　　　　　　　　　　　52.6%
3 未収金の発生原因
 (1) 生活困窮
    対策　（患者に十分な情報提供）
     ① 一部負担金減免制度（健保法75条の2）
     ② 生活保護制度
     ③ 無料低額診療事業
 (2) 悪質滞納
    対策　毅然たる態度で臨む必要があります。
 （ただし，医師法19条，歯科医師法19条の応召義務がありますので診療を拒むことはできないと考えます）

③　貸倒損失

> **民法**
> （時効）
> 第170条
> 　医師の診療に関する債権は3年間行使しないときは消滅する。

> **医師法**
> （応招義務）
> 第19条（歯科医師法19条）
> 　診療に従事する医師（又は歯科医師）は，診療治療の求めがあった場合には，これを拒んではならない。

　以上から，債務者（患者）との取引停止（来院拒否）が不能なことから医療機関の貸倒損失は，一般的には認められないと考えられます。

　また，上記①医業未収金の回収方法を実行した場合についても原則として貸倒損失の処理はできないこととなるものと思われます。

　医師法19条，歯科医師法19条（診療に応ずる義務等）により，患者が来院したならば診療に応ずる義務が生じますので，貸倒損失の判定が困難です。

(2)　棚卸資産

　医療機関の棚卸ですが，決算日診療後の同日における実地棚卸には無理があります。よって数日前から棚卸を実施し，その後の入庫，出庫伝票によって同一品目のプラス，マイナスを指導します。調査は，その実数が記載されたものが重視されますが，次の点に注意を要します。

①　医　　　科

　決算日前10日間くらいの納入品目が棚卸表に記載されているか確認し，その期間の納入品目が記載されていない場合は，その理由を確認しておくことが大切です。なお入院施設がある場合は入院ナースステーションに薬品や診療材用品がストックされていることがあるので，その旨を指導して，棚卸表に記載し，

また，不良在庫（使用期限が切れた薬品等）は，決算日前に在庫処分をすることをおすすめします。
〔具体例〕
① 小児科：成長ホルモンを使用している場合は，個別に入出庫台帳を作成することを指導します。
② 産婦人科：アウスとの関係で麻酔の数量チェックを指導してください。
③ 泌尿器科：人工透析を実施している医療機関においてはダイアライザーの月別使用数量一覧表の作成を指導し，期首と期末の在庫品が確認できるように指導してください。また，透析患者に使用するエポジン注射液（及びエスポ）は入出庫台帳の作成を義務づけてください。
④ X線利用医療機関：X線利用後の廃液処理をどのようにしているか必ず聴くことが必要です。
⑤ その他：薬の棚卸は薬がお金であることを職員に認識させるためのよい機会であることを説明します（薬局を覗いてみてください。床に必ずといっていいほど薬が落ちています）。

② 歯　　科
　金パラジウム等は合理的に見積もって計上します。この場合，金属くずが発生していても，その金属くずが業者に買い取ってもらえるならばやはり合理的に見積もって，その金属くずを棚卸資産に計上しなければなりません。
　インプラント歯科の場合は，インプラント体（フィクスチャー）の漏れがないかチェックしてください。

③ 棚卸資産の調査のまとめ
　医療機関では，期末の実地棚卸だけで，帳簿棚卸は行っていないところが多いようです。また，棚卸資産は，複式簿記のダブル・チェックからハミ出した唯一の項目のため，価格の決定などに比較的院内操作のしやすい資産といえます。したがって，税務署では，棚卸資産の項目は最も簡単な利益操作の温床とみて，特に厳しく調査します。

ⅰ　数量チェック

　　数量の実地棚卸は実際に行われたか，また，その原始記録（その時使用した記録・メモなど）はあるか，などが調べられます。したがって，清書した棚卸表ばかりでなく，それに至る過程のメモや照合記録は，必ず整理・保管しておくことです。

ⅱ　価格のチェック

　　棚卸資産の評価は正当であるかどうかということにつきチェックがされます。医療機関で多いのは，売価還元法（薬価×原価率）的考え方です。この場合，消費税の処理方法がどのようになっているか確認してください。

(3) **短期前払費用**

　課税上弊害が生じない（租税回避行為）範囲内で費用計上を支払ベースで認めるものであり，注意を要します。

法人税基本通達

（短期の前払費用）

２－２－14　前払費用（一定の契約に基づき継続的に役務の提供を受けるために支出した費用のうち当該事業年度終了の時においてまだ提供を受けていない役務に対応するものをいう。以下２－２－14において同じ。）の額は，当該事業年度の損金の額に算入されないのであるが，法人が，前払費用の額でその支払った日から１年以内に提供を受ける役務に係るものを支払った場合において，その支払った額に相当する金額を継続してその支払った日の属する事業年度の損金の額に算入しているときは，これを認める。（昭55年直法２－８「七」により追加，昭61年直法２－12「二」により改正）

（注）　例えば借入金を預金，有価証券等に運用する場合のその借入金に係る支払利子のように，収益の計上と対応させる必要があるものについては，後段の取扱いの適用はないものとする。

(4) 従業員貸付金
① 看護学生等に貸与した奨学金の取扱い
　看護学生等への奨学金の貸与にあたっては，下記のような規程を設けてから行うようにします。

【参考】　奨学金貸与規程
(1) 奨学金の貸与規程の目的
　看護学校等に在籍する学生を対象とする奨学金の貸与であり，医療機関に必要な看護士等の確保を目的とする。
(2) 貸与対象者
　看護学校等に在籍する学生であり，卒業後，直ちに奨学金の貸与を受けた当医療機関に常勤職員として勤務すること（誓約書を提出）を希望する学生である。
(3) 貸与機関
　奨学生になった日の属する年度から看護学校等を卒業する年度（最長4年間）までの期間。
(4) 貸与額（例）
　看護学生が負担する在学費用について，年間の授業料，教科書代，教育活動費，その他実習費等で，貸与額は在学費用（年間約90万円）の範囲内とする。なお，奨学金は無利息で貸与する。
(5) 奨学金の返還義務
　奨学生が看護学校等を卒業後，貸与を受けた医療機関において常勤職員として引き続き貸与期間相当の期間，業務に従事したとき（1年以上業務に従事した場合は，1年につき1年間分）は，奨学金の返還債務を免除する。ただし，奨学生が看護師等の免許を取得できないときや卒業後貸与を受けた医療機関に勤務しないとき，中途で自己都合により退職した場合には，奨学金の全額（又は残額）を返還しなければならないほか，規程に基づく延滞金を支払わなければならない。

② 看護師等の給与所得課税の免除

　現在，各医療機関における看護師の離職率はいわゆる３Ｋと表現される現状から，非常に高く，常に新規の採用が必要な状態にあります。看護師等の確保が重要な課題となっており，そのため，医療機関に必要な看護師等を確保するための施策として奨学金制度を定め実施しています。また，看護学生に対する同様の奨学金制度を実施している医療機関が多数見受けられます。また「看護師等の人材確保の促進に関する法律」が制定されていることからも，一般的に医療機関において看護師不足の状態にあるものと考えられます。

　奨学金制度は，看護師等の確保を目的とするものであり，医療機関が経済的合理性を踏まえ，その業務の遂行上必要に基づいて実施しているものであり，看護師等の資格は，医療機関の使用人としての職務に直接必要なものといえます。所得税基本通達９－15は，既に雇用関係のある使用人等に対して支給する職務上必要な技術，資格の取得費用についての取扱いを定めたものと考えられますが，本件の奨学金貸与規程の貸与対象者から将来の勤務を前提とするものであることから，使用人等に対して支給するものと特段の差異はないと考えられます。さらに，奨学金の貸与及びその返還債務の免除は，本件貸与規程及び医療機関の奨学金貸与規程に基づき実施するものであって，特定の者に利益を与えることを目的とするなど恣意的に行われるものではないこと及び貸与額についても，看護学生が負担しなければならない在学費用を超えるものではないことからみても，適正なものであると考えます。

　以上のことから，奨学金の無利息貸付け及びその返還債務（奨学貸与額）を免除したことによる経済的利益については，所得税基本通達９－15に準じて課税しなくて差し支えない，すなわち，給与等による課税はしなくて差し支えないものと判断します。

　非課税とされる学資金は，学資に充てるため給付される金品のうち，給与その他の対価の性質を有しないものとされています。このような奨学金は，将来の勤務（役務の提供）を条件としているものであり，給与所得として課税すべきであるとの考え方もありますが，この制度が看護職員の確保と定着を目的と

する病院の業務遂行上の必要に基づいて，看護職員に対してその職務遂行に直接必要な資格を取得させるものであり，職務内容の水準を維持向上させるためのものと認められます。

したがって，特定の者のみを対象に行われる場合を除き，返済免除に係る経済的利益を供与したものとして課税することは必ずしも適当ではないと考えられますので，資格を取得するため使用者から支給される奨学金については，課税しなくても差し支えないものと考えます。この場合，貸付金に対する利息の徴収も不要ということと思料します。

③ 医師（又は歯科医師）への適用除外

現状において医療機関が医師等の確保を目的とし，医療機関の経済的合理性を踏まえ，その業務の遂行上必要に基づいて「医師等の奨学金貸与規程」を設けたとしても，

① 医師等の特定の者に利益を与えることを目的とすること
② 恣意的に行われているとみなされる恐れが生じること，及び現在は医師免許取得後研修医制度が導入されて，医師免許取得後直ちに，当該医療機関への勤務をすることは難しいこと
③ 独立開業が可能な一身専属権の取得であること

を考えると例外的に認められる看護師等の給与所得課税の免除の要件をクリアすることは難しいものと考えます（拡大解釈の禁止）。

このように考えると，医師等の確保を目的とする奨学貸与額の規定は所得税基本通達9－15の規定により既に雇用関係のある使用人等に対して支給する職務上必要な技術，資格の取得費用に該当するかを判断基準としなければならないことと考えられます。

医師等への奨学金の無利息貸付け及びその返還債務（奨学貸与額）を免除したことによる経済的利益は，本人の雑所得又は当該医療機関に勤務する当該医師等の親族の報酬（過大報酬となることに注意）になり，課税関係が生じることになると考えられるので慎重に判断してください。

【参考】 奨学金貸与規程
1 修学等資金制度の対象者
　修学等資金の貸与は，将来，医師として当病院に勤務する意思を有している医学生，大学院生，臨床研修医及び専門研修医を対象とする。
2 修学等資金の返還免除
　修学等資金の貸与期間終了後，直ちに当病院において医師として採用され，かつ，当病院に医師として在職した期間が貸与期間に相当する月数に達したとき。
3 雇用関係
　修学等資金の貸与を受けてから，当病院に勤務するまでの間は，当病院と修学生等との間に雇用関係は存在しない。
4 本件債務免除益について
　本件修学等資金貸与制度は，当病院の医療提供体制の確保を目的として当病院における業務遂行上の必要に基づいて実施しているものであって，医師の資格を取得することや医師として必要な研修を受けることは，当病院の使用人としての職務に直接必要なものといえる。

【参考】 回答（大阪国税局審理課長）
　修学等資金の返還債務の免除による経済的利益について
(1) 次のとおり修学等資金の返還債務を免除されたときに課税関係が生じる。
　① 医師の場合には，将来開業医として独立することも可能である。
　② 享受することになる経済的利益の額も多額（医科大学在学の6年間で1,200万円以上）
(2) 臨床研修医及び専門研修医については，既に医師免許を取得している者であり，研修先の病院から給与が支給されるものであって，研修費用を負担して受講するものではない。
(3) 修学等資金の返還債務の免除による経済的利益（「本件債務免除益」）の課税関係については，その免除を受けた理由により次のとおり。
　① 在職期間が貸与期間に相当する月数に達した場合
　　貸与期間に相当する期間，常勤医師として勤務したことによるものと認められますので，「給与所得」に該当

② 修学生等が死亡した場合（在職期間による死亡を除く）
　　修学生等の死亡後に裁量により免除されるものについては，その返還債務を承継した相続人に対するものとなり，本件債務免除益は，対価性のない一時の所得と認められるので，「当該相続人の一時所得」となる。
(4) 無利息貸付けに係る経済的利益について
　　無利息貸付けに係る経済的利益については，当該病院に勤務している期間に対応しないものは「雑所得」勤務している期間に対応しているものは雇用関係に基づく給付として「給与所得」となる。

④　不動産取得について
　医療法人が不動産を取得した場合には，その原資がチェックされます。
　次のような取得の原資を確認しておきます。
　① 銀行借入
　② 理事長個人の預金取崩し
　③ 理事長個人の保険金解約
　④ その他
　次に不動産取得の契約に関する収入印紙の確認をしてください。なお，建物を建築する際，設計士と医療機関が直接契約した場合で，建築士が個人事業主であるときは，代金支払の際に源泉税が徴収されているか確認してください。
　建築士については源泉されていないケースが目立ちます。

4 負債項目

1 確定債務（未払金）

(1) 未払給与

　医療機関は，給与の支払について15日又は20日締切とし当月25日払とすることが多いと思われます。そうすると毎月の末日までの15日又は10日間においては発生主義及び費用収益対応の原則により，その期間において労働債務が確定しているため，未払金計上が認められると考えられます。しかし調査時に，給与所得者個人ごとに次の要件の全てに該当し，かつ，各人ごとに具体的金額が明示されていることが必要です（よって調査時に是認させる方法もある）。

① その事業年度終了の日までにその費用に係る債務が成立していること（債務の成立）

② その事業年度終了の日までにその債務に基づいて具体的な給付をすべき原因となる事実が発生していること（具体的原因の発生）

③ その事業年度終了の日までにその金額を合理的に算定することができるものであること（金額の合理的見積り可能）　なお，青色事業専従者給与に関して未払給与は認められません（支払った場合に必要経費が認められることから）。

(2) 医療機関の修正申告における未払給与の取扱い

① 個人の医療機関について

　個人の医療機関の必要経費は，現実に支払った金額ではなく，その年分において支払うべき債務の確定した金額（確定債務）によります。この場合，支払うべき債務の確定した金額とは次の全てをクリアすることにより確定します。

① 債務が成立していること

② 事実が発生していること

③ 金額が確定していること

— 161 —

所得税の所得の金額は暦年単位（その1月1日から12月31日まで）で計算されます。したがって，確定債務の給与がある場合は，修正申告時に未払給与として，暦年課税のため，必要経費の算入は認められることとなります。

② 医療法人の場合

　医療法人は「一般に公正妥当と認められる会計処理の基準」に従って確定した決算（確定決算）に基づき計算された申告書を提出することになっています。

　確定決算により行われた確定申告を，その後の修正申告により，会計処理方法を遡及して変更することは認められないと考えられることから，たとえ確定債務の給与があっても，修正申告時に未払給与として修正申告の損金（経費）に算入することは認められないことになります。

③ 未払賞与（医療法人に限る）

　医療法人の場合は，次に掲げる要件の全てを満たす賞与は，従業員にその支給額の通知をした日の属する事業年度において未払費計上が認められます。

　① その支給額を各人ごとに，かつ，同時期に支給を受ける全ての使用人に対して通知していること

　② 上記①の通知した金額をその通知した全ての使用人に対しその通知をした日の属する事業年度終了の日の翌日から1カ月以内に支払っていること

　③ その支給額につき通知をした日の属する事業年度において損金経理をしていること。

　この場合，調査時においては，①の全ての使用人に対し，その支給額を通知しているかが争われているので，注意が必要です。

④ その他未払金計上

　医療機関が不動産を取得した場合には，不動産登記の際に係る登録免許税の他に決算期から数カ月後に不動産取得税が確定債務として課税されます。この場合不動産の謄本等により登記が決算期までにされていることを確認されていることが望ましいでしょう。もともと不動産取得税は，不動産の取得に対し，その不動産所在の都道府県において，その不動産の取得者に課するのですから，不動産所有権の取得に関する登記は問わないと解しますが，不動産取得税を確

定債務として未払金計上する場合の注意事項としたいところです。これは，いたずらに調査時の争点にはしたくないためです。

2　借　入　金

　銀行や公的機関からの借入れについては問題ありませんが，理事長など特定の個人からの借入金については，その使途はもちろん金額が大きい場合は賃金の資金源泉を突かれることがあります。関連調査ということで，医療機関と特に関係の深い立場の人も調査の手が及ぶことも考えておく必要があります。

　そのほか，借入金に対する利息の支払はどうか，利率は高くないか，貸借の契約はどのような内容かなどについても，明確な返事ができるよう準備しておきます。

　個人の医療機関で，専従者からの借入金を有する場合は，金銭消費貸借を締結することを勧めてください。

3　診療開始前の期間に係る借入金利子の取扱い

(1)　個人診療所の開設

　個人が新たに診療所を開設する場合の借入金に係る支払利息の費用性とは，所得税法37条1項に規定する費用を事業所得に限ると「事業」所得を生ずべき事業について生じた費用」と解され，客観的にみて，その支出した費用がその事業と直接の関連性があり，事業の遂行上必要な支出であることを要し，かつ費用収益対応の原則からすれば，収入すべき金額を生ぜしめる事業に係る費用に限られるものと解されます（この考え方は事業所得の費用全般の定義といえます）。したがって，診療開始前の期間に係る借入金利子は，費用収益対応の原則からみて事業所得を生ずべき事業について生じた費用に該当しないので必要経費に算入することはできません（所得税平成5年10月21日裁決）。

(2)　医療法人の開設

　医療法人が新たに診療所を開設する場合の運転資金の借入金支払利息については，医療法人の場合は医療法人の確定した決算において費用として経理する

ことをいうことから（法法２二十五），社員総会において承認を受けた決算書において費用として「経理」されていることが判断されれば費用に該当するものと考えられます。

ただし，医療法人の知事による新設許可は原則として個人による医療行為の実績が要求されていることから，まず，(1)の診療行為が必要となり，次に，上記(1)による個人診療所の運転資金の借入金については，医療法人が承継することは認められません。借入金を承継する場合の取扱いには注意を要します。

(3) 医療法人が理事長から借入れた場合の支払利息

医療法人が理事長への借入利息を支払わず無利息借入となっている場合にあっても，医療法人において会計処理は必要なく，理事長にあっても「収入すべき金額」がゼロの為，所得の発生はありません。

パチンコ平和事件は，①オーナーである個人が多額の金員を無利息で貸し付け，かつ，②その金員は経営責任を果たすために実行したという事情もないためにオーナーである個人に，同族会社の行為計算の否認規定により，みなし利息の問題が生じました。

医療法人は同族会社の行為計算の否認が創設規定の為，適用外となり，本件問題は生じないことになります。

4 預り金について

派遣医の給与所得に対する源泉徴収税額表の適用区分について
(昭57年10月25日　直法6－12)

標題のことについて，社団法人日本病院協会ほか３協会，社団法人全国自治体病院協議会，日本医師会及び日本歯科医師会から，それぞれ別紙のとおり照会があり，これに対して当庁直部長名をもってそれぞれ別紙１により回答したから了知されたい。

（別紙１）
　　派遣医の給与所得について適用する源泉徴収税額表の区分等について
　　　　　　　（昭和57年９月20日付照会に対する回答）

社団法人全日本病院協会，社団法人日本医療法人協会，
社団法人日本精神病院協会，社団法人日本病院会宛

　標題のことについては，貴見のとおり取り扱うこととして差し支えありません。

（別紙７）
　　　派遣医の給与所得に対する源泉徴収税額表の適用区分について
　　　　　　　　（昭和57年10月７日　本医師会）
　標題の件に関し，その税務上の取扱いは別紙のとおりと解されますが，何分の貴見をご回示賜りたくご照会申し上げます。

別紙
　現在，多くの医療機関では，大学病院の医局等から教職員又は研修生たる身分を有する医師又は歯科医師の派遣を受けて診療業務に従事させており，これらの派遣医に対する給与の支払いについては，いわゆる手取契約で，かつ，派遣を受けた都度行う慣行が広く行われてきました。
　そして，このような慣行によって支払う派遣医の給与について源泉徴収を行う場合には，給与所得の源泉徴収税額表（日額表）の乙欄を適用することになりますが，手取額のいかんによっては，各医療機関の負担する税額が高額となることもあって，正規の源泉徴収を行わず，税務当局により是正を求められる事例が少なくなく，当会としても早急に取扱いの適正化を図る必要性を感じております。

そこで，各医療機関に対し，派遣医に支払う給与について次の支払い基準による場合には，給与所得の源泉徴収税額表（月額表）の適用がある旨を周知し，派遣医に支払う給与の源泉徴収の適正化を図りたいと考えていますが，このような取扱いで差し支えないか御照会申し上げます。
　なお，以上の周知と同時に，派遣医の適正な確定申告が図られるよう各医療機関に対し，法令に基づく給与所得の源泉徴収票の本人交付と税務署への提出の確実な実施について，改めて周知したいと考えていますので，念のため申し添えます。

〔支払い基準〕
① 月間の給与総額をあらかじめ定めておき，これを月ごとに又は派遣を受ける都度分割して支払うこととするもの
② 月中に支払うべき給与をまとめて月ごとに支払うこととするもの
　一般的には②を利用するケースが多く，調査において問題とされません。なお手取の場合には，その税額相当額を加算したものが，給与月額の総額になることは，言うまでもありません。

(1) 医学部教授又は麻酔科医が手術に立ち会う場合
　源泉税の調査において，医学部教授又は麻酔科医に対し，手術の立会いの要請により勤務することから，その人的役務を提供したことにより受ける対価の源泉税について争われることがあります。この場合，その役務が雇用契約すなわち，医療機関の指揮，監督を受ける等総合勘案した判断が必要ですが，原則として給与所得として源泉税を徴収する場合はあまり問題がないものと考えます。しかし，報酬料金として源泉税を徴収する場合があります。この場合，委任又は請負契約に基づいて提供された場合で，特定の手術をすることだけを内容とする臨時的な場合の謝礼に限るものと考えます。類似としては，形成外科医，矯正歯科医が考えられますが，業務実態により給与所得か，請負契約による報酬料金かを判断することになります。

東京地方裁判所平成23年（行ウ）第127号所得税更正処分等取消請求事件（棄却）（確定）

国側当事者・国（処分行政庁　西川口税務署長事務承継者　武蔵府中税務署長）

平成24年9月21日判決

【所得区分／麻酔科医が各病院から得た報酬は給与所得】

一次（概要）

判　示　事　項

1　本件は，麻酔科医師である原告が，自己が麻酔手術等を施行した各病院から得た収入を事業所得として確定申告をしたところ，上記収入は給与所得に当たるとして，更正処分等を受けた事案である。

2　事業所得の本質は，自己の計算と危険において独立して反復継続して営まれる業務から生ずる所得である点にあり，給与所得の本質は，自己の計算と危険によらず，非独立的労務，すなわち使用者の指揮命令ないし空間的，時間的な拘束に服して提供した労務自体の対価として使用者から受ける給付である点にあると考えられる。

3　営利性や有償性を有し反復継続して行われる業務ないし労務提供という経済的活動から得られる収入が事業所得に該当するか給与所得に該当するかは，自己の計算と危険によってその経済的活動が行われているかどうか，すなわち経済的活動の内容やその成果等によって変動し得る収益や費用が誰に帰属するか，あるいは費用が収益を上回る場合などのリスクを誰が負担するかという点，遂行する経済的活動が他者の指揮命令を受けて行うものであるか否かという点，経済的活動が何らかの空間的，時間的拘束を受けて行われるものであるか否かという点などを総合的に考慮して，個別具体的に判断すべきである。

4　原告に対しては，定額の報酬が支払われ，時間が2時間を超過した場

合等には，割増された報酬が支払われるものの，手術や麻酔施術の難易度や用いる薬剤等の価格などに応じて変動する仕組みにはなっておらず，医療行為等に対する対価として患者や公的医療保険から医療法人A会に支払われる診療報酬の金額の多寡に応じて原告に対する報酬が変動する報酬体系にはなっていないと認められる。

5　麻酔業務から生ずる費用は，基本的にA会が負担しており，原告は，たとえば高額の麻酔機器を購入することによって生じる費用（減価償却費）が麻酔業務から生じる収益を上回るなどして麻酔業務による損益計算が赤字になるというような事業の収支から一般的に生じ得る危険を負担することはない。

6　原告は，麻酔を担当する前日に，A会からファクシミリ送信の方法により，患者数や各手術の内容等の情報の提供を受けてこれに従っていたことが認められ，このような麻酔という業務を行う対象，場所，時間など業務の一般的な態様についてA会の指揮命令に服していたものと認められる。

7　原告の勤務時間は，A会との契約により定められていたこと，原告の業務は，A会の経営する病院内で術中麻酔管理等を行うことであったこと，A会においては他の非常勤職員と同様に出勤簿で原告の勤務時間を管理していたことがそれぞれ認められ，原告はA会の空間的，時間的拘束に服していたと認められる。

8　以上によれば，原告がA会から支払を受けた報酬は，自己の計算と危険において独立して営まれる業務から生ずる所得であるということはできず，原告は，医療法人の指揮命令に基づいて，医療法人による空間的，時間的拘束を受けて行った業務ないし労務提供の対価として報酬を受けたものであるから，所得税法28条1項に規定する給与所得に当ると認めるのが相当である。

9　原告は，麻酔医療について高度の専門性を有し，手術の指揮監督者と

> して独立して業務を行っているから，原告の収入が事業所得に該当する旨主張する。しかしながら，業務遂行に必要な様々な判断が自分自身でできるからといって，他者の指揮命令に服していないということにはならないと解すべきである。このことは，国会議員や裁判官など，職務遂行に必要な判断等については，他者の指揮命令に服することなく独立して行っている職種についても，その報酬は給与所得とされていることからも明らかである。
> 　判決年月日　平成24年9月21日
> 　国税庁訴資　Z888－1723

(2) 医師又は歯科医師が支給を受ける休日・夜間診療の委嘱料等

　医師又は歯科医師が，地方公共団体等の開設する救急センター，病院等において休日，祭日又は夜間に診療等を行うことにより地方公共団体等から支給を受ける委嘱料等は，給与等に該当します（所基通28－9の2）。

> （注）　地方公共団体等から支給を受ける委嘱料に係る所得で，事業所得を生ずべき事業の遂行に付随して生じた収入は，事業所得に該当するものとされます。
> 　　なお，医療法人で委嘱契約している場合は，医療法人の収入となります。

(3) 派遣医が支給を受ける診療の報酬等

　大学病院の医局等若しくは教授等又は医療機関のあっせんにより派遣された医師又は歯科医師が，派遣先の医療機関において診療等を行うことにより当該派遣先の医療機関から支給を受ける報酬等は，給与等に該当します（所基通28－9－3）。

> （注1）　大学病院の医局等とは，大学の医学部，歯学部若しくはその付属病院又はこれらの教室若しくは医局をいいます。
> （注2）　教授等とは，大学病院の医局等の教授，助教授，講師又は助手をいいます。

(4) 医師が手術により受ける金員の所得区分

　医療機関から受けるアルバイト（副業）収入については，当該医療機関との間では非常勤医師として雇用契約はない場合，このアルバイト収入の所得区分

はどのように考えられるでしょうか。

　まず，給与所得とは，使用者の指揮監督に服して提供した労務の対価として使用者から受ける給付をいい，労務の提供が自己の危険と計算によらず，他人の指揮監督に服してなされる場合にその対価として支給されるものです。

　医療機関の勤務状況は次のとおりです。
① 　当該医療機関が必要な人的，物的設備を提供している。
② 　医療機関の管理者は医療法15条（監督義務）に基づき，その医療機関に勤務する医師等を監督し，その業務遂行に欠けることのないよう必要な注意をしている。
③ 　非常勤医師としての服務は医療機関の構成員として当該医療機関の管理者の管理監督の下に労務を提供している。
④ 　万一，医療事故が起こった場合には，当該医療機関にも責任があると考えられる。
⑤ 　各患者は当該医療機関に対し，報酬を支払い，当該非常勤医師は，当該医療機関の内規に従って労務提供の対価について支払を受けており，当該非常勤医師の行う労務提供に独立性があると認められない。

　以上を総合的に判断すると，このような勤務状況からは所得区分は，給与所得と判断されるものと思われます。ただし，当該非常勤医師が手術等をすることにより，その患者等から直接受ける謝礼については上記⑤に該当せず，当該非常勤医師と患者との間の直接の契約関係（臨時収入）と認められ，雑所得に該当するものと思料します（参考：昭和59年5月24日裁決）。

(5)　給与所得について～医師又は医師の家族が会社を設立し，当該会社からパートDrを医療機関に派遣～

　医師又は医師の家族が会社を設立し，当該会社と医療機関との契約に基づき医師を当該医療機関に従事させることによる収益は，当該会社に帰属するか，又は当該医師の所得を構成するかについて考えてみたいと思います。まず，収益の基因となる行為の私法上の法形式は，契約自由の原則の下，当事者が自由に選択し得るものですから，当事者が選択した法形式いかんによって，その収

益区分に該当するかが異なることとなります。とすれば，会社の収益を構成し，法人税法の対象となるか，医師の収入を構成し，所得税法の対象となるかについて納税者が所得区分を恣意的に操作し得ることとなります。このことが可能ならば，課税の公平性が保てなくなってしまうでしょう。

　ここで，当該医師について，「給与所得」のみを考えてみると，給与所得とは「一定の勤務関係に基づき，その勤務に関して受ける報酬」と解されます。最判（昭56年4月24日）において，「給与支給者との関係において，何らかの空間的，時間的な拘束を受け，継続的ないし断続的に労務又は役務の提供があり，その対価として，支給されるものであるかどうかと解される」「雇用契約又はこれに類する原因に基づき使用者の指揮命令に服して提供した労務の対価としての使用者から受ける給付をいう」と判示されています。

　上記のことから，私法上の法形式すなわち，会社と医療機関との契約に基づき直ちにこれを決することは妥当でないと考えます。この場合には，当該会社の収益計上は認められるものの，医療機関は当該医師に対する源泉徴収義務違反及び，当該医師については所得税の申告漏れが指摘されるものと判断します。

　なお，会社の収益計上について課税庁は減額更正をしないものと考えられ，この場合は嘆願によることと考えられます。

　次に給与支給者との関係において，「継続的ないし断続的に労務の提供があること」が給与の要件とされるので，例えば当該医療機関において技術的に特殊で，他の医師に依頼が必要なスポット的な手術等の場合に，他の医師に支払う報酬について会社と私法上の法形式による契約により他の医師を派遣してもらい，他の医師に支払うべき当該報酬を契約により会社の収益に計上することは許されるものと考えます。すなわち，業務委託ではなく，派遣にとどまる行為と思料します。

(6) パートドクター給与～パートドクターの給与と，パートドクターが設立した会社への報酬支払～

　パートドクターへの給与の支払は，その支給形態により適用すべき取扱いが定められています。よってパートドクターが設立した会社への報酬は認められ

ません。

① 月 額 表

月額表の適用とは，次により支払う給与をいいます。

・計算の基礎を日額で定めて1カ月の定時期に支払う給与

・年某の定めがあり，毎月分割して支払う給与

② 日 額 表

日額表の適用とは，次により支払う給与をいいます。

・毎回そのつど（随時に）支払う給与

・月額表を適用できない給与

【図表3-17】 税額表

区 分	扶養控除等申告書の提出の有無
甲 欄	有
乙 欄	無 2カ所以上からの給与で従たる給与
丙 欄	（提出不要） 日額表のうち2カ月以内の雇い入れ者

(7) その他源泉徴収～報酬，料金等（法法204，措法41の20等）～

次のものの税額は支払金額に対する10％（1回の支払金額が100万円を超える場合は，100万円超の部分は20％）となります。

① 原稿・さし絵・作曲・レコード吹込み・デザインの報酬，放送謝金，著作権（著作隣接権を含む）の使用料，講演料等

② 弁護士・公認会計士・税理士・社会保険労務士・弁理士・測量士・建築士・不動産鑑定士・技術士等の報酬，料金

③ 職業野球の選手・プロサッカーの選手・プロテニスの選手・プロレスラー・プロゴルファー・プロボウラー・競馬の騎手・自動車のレーサー・自転車競技の選手・小型自動車競争の選手・モーターボート競争の選手・モデル等の報酬，料金

④ 映画・演劇・芸能・ラジオ放送・テレビ放送の出演・演出，企画の報酬，料金，芸能人の役務提供事業の報酬，料金
⑤ 役務の提供を約することにより受ける契約金

① 開業医が開業前に支払う報酬・料金等の源泉徴収について

開業医が開業前に診療所等の建物を建築する場合には，一般的に建築士に建築物の設計・工事監理を委託します。

このとき報酬・料金の支払者は原則として源泉徴収義務者となりますが，通常，開業前の診療所等の建物建築前から建物完成前までは，給与等を支払う従業員を雇っていないことが多いといえます。

このように給与の支払がない個人が建築士に支払う報酬・料金については，当該報酬・料金の源泉徴収は要しないこととされます。ただし，建物完成前に従業員を雇って給与等の支払者である個人に該当した場合には，たとえその給与等につき徴収して納付すべき源泉所得税がないときであっても，源泉徴収義務があります（所基通204－5）。

報酬，料金	源泉徴収対象額
1 司法書士・土地家屋調査士・海事代理士の報酬，料金	1回の支払金額－1万円
2 社会保険診療報酬	その月分の支払金額－20万円
3 職業挙闘家の報酬，料金	1回の支払金額－5万円
4 外交員・集金人・電力量計の検針人の報酬，料金	その月中の支払金額－（12万円－その月中の給与）
5 バー等のホステス等の報酬，料金	1回の支払金額－｛（5千円×その支払金額の計算期間の月数）－その期間の給与｝
6 広告宣伝のための賞金	1回の支払金額－50万円
7 馬主が受ける競馬の賞金	1回の支払金額－（その支払金額×20％＋60万円）

上記表「2 社会保険診療報酬」の源泉徴収対象額欄により，開業医が社会保険診療報酬支払基金の決定通知書（振込通知書）を紛失した場合は，

(イ) 支給総額＝(銀行振込額－2万円)÷0.9

(ロ) 源泉総額＝(イ)－銀行振込額

の算式が成り立ちます。

② 報酬料金の源泉徴収義務者の範囲（新規開業医の源泉徴収）

新規開業の医療機関については，必ず調査ポイントとなります。源泉徴収に規定する支払をする者は，法律により，その支払に係る金額につき源泉徴収をする義務があるとし，不動産等を取得した場合に支払われる個人事業者である司法書士，建築士，不動産鑑定士，土地家屋調査士等に対しては，その支払をする者は，その支払の際，前掲の率による所得税を徴収し，翌月までに，これを納付しなければなりません。これについては，既設の医療機関においても，新たに不動産を取得した場合については，調査時に源泉徴収義務者として注意を要します。

新規開業者で，「給与等の支払者でない個人」が報酬・料金等を支払う場合には，その支払時点では，給与等の支払者がいないことから，その報酬料金等については，源泉徴収義務がありません（ただし，医療法人が個人に支払う場合は，源泉徴収義務者となります）。

(8) 窓口預り金

入院時に一時金を預かる場合や外来で健康保険証を忘れて来院し，後日健康保険証を持参して精算するまでの窓口預り一時金の取扱いのために，「入院預り台帳」と「外来預り台帳」の作成を指導します（民法の時効との関係を考えます）。

(9) 貸倒引当金（繰入額と戻入額）

医療法人の貸倒引当金の繰入額は，当該事業年度の期末社会保険診療未収入金残高及び期末自由診療未収入金のそれぞれについて，また，同引当金の戻入額は，前事業年度の期末社会保険未収金及び期末自費未収金で按分計算し，それぞれを社会保険診療分及び自由診療分の益金及び損金として計算されます。

個人医療機関の貸倒引当金の繰入額及び同戻入額も上記に準じて総収入金額及び必要経費に算入されますが，租税特別措置法26条，社会保険診療報酬の所

得金額の特例を利用する場合は，原則として貸倒引当金勘定は用いない方が将来を考えると有利となります。

5 純資産項目

1 会社と医療法人との制度の違い（基金拠出型の持分の定めのない社団医療法人における基金と税法の資本金の取扱い）

　平成19年4月の改正医療法により，出資持分のある医療法人は設立できないこととされました。これに伴い持分の定めのない医療法人の活動原資となる資金の調達手段として基金への拠出を募集することができます（医療規則30の37①）。

(1) 基金の特性

① 基金とは，社団医療法人に拠出された金銭その他の財産であって，当該社団医療法人が基金の拠出者に対して返還義務を負います（医療規則30の37①）。

② 基金制度は剰余金の分配を目的としないという医療法人の基本的性格を維持しつつ，その活動の原資となる資金を調達し，その財産的基礎の維持を図るための制度です。

③ 医療法人の議決権については，基金の拠出者が議決権を有する旨の規定はありません。

④ 基金制度における経理処理等については，基金の総額（基金の返還をする場合の代替基金を含む）は，貸借対照表の純資産の部に「基金」（又は「代替基金」）の科目で計上します。よって「資本金」ではありません。

⑤ 社団医療法人が破産手続開始の決定を受けた場合には，基金の返還に係る債権は，破産法に規定する約定劣後破産債権となります。

⑥ 基金の返還に係る債権には利息を付すことはできません（医療規則30の37②）。

(2) 法人税法上又は消費税法上における資本金の額又は出資金の額と基金との比較

① 資本金又は出資金の考え方

　株式会社の株主又は持分会社の社員は，その有する株式の引受価額を限度とした有限責任又は無限責任を負う一方で次のイからハまでの権利を有しています。

　　イ　剰余金又は利益の配当を請求する権利
　　ロ　残余財産の分配を受ける権利
　　ハ　株主総会における議決権（資本の論理）又は持分会社の業務を執行する権利

② 基金の考え方

　基金の拠出者は，返還を受ける権利を有しているものの，有限責任又は無限責任を負っているものではなく，上記①のイ～ハまでの権利は有していません。一方持分の定めのない社団医療法人は，拠出者に対して基金の返還義務を負っているとともに，基金は破産手続開始の決定を受けた場合，拠出者において約定劣後破産債権とされることから，医療法人にとっては債務と同様の性質を有しています。したがって，基金の拠出者にとって基金への拠出額は出資金の額には該当しません。

2　医療法人の出資持分の変更があった場合

医療法人の出資持分の変更があった場合

【照会要旨】

　出資の総額500万円の医療法人が，出資の総額を1,000万円に増資します。出資者は5名で相互に親族関係にあります。追加出資について各出資者の負担割合は出資持分に応じていません。このため増資の前後で各人の出資持分に変動が生じ出資持分が減少した者から出資持分が増加した者に対し，含み益が移ることになります。この場合，相続税法基本通達9－4の取扱

いに準じて贈与税が課税されると考えますがどうですか。

【回答要旨】

照会意見のとおり，贈与税の課税が生じます。

【関係法令通達】

相続税法基本通達9－4

出資の評価方法（医療法人）

　社団たる医療法人で持分の定めのあるものの評価は取引相場のない株式の評価方式に準じて評価します。すなわち，医療法人の規模により，類似基準比準方式，類似基準比準方式と純資産価額方式との併用方式及び純資産価額方式により評価されることとされています（評基通194－2）。

　また，医療法人であっても，その法人が比準要素1の会社，例外的な株式保有特定会社，土地保有特定会社，開業後3年未満の会社等又は休業中の法人に該当する場合は，それらの特定の評価会社の株式の評価方法に準じて評価することとなります（評基通194－2）。

　なお，医療法人は剰余金の配当が禁止されているなどの特色を有していますので，取引相場のない株式の評価方法と異なる部分があります。

【みなし贈与の計算】

出　資　金
利　益　積　立　金
法　人　所　得　　　　　円
出　資　口　数　　　　　口（50円換算出資口数　　　口）
出　資　者　　　　　　名
含　み　損　益
評　価　額

　　イ　純資産額＝$\dfrac{純資産価額}{出資口数}$＝純資産価額／1口当たり

$$純資産価額 = 相続税評価額による総資産$$
$$- 相続税評価額による負債 \begin{Bmatrix} =相続税評価額による \\ 時価順資産という\text{Ⓐ} \end{Bmatrix}$$
$$- 評価差額(\text{Ⓐ}-簿価純資産価額) \times 42\%$$

□ 類似業種比準価額

A：類似業種の株価，C：類似業種の利益，D：類似業種の純資産（簿価）

ⓒ，ⓓ：当該医療法人の1株当たりの利益金額（50円）換算，簿価純資産価額（50円換算）

斟酌率：大会社 0.7, 中会社 0.6, 子会社 0.5

$$A \times \frac{\left(\frac{ⓒ}{C} \times 3 + \frac{ⓓ}{D}\right)}{4} 斟酌率 \times \left(\frac{1口当たりの資本金（出資金÷出資口数）}{50円}\right)$$

純資産価額：医療法人は医療法48条の4により表決権が平等であり，よって，20％評価減（80％評価）なし。

分数式の端数処理：全て小数点以下2位未満切捨て，斟酌率後の金額は10銭未満切捨て

類似業種比準価額計算上の業種目：「その他の産業」番号118

3　一般的な出資持分の払戻請求権の算定

　医療法人の資産の評価方法は，出資持分払戻請求権の算定の基礎とされた同評価についての判決事例を基に整理すると下記のようになります。

① 医療法人の一部清算の実質をもつことに鑑み，その資産の評価は，その時の当該資産の客観的な価額によって算定すべきである。

② 事業の継続を前提としてこれを一括に譲渡することに基づいて資産を算定するに際しては，固定資産（土地，建物，借地権，営業権）については純資産評価方法（時価）で算出された価額によるのが相当である。

③ 次に清算費用及び清算所得のかかる公租公課を控除すべきか否かを検討する。

事業継続を前提として，これを一括して処分して清算せざるを得ない，つまり処分する際に生じる必要経費を被告の純資産から控除するのが相当です。したがって，純資産価額からその資産について事業を継続したことを前提にして第三者に対し処分した上で清算する場合の，その時点での清算所得にかかる法人税相当額を控除すべきです。

また，未払退職金については，事業の継続を前提として，その譲渡価額を決定するに際し，買受人としては従業員等の退職金については就業規則で定められている限り少なくとも当時算出される退職金を負担せざるを得ないものと想定するであろうから，これを減額要素として考慮することは当然であり，就業規則上の従業員らに対し退職金として支給されるものは負債として控除すべきです。

未払退職金以外の清算費用については，事業の継続を前提にこれを一括譲渡する場合の価額を基準とするのであるから，完全に病院事業を廃止し，有する土地を更地にした上で，第三者に譲渡することを前提にした場合に要する費用を控除することまでは認められません（東京地裁　平成9年（ワ）第12112号平成15年11月18日参照）。

4　旧医療法人制度の出資持分の譲渡における課税関係

新医療法が平成18年6月14日に可決成立しました。しかし，次の（検討）にあるとおり，旧医療法56条（持分のある社団の出資持分の帰属）の規定は当分の間，なおその効力を有するものとされております。なぜ新医療法50条4項（残余財産の帰属すべき者の準用）の規定の適用はされないかというと，旧医療法の残余財産の帰属すべき者を新医療法で強制適用するということは憲法で定める財産権の侵害行為に抵触する恐れ有りと考えられたようです。

以上から旧医療法人制度の出資持分の譲渡について問題が残ることになります。以下にその整理をしてみます。

> 新医療法
> （検討）
> 第10条　新医療法第44条第4項（残余財産の帰属すべき者）の規定は，施行日以後に申請された同条第1項の認可について適用し，施行日前に申請された同項の認可については，なお従前の例による。
> 2　施行日前に設立された医療法人または施行日前に医療法第44条①の規定による認可の申請をし，施行日以後に設立の認可を受けた医療法人であって，施行日において，その定款または寄附行為に残余財産の帰属すべき者に関する規定を設けていないものまたは残余財産の帰属すべき者として新医療法第44条第4項に規定する者以外の者を規定しているものについては，当分の間（当該医療法人が，施行日以後に，残余財産の帰属すべき者として，同項に規定する者を定めることを内容とする定款または寄附行為の変更をした場合には，当該定款または寄付行為の変更につき医療法第50条第1項定款の変更で道府県知事の認可を受けるまでの間），新医療法第50条第4項の規定は適用せず，旧医療法第56条の規定は，なおその効力を有する。

(1) 旧医療法に基づく払戻し

　出資持分の定めを有する医療法人の出資者への払戻し等の権利の評価については次の2点が考えられます。

　①　社員が退社した場合－出資払戻請求権（出資社員の権利）
　②　医療法人が解散した場合－残余財産分配請求権（出資者の権利）

　営利法人は医療法人の社員となることができないと解されていますので，営利法人には医療法人に出資者としての地位に基づく払戻等の権利があるとは考えられません。したがって，営利法人の出資の払戻しは②の場合に限ると考えられます。

(2) **課税上の問題**

　医療法人においては，自己株式の取得が認められている株式会社の場合と異なり，自己の出資持分を取得（保有）することはできないと解されていることから次の問題が生じることとなります。

① 社員の出資持分の放棄に伴う課税関係

　ⅰ　法人出資者の課税関係

　　　法人出資者の放棄については，対価がゼロの取引として法人側の帳簿価格が損失として計上されます。

　　　ただし，その持分に時価相当額が認識できる場合にはその持分の放棄が経済的利益の供与に該当するため，その持分の時価相当額については，法人税法37条に規定する寄附金に該当することとなります。

　ⅱ　個人出資者の課税関係

　　　個人出資者の出資持分の放棄については，それが医療法人への贈与による出資持分の移転を伴うものであれば，出資持分の時価によるみなし譲渡課税（所法59）の問題が生じます。

　ⅲ　医療法人に対する課税関係

　　　出資持分の放棄に伴う出資者の権利の消滅に係る利益は結果として医療法人に帰属します。そのため，個人出資者の放棄については，相続税法66条４項の規定により課税が生じます。すなわち，当該放棄により個人出資者の親族等の相続税又は贈与税の負担が不当に減少する結果となると認められるときには，当該医療法人を個人とみなして，贈与税が課税されます。

　　　この場合の相続税又は贈与税の不当減少の有無については，出資者等への特別利益供与の有無，役員等の親族要件などに基づき判定されます（昭和39年６月９日直審（資）24「贈与税の非課税財産及び公益法人に対して財産の贈与等があった場合の取扱いについて」）。

② 社員が出資払込額の払戻しを受けて退社した場合の課税関係
　ⅰ　法人出資者の課税関係
　　　営利法人は医療法人の社員となることができないと解されていることは前述のとおりです。よって，退社するということはあり得ないものと考えられます。
　ⅱ　退社した個人社員の課税関係
　　　医療法人からの退社により持分の払戻しを受けた場合（出資の減少により金銭の交付があったことに同じ）において，当該払戻しを受けた金額が所得税法施行令61条２項３号（社員の退社又は脱退による持分の払戻し）の規定により計算した当該持分に対応する資本等の金額（法法２十六）を超えるときのその超える部分の金額は医療法54条（剰余金配当の禁止）にかかわらず所得税法25条の規定による配当とみなします。
　　　また，社員が医療法人からの退社による持分の払戻しとして交付を受けた金銭等は配当とみなされる部分を除き，譲渡所得の収入金額とみなします（措法37の10③（六））。しかし原則として譲渡所得の課税は生じないものと思料します。
　　　すなわち，退社による持分の払戻しは次のとおりとなります（一つの取引（払戻し）で二つの課税関係が混在します）。

【図表3-18】　一つの取引で二つの課税関係

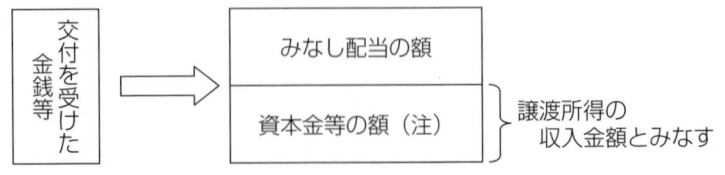

| 交付を受けた金銭等 | → | みなし配当の額 | |
| | | 資本金等の額（注） | 譲渡所得の収入金額とみなす |

（注）「資本金等の額」とは，法人が出資を受けた出資金の額といわゆる資本積立金との合計額をいう（法法２十六）。
　　　いわゆる資本積立金とは，①資本金等の減少した金額，②医療法人がその設立において贈与等を受けた金銭の額等。

－ 182 －

③ 医療法人に対する法人税(受贈益)の課税関係

　医療法人にとっては，定款に従い，退社社員に出資払込額を払い戻すという出資金額(純資産)の減少を生ずる取引に当たるため，課税関係は生じません。

　なお，個人が退社に伴い出資払込額を限度として持分の払戻しを受ける金額(いわゆる出資額限度法人)の場合にあっても，医療法人に課税関係は生じませんが，差額については資本等取引として資本剰余金が生じることとなります。

④ 残存出資者又は医療法人に対する贈与税の課税関係

　ⅰ 残存出資者の課税関係

　　残存する他の出資者の有する出資持分の価額の増加について原則としてみなし贈与の課税(相法9)の問題が生じることになります。

　ⅱ 医療法人の課税関係

　　剰余金相当部分に相当する利益は残存出資者へ移転されるものと解されるから医療法人への贈与があったものとみる必要はなく，相続税法66条4項の規定に基づく医療法人に対する贈与税課税の問題は生じません。

　　すなわち，個人社員が出資払込額の払戻しを受けて退社した場合には当該出資に対応する剰余金相当部分が医療法人に留保され，残存出資者出資割合が増加することから，結果として，その出資の評価額が増加することとなります。この場合の増加額は社員の退社前の医療法人の資産の状況及び出資額(口数)に基づいて財産評価基本通達194-2(注)により評価した評価額と当該退社後の医療法人資産の状況及び出資額(口数)に基づく同評価額との差額により求められます。

　　この評価額の増加は原則として，退社社員から残存出資者への利益の移転と捉えることができ，原則として相続税法9条に規定するみなし贈与の課税が生じることとなります(ただし，相基通9-2の取扱いによりみなし贈与の課税が生じない場合も考えられます)。

　(注)　評基通194-2

　　　現行法において「持分の定めのある社団医療法人」の出資持分の評価は以下のように行います。

1）医療法人は剰余金の配当が禁止されていることから，配当還元方式による評価は適用されない。
2）1株当たりの純資産価額を算定する際には，医療法人においては出資持分の多寡にかかわらず各社員の議決権が平等であることから，「純資産価額×80％」すなわち「20％の評価減」は適用されない。
3）医療法人の出資の評価（以下「評価の原則」という）
　医療法人に対する出資の価額は，取引相場のない株式の評価に準じて計算した価額により評価される（評基通194－2）。

5　いわゆる出資額限度法人の退社の課税関係（社員が出資払込額の払戻しを受けて退社した場合）

定款の後戻りが可能であるとしても，社員のうちの1名が退社し，定款の定めに従って出資払込額の払戻しを受けて当該退社社員の出資が消滅した場合には，その時点において，当該出資に対応する剰余金相当部分について払い戻さないことが確定することとなります。

なお，株式会社等営利法人は医療法人の社員となることができないと解されていることから，個人社員が退社した場合の課税関係は以下のとおりです。

(1)　**出資額限度法人の仕組み（事業承継の一手法）**

出資額限度法人とは出資払戻請求権（金銭債権）又は残余財産分配請求権について，出資額を限度として払い戻す医療法人をいいます。

① 出資持分あり医療法人から出資持分あり医療法人への一類型の定款変更（医療法50）

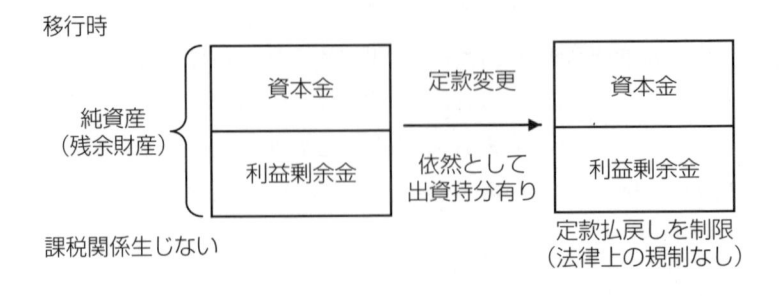

移行時

純資産（残余財産）｛ 資本金 / 利益剰余金 ｝ 定款変更 → ｛ 資本金 / 利益剰余金 ｝依然として出資持分有り

課税関係生じない　　　　　　　　　　　　　　定款払戻しを制限（法律上の規制なし）

（課税上の問題）
○ 定款変更は医療法50条により都道府県知事の認可事項であり、認可後の当該定款変更は課税庁には届出不可。
○ 出資者間及び出資者以外の者への資本移動については別表二提出不要により課税庁は把握できない。よって出資額限度法人の移行前後の出資持分については、社員総会の議事録で確認することしか方法はない（因みに資本の移動については都道府県知事への報告義務はない）。

このように考えると別表二提出不要は租税回避行為に使われやすい問題を孕むこととなります。

② 出資社員の出資額分のみ払戻し

（医療法50条を理解する）

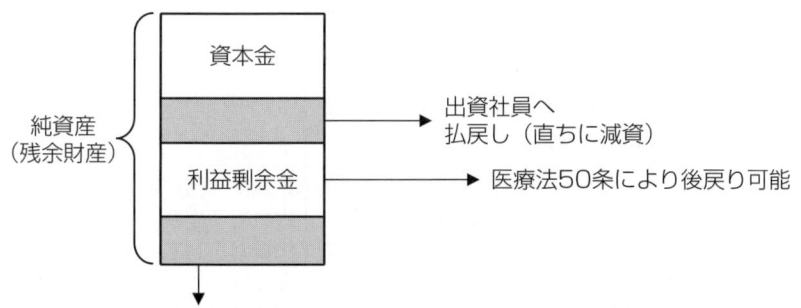

```
         ┌─ 資本金 ─────┐
純資産    │              │→ 出資社員へ払戻し（直ちに減資）
（残余財産）│ 利益剰余金  │→ 医療法50条により後戻り可能
         └─────────────┘
利益剰余金相当分は払い戻さないため払戻し（減資）に対応する。
```

すなわち、利益剰余金相当分は払い戻さないため払い戻した出資額分のみ減資に対応することとなり、残存出資者は前頁の図のようになります。

① 出資額限度法人から出資持分の定めのない医療法人への移行（医療規則30の39）

後述の医療法人の出資持分ありから出資持分なしへの組織変更の形態（図解を参照）

② 医療法人は当該法人が自己株式等を保有するいわゆる金庫株の制度は禁止されている。

【図表3-19】 旧医療法に基づく「出資額限度法人」にかかる課税関係

設立	年月の経過	出資者の脱退	相続にともなう課税関係	
			出資者の死亡にともない，相続人が払戻請求権を行使	出資者の死亡にともない，相続人が出資者たる地位を承継
課税関係	医療法人	課税は生じない	課税は生じない	課税は生じない
	他の出資者	① 出資総額のなかで同族の出資割合が50％を超えていないこと（現状では無理，相法7に注意） ② 社員全員に占める同族の割合が50％を超えていないこと ③ 役員のうち同族が3分の1以下であること ④ 役員などへの特別な利益供与がないこと 以上の4要件をクリアした場合に限り，課税は生じない（現状では相法9条により課税される）。	課税は生じない	
	出資者・相続人	課税は生じない	定款において「社員資格を喪失した者は，その出資額を限度として払戻し請求をすることができる」旨の定めがある場合であって，相続にともない，出資持分に係わる払戻し額が出資額に限られた場合は，相続人が払戻しを受けた金額について，相続税が課税される。	定款上，出資者の承継が規定されてる場合など，相続人が出資者としての地位及び持分を承継した場合には，その地位及び持分を相続したものとして，出資持分に応じた「出資額を超える部分」を含めて出資について相続税が課税される。

【図表3-20】　出資額限度法人の課税関係（図解）

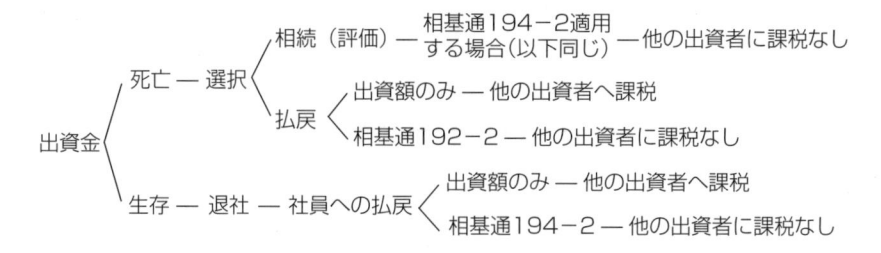

```
                  ┌ 相続（評価）─┬ 相基通194－2適用─ 他の出資者に課税なし
                  │              │ する場合（以下同じ）
         ┌ 死亡 ─ 選択            
         │        │              ┌ 出資額のみ ─ 他の出資者へ課税
出資金 ─┤        └ 払戻 ────────┤
         │                        └ 相基通192－2 ─ 他の出資者に課税なし
         │                        
         │                        ┌ 出資額のみ ─ 他の出資者へ課税
         └ 生存 ─ 退社 ─ 社員への払戻 ┤
                                  └ 相基通194－2 ─ 他の出資者に課税なし
```

③　退社した個人社員の課税関係

　退社に伴い出資払込額を限度として持分の払戻しを受ける金額が，当該持分に対応する資本等の金額を超えない限りにおいては，課税関係は生じません。

（理　由）

　法人からの退社により持分の払戻しを受けた場合において，当該払戻しを受けた金額が所得税法施行令61条2項6号の規定により計算した，当該持分に対応する資本等の金額（法法2十六）を超えるときのその超える部分の金額は，所得税法25条の規定により，配当とみなすこととされていますが，出資額限度法人において，個人社員が退社に伴い出資払込額を限度として持分の払戻しを受ける金額が，当該持分に対応する資本等の金額を超えない限りにおいては，同条の規定により配当とみなされる部分は生じません。

　また，社員が法人からの退社による持分の払戻しとして交付を受けた金額等は，配当とみなされる部分を除き，譲渡所得の収入金額とみなすこととされていますが（措法37の10④六），その払戻しを受ける金額は払込出資額を限度とするものであることから，その額は通常，取得額（払込出資額）と同額となり，原則として，譲渡所得の課税は生じません。

④ 医療法人に対する法人税（受贈益）の課税関係

課税関係は生じません。

（理　由）

医療法人にとっては，定款に従い退社社員に出資払込額を払い戻すという出資金額の減少を生ずる取引（資本等取引）に当たるため，一般の営利法人と同様，課税関係は生じません。

⑤ 残存出資者又は医療法人に対する贈与税の課税関係

残存する他の出資者の有する出資持分の価額の増加について，みなし贈与の課税（相法9）の問題が生じることとなりますが，次のいずれにも該当しない出資額限度法人においては，原則として，他の出資者に対するみなし贈与の課税は生じないものと解されます。

　ア　当該出資額限度法人に係る出資，社員及び役員が，その親族，使用人など相互に特殊な関係をもつ特定の同族グループによって占められていること

　イ　当該出資額限度法人において社員（退社社員を含む），役員（理事・監事）又はこれらの親族等に対し特別な利益を与えると認められるものであること

上記に該当するかどうかは，当該出資額限度法人の実態に即して個別に判断されるものです。

その際，次に掲げるところに該当しない場合にあっては，上記ア又はイにそれぞれ該当しないものとされます。

　ⅰ　アについて

　①　出資者の3人及びその者と法人税法施行令4条1項又は2項に定める特殊の関係を有する出資者の出資金額の合計額が，出資総額の50％を超えていること

　②　社員の3人及びその者と法人税法施行令4条1項に定める特殊の関係を有する社員の数が総社員数の50％を超えていること

　③　役員のそれぞれに占める親族関係を有する者及びこれらと租税特別措置

法施行令39条の25第１項２号イからハまでに掲げる特殊な関係がある者の数の割合が３分の１以下であることが定款で定められていないこと
ⅱ　イについて
①　出資額限度法人の定款等において，次に掲げる者に対して，当該法人の財産を無償で利用させ，又は与えるなど特別の利益を与える旨の定めのある場合
　a　当該法人の社員又は役員
　b　当該法人の社員又は役員の親族
　c　当該法人の社員又は役員と次に掲げる特殊の関係がある者（次の②において「特殊の関係がある者」という）
　　(ⅰ)　当該法人の社員又は役員とまだ婚姻の届出をしないが事実上婚姻関係と同様の事情にある者及びその者の親族でその者と生計を一にしているもの
　　(ⅱ)　当該法人の社員又は役員の使用人及び使用人以外の者でその者から受ける金銭その他の財産によって生計を維持しているもの並びにこれらの者の親族でこれらの者と生計を一にしているもの
　　(ⅲ)　当該法人の社員又は役員が法人税法２条15号に規定する役員（以下「会社役員」という）となっている他の会社
　　(ⅳ)　当該法人の社員又は役員，その親族，上記(ⅰ)及び(ⅱ)に掲げる者並びにこれらの者と法人税法２条10号に規定する政令で定める特殊の関係にある法人を判定の基礎とした場合に同号に規定する同族会社に該当する他の法人
　　(ⅴ)　上記(ⅲ)又は(ⅳ)に掲げる法人の会社役員又は使用人
②　当該出資額限度法人が社員，役員又はその親族その他特殊の関係がある者に対して，次に掲げるいずれかの行為をし，又は行為をすると認められる場合
　a　当該法人の所有する財産をこれらの者に居住，担保その他の私事に利用させること

b 当該法人の他の従業員に比し有利な条件で，これらの者に金銭の貸付けをすること
c 当該法人の所有する財産をこれらの者に無償又は著しく低い価額の対価で譲渡すること
d これらの者から金銭その他の財産を過大な利息又は貸借料で借り受けること
e これらの者からその所有する財産を過大な対価で譲り受けること，又はこれらの者から公益を目的とする事業の用に供するとは認められない財産を取得すること
f これらの者に対して，当該法人の理事，監事，評議員その他これらの者に準ずるものの地位にあることのみに基づき給与等（所得税法28条1項に規定する「給与等」をいう。以下同じ）を支払い，又は当該法人の他の従業員に比し過大な給与等を支払うこと
g これらの者の債務に関して，保証，弁済，免除又は引受け（当該法人の設立のための財産の提供に伴う債務の引受けを除く）をすること
h 契約金額が少額なものを除き，入札等公正な方法によらないで，これらの者が行う物品の販売，工事請負，役務提供，物品の賃貸その他の事業に係る契約の相手方となること
i 事業の遂行により供与する公益を主として，又は不公正な方法で，これらの者に与えること

なお，剰余金相当部分に相当する利益は残存出資者へ移転されるものと解されるから，医療法人への贈与があったものとみる必要はないため，相続税法66条4項の規定に基づく医療法人に対する贈与税課税の問題は生じません（拙著『医療法人の税務実務』を参照）。

（理　由）

個人社員が出資払込額の払戻しを受けて退社した場合には，当該出資に対応する剰余金相当部分が医療法人に留保され，残存出資者の出資割合が増加することから，結果として，その出資の評価額が増加することとなります。この場

合の増加額は，社員の退社前の医療法人資産の状況及び出資額（口数）に基づいて，財産評価基本通達194－2により評価した評価額と，当該退社後の医療法人資産の状況及び出資額（口数）に基づく同評価額との差額により求められます。

　この評価額の増加は，社員相互の合意による定款変更の結果であるから，原則として，退社社員から残存出資者への利益の移転と捉えることができ，相続税法9条に規定するみなし贈与の課税が生じることとなります。

　ただし，相続税法基本通達9－2の取扱いなどを踏まえれば，特定の同族グループによる同族支配の可能性がないと認められる医療法人については，一般的にはその利益を具体的に享受することがないと考えられるから，そのような法人にあっては，みなし贈与の課税は生じないものと解されます。

　しかし，ただし書き以降の文章は現状はクリアが難しい（将来も維持が必要）ことから，出資額限度法人への移行は勧められません。

6　医療機関が社会保険診療報酬の返還を求められたときの課税関係

　医療機関への立入検査や集団的個別指導（個別指導含む）により，社会保険（健康保険，国民健康保険）の診療報酬の不正請求又は不当請求が明らかとなり，保険者から「社会保険診療報酬の返還」が過去年分に遡及して文書で通知がなされることがあります。医療機関において「返還同意書」を各都道府県社会保険事務局に提出した場合の課税関係について考察してみます。

(1)　所　得　税（個人事業の医療機関）

不当利得返還請求額

　所得税法37条（必要経費）で，必要経費に算入すべき金額は，別段の定めがあるものを除き……（債務確定基準）とあり，別段の定めとは，所得税法施行令141条3号（資産損失）として，事業所得の金額の計算の基礎となった事実のうちに含まれていた無効な行為により生じた経済的成果が

その行為の無効であることに基因して失われ、又はその事実のうちに含まれていた取り消すことのできる行為が取り消されたこと。すなわち、本件の不当利得返還義務の場合は、別段の定めに該当し、いわゆる債務確定基準の規定は及ばないこととなる。この場合の資産損失について、所得税法51条2項で、損失の金額は、その損失の生じた日の属する年分の事業所得の金額の計算上、必要経費に算入するとし、これを受けて、前掲施行令141条3号がある。ここで規定する「経済的成果がその行為の無効であることに基因して失われた」とは、本件不当利得返還義務が生じたときではなく、現実に返還された年度の必要経費に算入されると解されることとなる。

① 返還した過大請求額

上記のとおり返還した過去年分の過大請求額については、その該当する年分の収入金額はそのままの計算とされます。その該当する年分の社会保険診療報酬が減額されたことにより、その該当する年分の措置法26条の規定が更正の請求又は減額更正（通則法26条）ないしは嘆願によって適用を受けることが可能かどうかですが、措置法26条は、確定申告書（期限内申告書及び期限後申告書をいいます）に記載された場合が要件（措法26条③）となっています。ただし、税務署長が、やむを得ない事情があると認めるときは、修正申告書又は更正の請求書において、この特例を適用することができる（措法26条④）宥恕規定が設けられています。しかし、本件の場合は、この宥恕規定は認められないものと考えられます。

次に過去年分の過大請求額の返還は、本年の社会保険診療報酬から相殺されて、社会保険診療報酬支払基金から振込みがされますが、本年分の収入金額は、その返還請求された相殺前すなわち総額主義で本年の社会保険収入金額を計算することになります。個人の医療機関は十分に注意して措置法26条の適用を考えてください。

次に返還した本件過大請求額は本年分のどの収入金額の必要経費に該当するかを検討してみます（措置法26条を適用する場合に注意が必要です）。

ⅰ　不当請求の場合

　診療行為を行い，しかし社会保険診療報酬としては請求できないものを社会保険診療報酬として請求したものは，その返還額は，自由診療収入に係る当年分の必要経費と考えられます。

ⅱ　不正請求

　診療行為を行っていないのに，診療行為を行ったものとして請求したものについては，雑収入に係る当年分の必要経費と計算されると考えられます。

② 返還債務について課される加算金の処理

　本件加算金は，医療機関が保険者に対し，故意又は重大な過失によって他人の権利を侵害したことにより支払う損害賠償金の性質を有すると解されることから，必要経費には算入できないこととなります。

⑵ **法　人　税（医療法人である場合）**

　法人の各事業年度の所得の金額の計算上，当該事業年度の損金の額に算入すべき金額は，別段の定めがあるものを除き，売上原価等，販売費，一般管理費その他の費用（債務確定主義），損失（資本等取引以外の取引）の額とされます。この場合の損金には，偶発的原因による損失等が含まれ，企業会計において一般に用いられる損失の概念と同じようなものと解され，当該事業年度の損金の額に算入されることになります。

① 不当利得返還請求額

　法人が，その業務の遂行に関連して他の者に与えた損害につき賠償をする場合において，当該事業年度終了の日までに，その賠償すべき額が確定していないときであっても，同日までにその額として相手方に申し出た金額に相当する金額を当該事業年度の未払金に計上したときは，これを認めるものとします。

② 返還債務について課される加算金の処理

　本件加算金の制度は，その法的性格は医療機関が返還金に対して支払うべき遅延利息等，不正行為に係る保険者に対する損害の賠償と考えられます。

　したがって，法人が支出する費用等のうち，不正行為に係る罰金及び科料並びに過料の費用については，損金の額には算入されないものに該当すると思料します。

7 具体的調査手法（主に自費診療収入）

(1) レジペーパーとのチェック

　レジペーパーと窓口日計表が合致しているかチェックされますので，窓口の金銭差額を明確にしておく必要があります。

　窓口担当者の机の中に徴収差額の小銭を置いてないようにします。

(2) 整形外科の場合

① 資料箋とのチェック

　損害保険会社からの支払調書との突合が行われます。注意を要することは，事務長等の横領等です。例えば損害会社からの振込先が院長の周知しない銀行になっていることがあります。

② 横領の認定賞与

　横領事件は認定賞与として取り扱われます。

法人税基本通達

（損害賠償金等の帰属の時期）

２−１−43　他の者から支払を受ける損害賠償金（債務の履行遅滞による損害金を含む。以下２−１−37において同じ。）の額は，その支払を受けるべきことが確定した日の属する事業年度の益金の額に算入するのであるが，法人がその損害賠償金の額について実際に支払を受けた日の属する事業年度の益金の額に算入している場合には，これを認める。

> （注） 当該損害賠償金の請求の基因となった損害に係る損失の額は，保険金又は共済金により補てんされる部分の金額を除き，その損害の発生した日の属する事業年度の損金の額に算入することができる。

法人税基本通達
（回収不能の金銭債権の貸倒れ）

９－６－２　法人の有する金銭債権につき，その債務者の資産状況，支払能力等からみてその全額が回収できないことが明らかになった場合には，その明らかになった事業年度において貸倒れとして損金経理をすることができる。この場合において，当該金銭債権について担保物があるときは，その担保物を処分した後でなければ貸倒れとして損金経理をすることはできないものとする。

（注）　保証債務は，現実にこれを履行した後でなければ貸倒れの対象にすることはできないことに留意する。

---

③　産婦人科

比較的大規模の産婦人科は，料調の調査が入りやすいといえます。しかし，ポイントは，入院台帳のチェックとアウス（法律により県に届け出ている，及び患者の同意書がある）と麻酔薬との突合です。このように書類により収入が確認されることを指導してください。

④　入　　　院

室料差額収入については，その医療機関の入院患者台帳（ナースステーションに備え付けてある）及び入院規程により調査が行われます。

(3)　その他医業外収入

医療機関が所有・管理する自動販売機売上については，期中においては，現金回収基準によっていますが，決算期末日においては，必ず自販機内の現金回収を指導します（駐車場の管理についても同じです）。

収入については，医業未収金の項も参照して下さい。

【参考事例】
質疑応答事例（法人税）

医療保険行の範囲（休日・夜間診療）

【照会要旨】
　次のような形態による休日・夜間診療は，収益事業に該当しますか。
1　（社）A医師会が病院等を所有し，患者から診療費を徴収している場合
2　次に掲げる場合において，（社）A医師会が事務費等として収入の全部又は一部を留保しているとき
　イ　市等と（社）A医師会とが契約を締結し，市等の所有する病院等に輪番で医師を派遣している場合
　ロ　（社）A医師会が，市等からその所有する病院等の経営を依託され，自己の計算で管理，運営している場合
　ハ　医師が自己の病院等で自己の責任と計算において輪番に従事している場合

【回答要旨】
1について
　医療保健業に該当し，法人税法施行令第5条第1項第29号のイからヨまで（収益事項に該当しない医療保健業）に該当しない限り，収益事業となります。
　この場合，法人税法施行令第5条第1項第29号ヲに係る法人税施行規則第5条第4号《収益事業に該当しない医療保健業の要件》の要件を満たすかどうかの判定に当たっては，①その医師会病院等で診療を受けた患者でその受診の時において当該医師会病院等を開設する（社）A医師会の組織されている区域又は隣接地域に住所又は居所を有するもの及び②かつて地域医師の診療を受けたことのある患者《当該地域医師に診療を依頼した者で医師会の病院等へ転院された者を含みます。》は同号の「地域医師の当該診療を受けた患者でその後引き続き当該地域医師によって主として診療されるもの」に該当するものとして取り扱って差し支えありません。
2について
　その実態により，次のいずれかとなります。
　イ　市等と（社）A医師会とが契約を締結し，市等の所有する病院等に輪番で医師を派遣している場合……医師のあっせんであり，収益事業たる周旋業に該当します。

ロ　（社）A医師会が，市等からその所有する病院等の経営を依託され，自己の計算で管理，運営している場合……収益事業たる医療保健業に該当します。
　ハ　医師が自己の病院等で自己の責任と計算において輪番に従事しているような場合……その従事した医師の収入となります。
【関係法令通達】
法人税法施行令第5条第1項第29号
法人税法施行規則第5条
法人税基本通達15－1－63
（注）　平成16年10月1日現在の法令・通達等に基づいて作成しています。
　この質疑事例は，照会に係る事実関係を前提とした一般的な回答であり，必ずしも事案の内容の全部を表現したものではありませんから，納税者の方々が行う具体的な取引等に適用する場合においては，この回答内容と異なる課税関係が生ずることがあることに注意してください。

休日診療の輪番制

　輪番制により自己の診療所を開き，診療行為を行い，休日診療を行った者に対し，保険診療報酬の請求分とは別に地方公共団体から委嘱料の支払を受けた場合の当該収受した委嘱料は当該事業の遂行に付随して生じた収入とされ，その他医業収入（又は雑収入）として事業所得の総収入金額を構成します。
　医師又は歯科医師が地方公共団体の開設する施設において，休日，祝日又は夜間に診療等を行うことにより支給を受ける委嘱料等は，給与所得に該当します。

(4)　**棚卸資産の自家消費・贈与等**

　薬品，診療材料等の自家消費は次によります。
① 棚卸資産等の自家消費の場合の総収入金額算入
　居住者が棚卸資産及びこれに準ずる資産として次に掲げる資産「譲渡所得の基因とされない棚卸資産に準ずる資産」（山林を除く）を家事のために消費した場合又は山林を伐採して家事のために消費した場合には，その消費した時におけるこれらの資産の価額に相当する金額は，その者のその消費した日の属する年分の事業所得の金額，山林所得の金額又は雑所得の金額の計算上，総収入

金額に算入します（法法39，法令81・86）。

㋑	不動産所得，山林所得又は雑所得を生ずべき業務に係る棚卸資産に準ずる資産
㋺	不動産所得，事業所得，山林所得又は雑所得を生ずべき業務の用に供した減価償却資産で，使用可能期間が１年未満であるもの又は取得価額が10万円未満である少額の減価償却資産に該当するもの（取得価額が10万円未満であるもののうち，その者の業務の性質上基本的に重要なものを除く。）
㋩	減価償却資産で≪一括償却資産の必要経費算入≫の規定の適用を受けたもの（その者の業務の性質上基本的に重要なものを除く。）

　（注）　㋺の「10万円」は，個人が平成11年１月１日以後に譲渡する②に掲げる減価償却資産について適用し，個人が同日前に譲渡をした改正前の減価償却資産については，なお従前の例（「20万円」）による（平10改令附５）。

② 　家事消費又は贈与等をした棚卸資産の価額
　①に規定する消費又は贈与，遺贈若しくは譲渡における資産の価額に相当する金額は，その消費等をした資産がその消費等をした者の販売用の資産であるときは，当該消費等の時におけるその者の通常他に販売する価額により，その他の資産であるときは，当該消費等の時における通常売買される価額によることとされます（所基通39－１）。

③ 　家事消費等の総収入金額算入の特例
　事業を営む者が①に規定する棚卸資産を自己の家事のために消費した場合又は②に規定する贈与若しくは遺贈をした場合において，当該棚卸資産の取得価額以上の金額をもってその備え付ける帳簿に所定の記載を行い，これを事業所得の金額の計算上総収入に算入しているときは，当該算入している金額が，②に定める価額に比し著しく低額（おおむね70％未満）でない限り，②にかかわらずこれを認めることとされます（所基通39－２）。

【参考資料】 開業に際して関係者から受領した祝金の処理
1 事　　案
(1) 事案の概要
　本件は，小児科医である審査請求人（以下「請求人」という。）が開院に際して受領した祝金（以下「本件祝金」という。）が個人又は法人からの贈与であり，所得税法上，非課税所得あるいは一時所得に該当するか（請求人），又は事業に附随して生じた収入としての事業所得に該当するか（原処分庁）を争点とする事案である。
(2) 基 礎 事 実
　請求人は，平成11年8月9日に個人で小児科医院「Dクリニック」を開業しており，その事業は医療保健業に該当する。
2 判　　断
　本件審査請求の争点は，本件祝金が非課税所得あるいは一時所得に該当するか，又は事業所得に該当するかにあるので，以下審理する。
(1) 認定事実
　当審判所の調査によれば，次の事実が認められる。
　イ　本件パーティは，医師等の同業者，医薬品関係者及び医療関係者に開院したことを知ってもらい，今後の診療活動がスムーズに行われることを目的に開催されている。
　ロ　本件パーティの出席者は，すべて請求人の事業関係者である。
　ハ　本件祝金は，本件パーティへ出席した一部の者から総額で20万円を請求人が受領し，請求人は，その全額を当該年分の事業所得の総収入額から除外するとともに本件パーティに係る費用を必要経費に算入して申告してる。
(2) 関係法令等
　イ　所得税法第9条第1項第15号は「相続，遺贈又は個人からの贈与により取得するものについては，所得税を課さない。」旨規定している。
　　また，相続税法第1条の2は「贈与に因り財産を取得した個人は贈与税を納める義　務がある。」旨規定している。
　　所得税法が個人からの贈与について所得税を課さないとしているのは，贈与税との二重課税を防止する趣旨のものであると解される。
　　さらに，贈与税の課税対象とされる贈与とは，一般に民法上の贈与（無償契約）であると解されているが，受贈者の事業に関して取引先等から受ける贈与

については，取引先等である贈与者は，交際費，広告宣伝費等として支出することが多く，典型的な無償契約とは異なるものである。また，贈与税は相続税を補完する性格を持つ税として設けられたことからみても，事業に関して取引先等から受ける贈与については，贈与税課税になじまないといえる。

なお，法人からの贈与により取得した財産は，贈与税の課税価額に算入しないこととされているが，この規定も，相続税を補完する性格を持つ贈与税の課税になじまないという趣旨で設けられているものである。

ロ 所得税法第27条「事業所得とは，農業，漁業，製造業，卸売業，小売業，サービス業その他の事業で政令で定めるものから生ずる所得（山林所得又は譲渡所得に該当するものを除く。）をいう。」と規定している。

「生ずる所得」と規定しているのは，事業が総合的な活動であることに着目して，たとえ個々の所得発生の基因となった事実を見れば事業所得以外の所得とされるものであっても，事業の遂行に伴って本来企図した収入以外の収入が附随することが少なくないから本来の事業活動による収入のほか，事業の遂行に附随して生ずる収入については，当該附随して生ずる収入に係る必要経費の有無にかかわらず，事業用資金の運用果実としての利子所得や配当所得など所得税法上特別に提供されているものを除き，事業所得の総収入金額に含める趣旨であると解される。

ハ 所得税法第34条「一時所得とは，利子所得，配当所得，不動産所得，事業所得，給与所得，退職所得，山林所得及び譲渡所得以外のうち，営利を目的とする継続的行為から生じた所得以外の一時の所得で労務その他の役務又は資産の譲渡の対価としての性質を有しないものをいう。」と規定している。

一時所得とは，一時的，偶発的に生じた所得で，しかも，他の所得区分に該当しない所得であると解される。

(3) 原処分について

イ 民法は，私人間の法律関係を規律するという見地に基づいた定めであるのに対し，租税法は，収入の経済的実質を重視し，担税力に応じた課税の実現を期すものであることから，租税法上の贈与の概念は民法上の贈与の概念とは別異に解すべきである。

ロ ところで，本件祝金は，請求人が新たに事業として医療保健業を開業したことに伴い請求人の事業関係者から受領したものであることから，経済的実質から見れば事業の遂行に附随して生じた収入というべきであり，租税法上，この

ような収入についてまで贈与と解するのは担税力に応じた公平な税負担の見地からも相当でなく，上記(2)のイの相続税法及び所得税法にいう贈与には該当せず，非課税所得には当らないと解するのが相当である。

　　また，本件祝金は，上記(2)のロの規定から事業所得に該当し，ハの規定から一時所得には該当しない。

ハ　以上のとおり，本件祝金は，事業の遂行に附随して生じた収入として事業所得に該当し，非課税所得又は一時所得には該当しない。

(所得税　平成14年1月23日裁決)

【アドバイス】

　開業に際には，その周辺の関係者に院内披露をして，最新の医療機器の設置をアピールすることを薦めます。その際に小パーティの開催と小土産を持ち帰ってもらうようアドバイスするとよろしいでしょう。その招待の際，祝金は辞退する旨明確にしてください。患者増へつながるものと確信します。

【図表3-21】 収入金額と申告書のチェックポイント

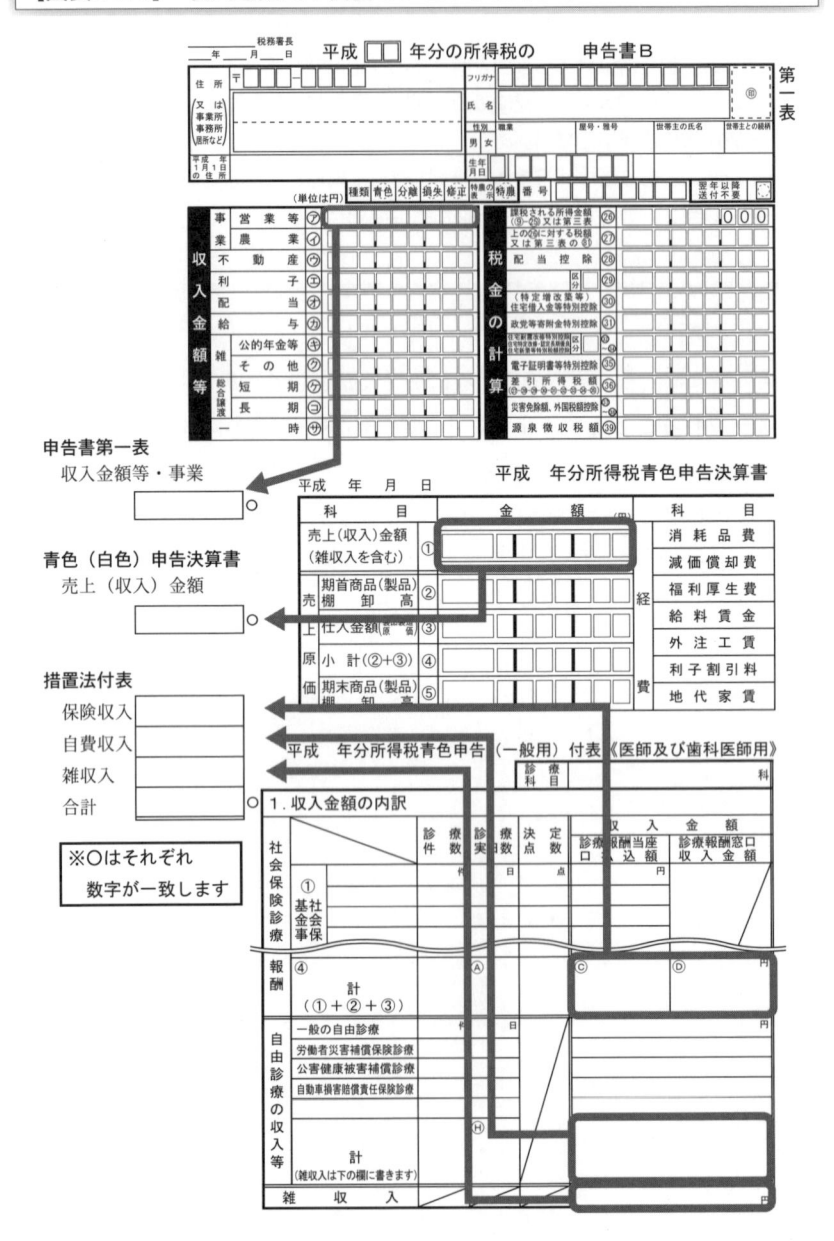

申告書第一表
　収入金額等・事業

青色（白色）申告決算書
　売上（収入）金額

措置法付表
　保険収入
　自費収入
　雑収入
　合計

※○はそれぞれ数字が一致します

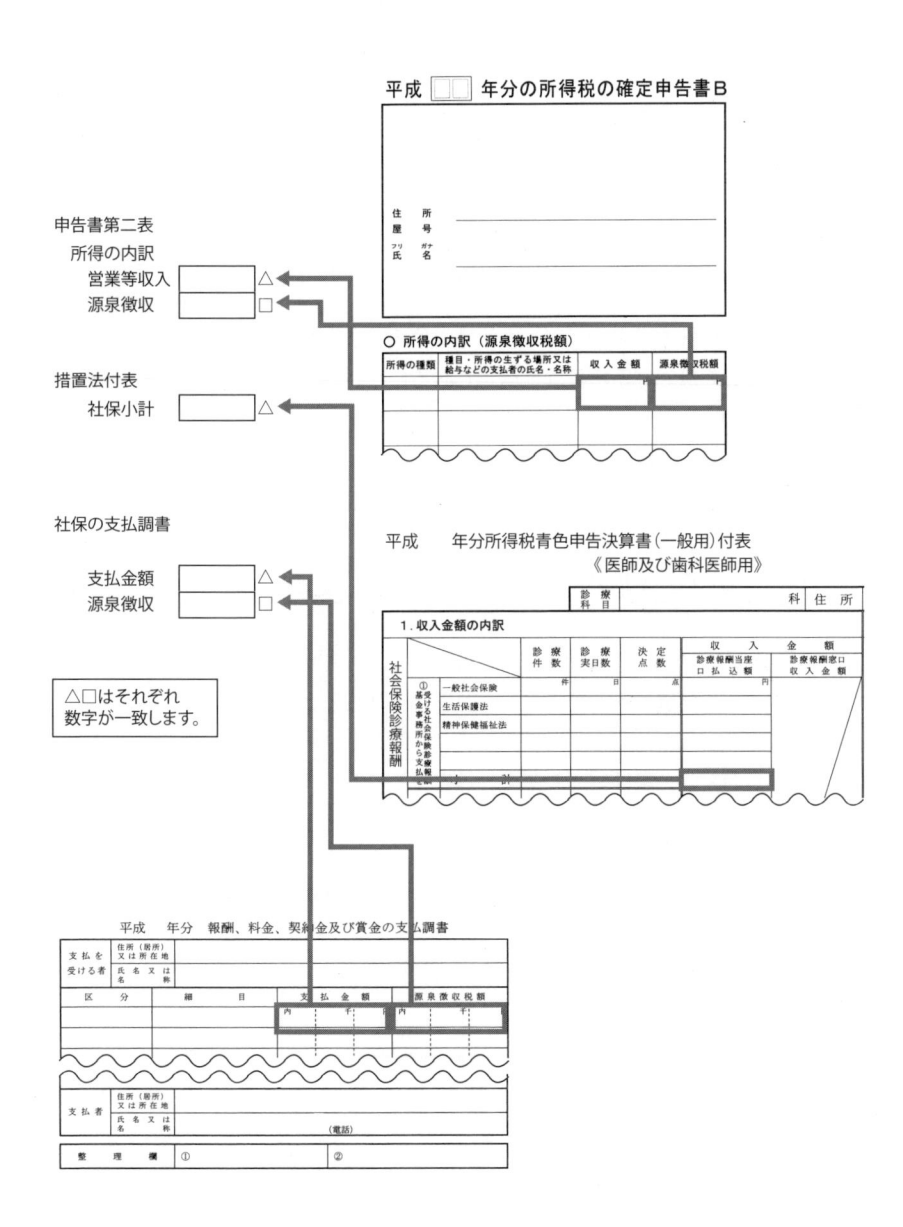

第3章 勘定科目別税務調査のポイント

平成　　年分の所得税の確定申告書B

住所
屋号
フリガナ
氏名

申告書第二表
　所得の内訳
　　営業等収入　□△
　　源泉徴収　　□□

○ 所得の内訳（源泉徴収税額）

所得の種類	種目・所得の生ずる場所又は給与などの支払者の氏名・名称	収入金額	源泉徴収税額

措置法付表
　社保小計　□△

社保の支払調書
　支払金額　□△
　源泉徴収　□□

△□はそれぞれ
数字が一致します。

平成　年分所得税青色申告決算書(一般用)付表
《医師及び歯科医師用》

診療科目　　　　科　住所

1．収入金額の内訳

社会保険診療報酬		診療件数	診療実日数	決定点数	収入金額 診療報酬窓口払込額 / 診療報酬窓口収入金額
①受ける社会保険事務所又は基金の名称	一般社会保険	件	日	点	円
	生活保護法				
	精神保健福祉法				

平成　年分　報酬、料金、契約金及び賞金の支払調書

支払を受ける者	住所(居所)又は所在地			
	氏名又は名称			
区分	細目	支払金額	源泉徴収税額
		内　　千	内　　千

支払者	住所(居所)又は所在地	
	氏名又は名称	(電話)

| 整理欄 | ① | ② |

－ 203 －

(5) 役員報酬と賞与・退職金8つのチェック

　医療機関では，役員の報酬と賞与が一般管理費のうちで大きな比重を占めており，また，利益操作に利用されている面も少なくないようです。したがって，役員に対する次の諸点については，平素から処理を間違えないようにしておき，関係資料の整備なども行って，調査官の疑問に即答できるようにしておかなければなりません。

チェック項目	YES	NO
1　理事長及び理事（以下役員）の報酬の金額は適正である。		
2　理事長の親族である役員は社員でもあること。		
3　役員に対し臨時で支払われたもの，また，期の途中で増額したり遡及して報酬の支給をしていない。		
4　役員に対し現物給与とみなされる経済的利益を与えていない。		
5　役員に対し長期未払い報酬はない。		
6　役員賞与は損金に算入されていない。 　（事前届出確定給与は慎重に）		
7　役員に対し経済的利益で賞与とされるようなものはない。 　（同上）		
8　役員退職金の金額は妥当である。（後記）		

第4章

個別事業の具体的検討

　本章では，開業医・医療法人をめぐる税務調査にあたって，事前に検討し，頭にいれておくべき個別具体的な論点をとりあげます。

　各論点については，主に根拠となる法令や通達などから検討するもの，重要な判例・裁決例を用いて課税庁の考え方や審判所等の判断を左右するポイントを検討するもの等様々ですが，理事長やその親族に対する報酬，MS法人との取引といった筆者の経験上，調査で指摘されやすい事項を取り上げていますので，クライアントの医療機関の現状におきかえて確認してみてください。

1 医療法人等の理事等の報酬

　所得の発生原因たる収入，必要経費，収益，費用等の主要事実の証明責任の所在は納税者側と課税庁側どちらに存在するかについては，「所得の存在およびその金額について決定庁が立証責任を負うことは，いうまでもないところである」（最判昭和38年3月3日税資37号171頁）と判示されているとおり，課税庁側にあるといえます（参考：税大論叢17号，50号）。

> 【POINT】
> ① 医療法人には，法律上の規定から，(イ)通常の医療法人，(ロ)特定医療法人，(ハ)特別医療法人の3形態があり，それぞれにおいて，役員報酬についての留意点があります。
> ② 通常の医療法人においては，剰余金の配当禁止，業務を行うために必要な施設，設備又は資金保有との関係などに注意しなければなりません。
> ③ 特定医療法人においては，役職員1人当たりの給与総額が3,600万円を超えないことなどが定められています。
> ④ 特別医療法人においては，法人の役員という地位のみに基づき過大な給与を支払うことを禁じています。及び特定医療法人と同等の要件を付すことが厚生労働省から都道府県へ通知しています。
> ⑤ 医大に在学中の子弟への，役員報酬や学費の支払については，税務上のトラブルになることが多いので，十分留意すべきです。

1 医療法人の形態

　医療法人としての形態において，成立ちや性格で次の三つの形態に区分されます。

(1) 医療法人

　医療法人とは，医療法39条により病院又は診療所等を開設しようとする社団又は財団で，医療法の規定により，都道府県知事の認可を受けて法人として設立されたものをいうとし，これを通常の「医療法人」と称します。

(2) 社会医療法人

　公益性の強い医療法人として社会医療法人が創設され，同族関係人による医療法人の運営を完全に廃除しています（医療法42の21）。

(3) 特定医療法人

　「特定医療法人」とは租税特別措置法67条の2における，財団たる医療法人又は社団たる医療法人で持分の定めがないもので，患者40人以上の入院が可能（又は救急有床診療所）で厚生労働大臣の証明の交付を受けた一定の要件を満たすものとして，国税庁長官の承認を受けたものをいいます。

　以上のように医療法人は，一般的な医療法人と，社会医療法人並びに特定医療法人が存在します。

　理事長等の報酬については下記に，①通常の医療法人（以下「医療法人」という），②特定医療法人について順番に記述し，その他特殊な法人として④社会福祉法人，報酬関係の留意点として⑤医大に在籍中の役員報酬，⑥役員又は使用人の子弟に対する学資金の支給についてまで解説します。

2　一般的な医療法人の理事長の報酬

> 【設例】
> 　当医療法人において，理事長報酬を月額500万円（年額6,000万円）を支給しています。このたび月額1,000万円（年額1億2,000万円）に改訂したいと思いますが，法人税法上損金は可能でしょうか。

(1) 税法上の取扱い

　法人税法34条（過大な役員報酬等の損金不算入）では，内国法人がその役員に対して支給する報酬の額のうち不相当に高額な部分の金額として次に定める金額は，その内国法人の各事業年度の所得の金額の計算上，損金の額に算入しないとしています。

① 実質基準

　実質基準による報酬とは，「当該役員の職務の内容，その内国法人の収益及びその使用人に対する給料の支給の状況，その内国法人と同種の事業を営む法人でその事業規模が類似するものの役員に対する報酬の支給の状況等に照らし，当該役員の職務に対する対価として相当であると認められる金額」で，それを超える部分の金額が過大役員報酬とされます。

② 形式基準

　形式基準による報酬とは，「定款の規定又は株主総会，社員総会若しくはこれらに準ずるものの決議により報酬として支給することができる金額の限度額を定めている内国法人が，各事業年度においてその役員に対して支給した報酬の額に規定する使用人としての職務を有する役員に対して支給する報酬のうちその使用人としての職務に対するものを含めないで当該限度額を定めている内国法人については，当該職務に対する報酬として支給した金額のうち，他の使用人に対する給料の支給の状況等に照らし当該職務に対する報酬として相当であると認められる金額」で，それを超える部分の金額が過大役員報酬とされます。

(2) 医療法上の取扱い

① 剰余金配当禁止との関係

　医療法54条において，「医療法人は，剰余金の配当をしてはならない。」という規定があります。この条文は，医療法人の剰余金の配当を禁止したものです。

　「剰余金の配当」とは，損益計算上の利益金を医療法上の役員に対して分配することです。営利行為を否定されている医療法人は，剰余金の配当を禁止されている結果，剰余金が生じた場合には，施設の整備・改善その他積立金として留保すべきことになります。その他医療法人の子法人化も剰余金の配当禁止に抵触し禁止となります。

　重要なことは，配当ではないが事実上利益の分配とみなされる行為も禁止されている点です。つまり，高額な役員報酬は事実上の剰余金配当とみなされると考えられ，この点からもチェックを受けます。

② 医療法人の資産保有との関係

　医療法人施行規則30条の34は、「医療法人は、その開設する病院、診療所又は介護老人保健施設の業務を行うために必要な施設、設備又は資金を有しなければならない」としています。そうすると、前述の高額な医療法人の役員報酬が医療法人の剰余金配当禁止規定に抵触するという点は、当該医療法人の資産保有をクリアすれば、相当な役員報酬として剰余金配当禁止に抵触しなくなるという考え方もあるのではないでしょうか。

(3) **参考となる判決**

① 　東京高裁昭和34年11月17日判決

　「私法上法人における役員の報酬の額は、定款に定めのないかぎり社員総会において自由にこれを決し得るものであるが、役員の報酬は法人の計算上は損金と計上され、報酬を増加させれば損金が増し利益金が減少して社員の利害と衝突するから、一般に非同族法人においては社員の利益追求上役員の報酬額はおのずから一定の適正額にならざるを得ないものであるが、これに反し同族法人がその役員に支給した報酬の額が、その同族法人と業種・業態・規模・業績等の類似する一般非同族法人が当該同族法人の役員と地位・経験・能力・勤務の状況等の類似する役員に対し通常支給するであろうと認められる報酬額を適正額と認めるのを相当と解する。したがって、その適正額に比較して多額に失し、しかもそれを是認する特別の事情が認められる場合に限り同族会社の行為計算の否認規定が適用される。」（東京高裁昭和34年11月17日・行集10巻12号2392頁）

② 　名古屋地裁平成6年6月15日判決等

　「役員の職務の内容、当該法人の収益及び使用人に対する給料の支給の状況という判断基準は納税者自身において把握している事柄であり、同業種、類似規模の法人の役員報酬の支給状況についても入手可能な資料からある程度予測できるものであるから、相当であると認められる金額を超える部分であるか否かは、納税者においても判断可能であるといえる。このことを考慮すると、本件年度においては、役員報酬の決定に当たっては、収入金額の増加（約1.43

倍）を基本とし，これに粗利の増加（約2.25倍）を加味して行うのがもっとも合理的と考えられる。そうすると，役員報酬については，前年度の1.5倍までの範囲で増額された場合には相当な報酬の範囲内にあるものといえる。ここに，役員の報酬が類似法人の役員の平均報酬額を下回るのが相当であるとすべき特段の事情を認めることはできない。」（名古屋地判平成6年6月15日・税資201号485頁，名古屋高判平成7年3月30日・税資208号1081頁，最判平成9年3月25日・税資222号1226頁）。

(4) 設例の検討

① 医療法人役員報酬適正額の考え方

　医療法人の役員報酬の過大性について，裁判で争われた事例を筆者は知りません。しかし，前述した判示は，役員報酬の適正額ひいては，医療法人理事の報酬額の認定方法において実務上参考になるものと考えます。

　例えば，役員である奥さん（社員であることを勧めます）の勤務実態の説明と勤務実態の証明を要求され「勤務実態を証明できなければ過大報酬で否認します。」と言われたとき，この勤務実態の証明責任（又は立証責任）は，前述のとおり，原則として課税庁側が負担することになるとされています（税大論叢17号，50号）。

　特に医療法人の社員は本件医療法人の重要な事項の議決権者（医療法48の3⑦）です。役員は業務執行（事務処理）者ですが，重要事項は，社員総会で委任された事項でない限り，社員が議決するということになりますから社員は重大な任務を帯びることになります。

　社員総会は，あらかじめ通知した事項についてのみ議決をし（医療法48の3⑧），社員総会に出席しない社員は，書面でも議決をすることができます（医療法48の4②）。

　理事報酬の高額否認については，課税庁の立証責任の問題が生じますので，まず，

　　① いくらが適正ですか。

　　② その根拠はありますか。

と必ず質問することが大切です。

　なお，厚生労働省は，「医療法人の非営利性の確保状況等に関する調査について」を各都道府県，地方厚生局に送付し，事実上の剰余金配当に準ずる高額の役員報酬の状況について調査に踏み出しました。今後の調査結果が待たれるところです。

　参考までに，一人医師医療法人の理事長報酬の平均額は月額約250万円というデータもあります（厚生労働省：医療経済実態調査）。

② 報酬額設定の留意点

　上記の判示から注意すべき点としては，当初の医療法人設立認可申請の際に提出する設立後2期分の事業計画の予算書作成において，役員報酬の額を慎重に定める必要があるといえます。つまり設例における前期比役員報酬増額2倍は相当な役員報酬の増額を超える取扱いとなると考えられます。

3　医療法人の理事報酬の考え方

　税法上の役員については「法人の役員とは，使用人以外の者で，その法人の経営に従事しているもの」と規定をされており，医療法上の役員とは理事及び監事をいうとされています。理事長の親族（配偶者及び親や子供等）を役員にして，理事報酬を支払っていることがありますが，この場合は，次の事項を厳守してください。

① 役員会に出席又は理事会議事録を承知して議事録に押印してください。
② 医療法人の重要な審議事項には，極力参加してください。役員の方につきましては，医療法人への出勤は義務とされませんが，上記①につきましては，持ち回りでもかまいませんので記名押印をお願いします。
③ 理事報酬の適正額

　上記①及び②によりまして，経営に従事していることとなりますので，次は，理事報酬の適正額ということになりますが，この適正額は医療法人に対する付加価値すなわち新たに付け加えられた価値（例えば専門医としての能力，経営能力，財務能力，営業能力等を主張してください。よって学生は認められませ

ん）によって課税庁は判断しますので，この場合は事実認定ということになります。仮に，理事報酬を否認することがある場合は，課税庁側に立証責任があるということになります。

(1) 医療法人の社員の職務①（理事の過大報酬について）

理事が，かつ社員である場合にその理事について，理事報酬が過大であると指摘された場合には，次に掲げる社員の役割を十分理解し，かつ説明してください。

① 議案の決議の方法（重要）

【社団医療法人】

> （社員総会）
> 医療法48条の3　社団たる医療法人は，社員名簿を備え置き，社員の変更があるごとに必要な変更を加えなければならない。
> 2　社団たる医療法人の理事長は，少なくとも毎年1回，定時社員総会を開かなければならない。
> 3　理事長は，必要があると認めるときは，いつでも臨時社員総会を招集することができる。
> 4　議長は，社員総会において選任する。
> 5　理事長は，総社員の5分の1以上の社員から会議に付議すべき事項を示して臨時社員総会の招集を請求された場合には，その請求のあった日から20日以内に，これを招集しなければならない。ただし，総社員の5分の1の割合については，定款でこれを下回る割合を定めることができる。
> 6　社員総会の招集の通知は，その社員総会の日より少なくとも5日前に，その会議の目的である事項を示し，定款で定めた方法に従ってしなければならない。
> 7　社団たる医療法人の業務は，定款で理事その他の役員に委任したものを除き，すべて社員総会の決議によって行う。

> 8　社員総会においては，第六項の規定によりあらかじめ通知をした事項についてのみ，決議をすることができる。ただし，定款に別段の定めがあるときは，この限りでない。
> 9　社員総会は，定款に別段の定めがある場合を除き，総社員の過半数の出席がなければ，その議事を開き，議決することができない。
> 10　社員総会の議事は，定款に別段の定めがある場合を除き，出席者の過半数で決し，可否同数のときは，議長の決するところによる。
> 11　前項の場合において，議長は，社員として議決に加わることができない。

上記，医療法48条の3（社員総会）において，社団医療法人の理事長には，①社員総会の招集権を与え，②社員総会においては，あらかじめ通知をした事項についてのみ決議すること，医療法人の開設者は医療法人の理事長であることからすると医療法人と理事長は一体であると考えられます。次に社団医療法人にあっては，当該医療法人の業務は原則として，全て社員総会の決議によって行うこととしています。ただし，人事の任免に関しては理事会の議決を経ること（医療法人運営管理指導要綱より）とされています。社団医療法人の社員の資格喪失は厚生労働省のモデル定款によれば，①除名②死亡③退社と限定され，①の除名については社員たる義務を履行せず本社団の定款に違反し又は品位を傷付ける行為のあった者となっていますので，社員総会での除名は現実的にできないこととなります。以上が社団医療法人の特異な制度となります。

> **医療法**
> 48条の4　社員は，各一個の議決権を有する。
>
> 44条　医療法人は都道府県知事の認可を受けなければ，これを設立することができない。
> 2　医療法人を設立しようとする者は，定款をもって，少なくとも次に掲

げる事項を定めなければならない。
七　社団たる医療法人にあつては，社員総会及び社員たる資格の得喪に関する規定
十　定款又は寄附行為の変更に関する規定

（定款の規定）⇒医療法人は定款だけで全てが保障されている（ただし税は税法）

医療法

50条　定款又は寄附行為の変更（厚生労働省令で定める事項に係るものを除く。）は，都道府県知事の認可を受けなければ，その効力を生じない。

2　都道府県知事は，前項の規定による認可の申請があつた場合には，第45条に規定する事項及び定款又は寄附行為の変更の手続が法令又は定款若しくは寄附行為に違反していないかどうかを審査した上で，その認可を決定しなければならない。

会社法

（株主総会の決議）

第309条　株主総会の決議は，定款に別段の定めがある場合を除き，議決権を行使することができる株主の議決権の過半数を有する株主が出席し，出席した当該株主の議決権の過半数をもって行う。

2　前項の規定にかかわらず，次に掲げる株主総会の決議は，当該株主総会において議決権を行使することができる株主の議決権の過半数（3分の1以上の割合を定款で定めた場合にあっては，その割合以上）を有する株主が出席し，出席した当該株主の議決権の3分の2（これを上回る割合を定款で定めた場合にあっては，その割合）以上に当たる多数をもって行わなければならない。この場合においては，当該決議の要件に

> 加えて，一定の数以上の株主の賛成を要する旨その他の要件を定款で定めることを妨げない。

② 医療法人と会社の決議の方法の相違
　医療法人の重要事項の決議方法は，社員の頭数により決することとなり，特に社団医療法人で出資持分の有る旧社団医療法人にあっては，出資社員の出資額及び社員でない出資者の出資額は医療法人の重要な決議事項に影響を及ぼさないこととなります。しかし，会社の場合は会社法による資本の論理から株主の意向により重要事項が決議されることとなります。

(2) 医療法人の社員の職務②
　社団医療法人（ほとんどの医療法人が該当）の業務は，全て社員総会の決議によって行います（医療法48の3⑦）。
　また，社員総会の議決事項において，社団たる医療法人の運用について重要な事項は社員総会の議決により行い（医療法人運営管理指導要綱の審議状況），社員は各一個の議決権を有します（医療法48の4）。
　以上のことから，社団たる医療法人の社員の役割は次の3権を有することと考えられ，社員は職責が重く，付加価値が高いことと考えられます。
　① 立法権 ── 医療法人の法律（定款）を定める権利
　② 行政権 ── 医療法人の重要事項を審議する権利
　③ 宰判権 ── 医療法人をとりしきり管理支配する権利
　社員総会は社団医療法人の最高意思決定機関であり，社員は社団医療法人の最高意思決定権者です。
　したがって，社員の人選には十分に注意してください。

(3) 医療法人の社員の職務③
① 医療法48条の3第7項について
　社団医療法人（ほとんどの医療法人が該当）の業務（日常の仕事）は，定款で理事に委任したもの（実務上は定款で委任したものはありません）を除き，全て社員総会の決議によって行うとされています。また，医療法48条の4にお

いて，社員は，社員総会での議決権は各自1個と定められています。このことが社員が当該医療法人の支配権者といわれる所以です。

② 社員の退社（厚労省のモデル定款より）

① 死亡

② やむを得ない理由のあるときは，社員はその旨を理事長に届け出て，その同意を得て退社することができる。

すなわち，社員の退社につきましては，理事長に対し「やむを得ない理由」を申述し，かつ，「理事長の同意」があって初めて退社が可能となります。このことから，社員が理事長に提出する「退社届」のみでは，社員は退社できないこととなります。ちなみに医療法人の社員とは従業員のことではありません。

(4) 医療法人の社員の職務④ －医療法人運営管理指導要綱（社員総会の議決事項抜粋）

① 毎事業年度の事業計画の決定及び変更

医療法人の業務につきましては，社員総会で決議を行うこととなっています。よって当該事業年度の事業計画の変更につきましては，臨時社員総会の開催が必要となります。

② 収支予算及び決算の決定

収支予算の決定は翌期の収支予算の話ですので決算月（例えば3月決算の場合は3月）に定時社員総会を開催する必要があります。次に，決算の決定につきましては，3月決算の例ですと翌月の4月～5月の間に当該事業年度の決定（以上は医療法51）の為に定時社員総会の開催が必要となります（ただし，定款で定時社員総会の開催が年1回とされている場合は，例外的に同日において収支予算及び決算の決定を行うこととなります）。

(5) 医療法人の社員の職務⑤ －医療法人運営管理指導要綱（社員総会の議決事項抜粋）

① 借入金額の最高限度の決定

借入金額の最大額に限らず，新たな借入を実行する場合には臨時社員総会で決議することが望ましいでしょう（本来，医療法人の業務は社員総会の決議に

よります)。
② 社員の入社及び除名
　社員の入社につきましては，臨時社員総会の開催が必要ですが，除名は医療法26条により原則として不可能と考えてください。一度社員に選任したら，死亡又は本人の退社届が理事長の同意を得た場合（モデル定款より）に限り退任が可能です。
③ その他重要な事項
　医療法人の業務すなわち，日常の仕事につきましては，原則として臨時社員総会で決議されますが，定款で理事に委任している通常の業務は例外として理事の過半数で決することとなります（医療法46条の4）。

(6) **医療法人の理事の職務①**
① 理事の選任手続
　理事は社員総会において選任します（モデル定款）。よって，理事は社員総会（定時又は臨時）で選任される必要があります。
② 理事の職務（医療法46の4）
　医療法人の業務は，理事の過半数で決することになります。よって，日常の仕事につき日頃から理事会を開催することが要求されます（ただし，業務の決議機関は社員総会にあります）。
③ 理事の職務（モデル定款より）
　理事は医療法人の業務を処理します。よって，理事は日常の通常の仕事（委任された仕事部分）をとり行う（執行する）必要があります。
　社員であり，かつ，理事でる者の業務は法律上，重責を担うこととなります。

(7) **医療法人の理事の職務②**
① 医療法人と理事長との取引注意点
　ⅰ　理事長貸付金
　　　特別利益の供与とされ好ましくありません。
　ⅱ　理事長からの借入金（医療法人運営管理指導要綱）
　　　臨時社員総会の議決を経ることが望ましいでしょう。

②　医療法人とその理事長との間で取引をする場合（医療法人運営管理指導要綱）

立場を異にする同一人が利益相反取引を行うので，特別代理人を選任します。
・土地，建物の賃貸借，売買の場合
・医療法人成りの時の負債承継の場合

③　医療法人と理事との間で取引をする場合（医療法46の４）

医療法人と理事との利益が相反する事項については，理事は代理権を有しません。

この場合においては，知事は利害関係人の請求により又は職権で，特別代理人を選任しなければならないとされています。

④　特別代理人の選任

医療法人と関係する者以外の第三者で知事の承認を得た者となります。ちなみに医療法人の理事の親族や関与税理士は認められません。

4　医療法人の役員報酬の改訂

【設例】
　毎年３月31日決算である医療法人において，定時社員総会を３月26日（事業年度最後の給与支給日の翌日）に開催し，予算の決定と翌期の理事報酬の増額改定をすることを決議しました。当医療法人の役員報酬の支給日は毎月25日となっています。その増額改訂は４月25日からと考えております。認められるでしょうか。

(1)　定期同額給与の考え方
　①　当該事業年度開始の日（４月１日）から給与改定（３月26日）後の最初の支給時期（４月25日）の前日（４月24日）までの間の各支給時期における支給額が同額⇒ゼロ
　②　給与改定（３月26日）前の最後の支給時期（３月25日）の翌日（３月26日）から当該事業年度終了の日（３月31日）までの各支給時期における支給額が同額⇒４月25日，５月25日……３月25日

③ 当該事業年度開始の日（4月1日）の属する会計期間開始の日（4月1日）から3月を経過する日（6月30日）までにされた定期給与の改定であること
④ 継続して毎年所定の時期にされる定期給与の額の改定であること

(2) 非常勤役員報酬と事前確定届出給与

事前確定届出給与（法法34①ニ）について，次に掲げる給与に該当しないものは損金に算入しないこととなります。

事前確定届出給与とは，所定の時期に確定額を支給する旨の定めに基づいて支給する給与（定期同額給与及び利益連動給与を除き①同族会社以外の法人が②定期給与を支給しない役員に対して支給する③給与以外の給与について）をいいます。すなわち，以下のように分解されます。

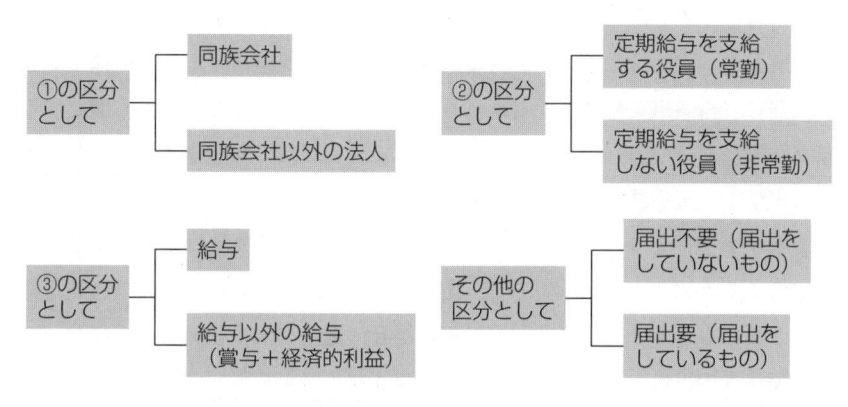

①の区分として
- 同族会社
- 同族会社以外の法人

②の区分として
- 定期給与を支給する役員（常勤）
- 定期給与を支給しない役員（非常勤）

③の区分として
- 給与
- 給与以外の給与（賞与＋経済的利益）

その他の区分として
- 届出不要（届出をしていないもの）
- 届出要（届出をしているもの）

このように考えると，事前確定届出給与とは，①医療法人が②非常勤役員（監事等）に対して支給する③賞与や経済的利益については所轄税務署長にその定めの内容に関する届出は不要ということになります。

(3) 解　説

医療法人の場合は定款（知事により認可を受けたものでなければならない）で年2回の社員総会を開催することになっています。

> 医療法
> （社員総会）
> 48条の3
> 2　社団たる医療法人の理事長は，少なくとも毎年1回，定時社員総会を開かなければならない。

　モデル定款（厚生労働省発表）においては，定期総会を毎年2回開催することを義務付けています。

(4) 役員の職務執行期間

　医療法人の定時総会年2回における「役員の職務執行期間」をどのように考えるのかについてですが，会社の場合で，通常，定時株主総会が年1回の場合は，定時株主総会の開催日から，翌年の定時株主総会の開催日までの期間であると解され，定時株主総会における定期給与の額の改定は，その定時株主総会の開催日（当該事業年度開始日から3月を経過する日までの間）から開始する新たな職務執行期間（「翌職務執行期間」）に係る報酬の額を定めるものと考えられますが，医療法人においては厚生労働省の指導要綱により，通常，定時社員総会が年2回となっています。この場合，「役員の職務執行期間」をどのように考えるかにより，「その定時社員総会の開催日から開始する翌職務執行期間」が異なることとなります。本設例の場合，定款（又は社員総会）において，「医療法人の役員の職務執行期間は，毎年4月1日から翌年3月31日までとする」旨記載があるものとして考えます。

【図表4-1】 設例図－年1回3月決算法人が毎月25日に理事報酬を支給することとしている場合において、①3月26日に開催した定時社員総会－

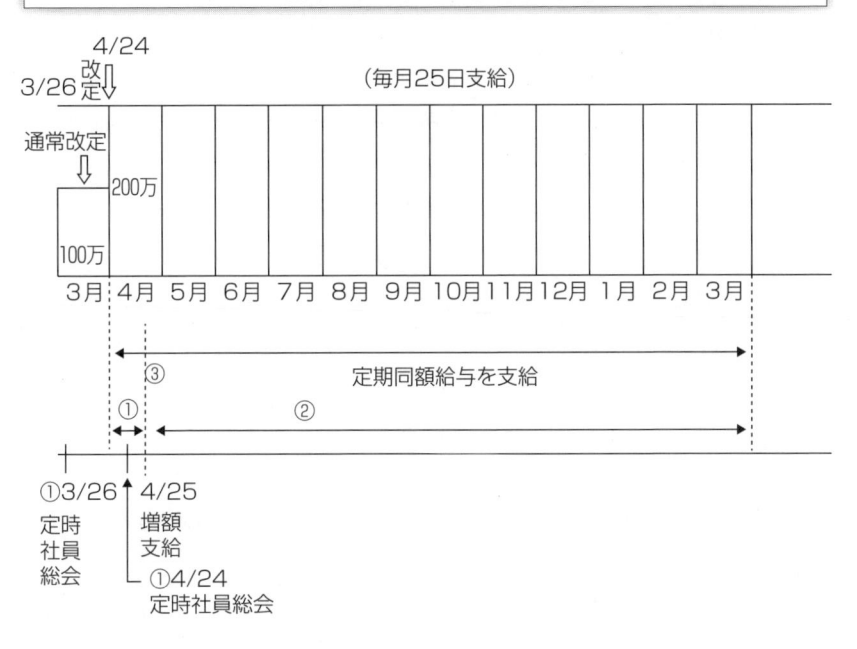

```
              4/24
              改定
       3/26    ↓              （毎月25日支給）
       通常改定
         ↓   ┌──┬──┬──┬──┬──┬──┬──┬──┬──┬──┬──┬──┐
             │200万                                      │
       ┌─────┤                                          │
       │100万│                                          │
       └─────┴──┴──┴──┴──┴──┴──┴──┴──┴──┴──┴──┴──┘
       3月 4月 5月 6月 7月 8月 9月 10月 11月 12月 1月 2月 3月
              ③              定期同額給与を支給
            ①
                        ②

       ①3/26  4/25
       定時    増額
       社員    支給
       総会    └ ①4/24
                 定時社員総会
```

　本件設例による増額改訂方法が医療法人において一般的なものと考えられるなら、定期同額給与の改定に該当すると考える余地があるかもしれませんが、当該事業年度開始の日の属する会計期間開始の日から3月を経過する日までにされた定期給与の改定には該当しないため、本件設例による増額改訂は認められないことと考えられます。

　医療法人の場合、予算の決定における社員総会を第1回目の定時社員総会と考え、2回目の決算の決定における社員総会は第2回目の定時社員総会と考えることとなります。医療法人の場合、定時社員総会を年2回開催することが義務づけられており、特に決算の決定は社員総会の議決事項と判断されます（医療法51①）。この場合、本件設例のように4月分より増額改訂したい場合には、原則として決算の決定を含めた定時社員総会を事業年度開始の日から最初の報酬支給時期の前日（4月24日）までに開催する必要があると考えます。

ただし，医療法人の予算の決定における定時社員総会の時期は問われていませんので，本件設例のように4月分より増額改訂したい場合は事業年度開始後に予算の決定と増額改訂の第1回目の定時社員総会を，4月24日（報酬最初の支給日の前日）までに開催し，決算の決定における第2回目の定時社員総会を決算期（3月31日）以後2月以内（医療法51①）に開催する方法も可能と考えられます（定款で定時総会の回数と時期がどのように記載されているか必ず確認してください）。この場合は，「(1)定期同額給与の考え方」を全部クリアしますが，注意を要するのは，継続して毎年所定の時期に予算の決定における定時社員総会を開催する必要があります。

　最後に，社員総会で役員報酬の支給（総）限度額を定め，各役員別の報酬額は理事会に委任する旨を社員総会で決議した場合には，理事会決議はこの事例の定時社員総会での決議と同様のものと思料します。

5　従業員名義口座への入金分使途不明金は役員給与とされるか

　当該入金額は当該法人の益金の額に算入されます。しかし，当該従業員の預金通帳の管理者かつ運用者が役員と特定できない場合は，役員給与となりません（福裁平成22年第3号より）。

【図表4-2】 医療法人の理事報酬と個人の医療機関の専従者給与との相違点

	社団医療法人	個人の医療機関
	社員であるかどうかで大きく違います 理事報酬の概念	青色事業専従者給与の概念（届出制）
契約形態	委任契約	労働（役務）契約
条件	理事会への出席	労働の提供が必要です。具体的には身体を使って業務に従事することとなります。
職務	委任（職務）内容を明確にして，その委任された職務の遂行が要求されます。	一日の2分の1以上就業時間の労働を要求されます。
出勤	理事は委任された職務遂行のための勤務が必要です。	毎日の出勤が必要です。
賞与	理事の賞与は認められません。 （別表四加算となります） ただし事前届出役員給与を除く。	賞与の支給は認められます。ただし青色専従者給与に関する届出書の記載内。 ・事前届出制と考えると理解しやすい。
昇給・減給	年1回となります。	税務署に届出ることにより職務内容の変更等であれば年1回とは限りません。
支給方法	未払金であっても報酬計上が必要です。	未払金計上は認められません。必ず現金支出が必要です。
適正給与	社員総会で役員の総額と各理事報酬を決定します。 実質基準は課税庁が立証責任⇒「いくらが妥当な金額ですか？」	他の職員や職務内容によるバランス（均衡）から給与が認められます。また，従業員がいない場合は他の同業種で同収入の専従者給与との均衡となります。
退職金の支給	認められます。ただし，明らかに委任された契約を退いた場合です。創業者かどうか社員であったかどうか。	いかなる事情であっても認められません。

∴ 理事長の親族に理事報酬を支払っている場合は，その者は医療法人の社員でもあることを勧めます。

【図表4-3】 医療法人と会社の主なもの比較

	出資持分有り社団医療法人	会　社
事業活動	地域医療の担い手	自社の為
設立認可	知事の認可（認可主義）	登記（準則主義）
役員	理事　3人以上 監事　1人以上	取締役　1人以上 監査役　任意
代表者	理事長は医師又は歯科医師	選出
構成員	社員　2人以上 （財団は評議員　4人以上）	株主1人以上
株主等の議決権	なし ただし，社員が各1個	原則 株式数による資本の論理
定款の効力	知事の認可	公証人役場の認証
公開・閲覧	知事に請求 ① 定款 ② 3年間の事業報告書等	決算について
剰余金の配当	禁止 必要な施設，設備，資金に充当	株主で分配可
解散・合併	総社員の同意と知事の認可	株主総会
資本金	無し（旧医療法人：有り）	有り
その他代表者との取引	特別代理人の許可	自由

【図表4-4】 医療機関の財務分析と経営分析

全体より分析

区　分	一般診療所 (個人) 入院診療あり	一般診療所 (個人) 入院診療なし	一般診療所 (医療法人) 入院診療あり	一般診療所 (医療法人) 入院診療なし
1　医業収益	162,071千円	65,416千円	260,611千円	114,587千円
2　限界利益率	81.3%	76.1%	78.8%	79.2%
3　(原価率)	(18.7%)	(23.9%)	(21.2%)	(20.8%)
4　労働分配率	42.1%	31.2%	63.2%	63.1%
5　経営安全率	26.9%	40.0%	6.5%	7.9%

全体より分析

区　分	歯科診療所 (個人)	歯科診療所 (医療法人)	保険薬局 (個人)	保険薬局 (法人)
1　医業収益	35,159千円	63,329千円	30,694千円	55,921千円
2　限界利益率	83.1%	83.6%	31.0%	32.5%
3　(原価率)	(16.9%)	(16.4%)	(69.0%)	(67.5%)
4　労働分配率	36.2%	63.6%	37.6%	53.8%
5　経営安全率	31.2%	8.1%	31.9%	16.4%

中央社会保険医療協議会資料（平成25年11月）より分析

（平成25年度）

	医療法人（病院） 100床あたり	
1．医業収益 （千円）	1,324,354	
2．限界利益率 （%）	77.1	
(3)．(医業原価率) （%）	(22.9)	
4．労働分配率 （%）	71.2	
(5)．(給与比) （%）	(54.8)	
6．経営安全率 （%）	5.7	
7．診療収益比 （%）	入院収益	外来収益
	70.0	25.5

ポイント1：入院診療収益と外来診療収益の構成比が重要であると考えます。
ポイント2：外来診療収益（入院収益なし）は，①検査の重点化，②慢性疾患患者の毎月の来院チェックを欠かさないことと考えます。

中央社会保険医療協議会「医療経営実態調査報告」（平成25年11月実施）より

6 特定医療法人における役員報酬

(1) 税法上の取扱い

　平成15年4月1日改正において，特定医療法人の承認を受けようとする法人は，納税地の所轄税務署長を経由して，国税庁長官に提出しなければならないとされました（措法67の2）。

　また，役員報酬については，特定医療法人の要件の一つ，厚生労働大臣が財務大臣と協議して定める基準として次のように定め，平成15年4月1日から適用するとされました（平成15年3月31日厚労告147号）。

(2) 役員報酬の定め

① 役職員1人につき年間の給与総額（俸給，給料，賃金，歳費及び賞与並びにこれらの性質を有する給与の総額をいう）が3,600万円を超えないこと

② 医療診療（社会保険診療，労災保険診療及び自費診療）により収入する金額が，医師，看護師等の給与，医療原価等患者のために直接必要な経費の額に1.5を乗じて得た額の範囲内であること

③ 役員等に対し，給与の支給に関して特別の利益を与えないこと

(3) 特定医療法人役員報酬適正額の考え方

　特定医療法人の役員報酬は，特定医療法人の条件として，役員1人当たりの年間給与総額の上限を3,600万円と示してあります。そして，この基準を超える役員報酬と認められる場合には，特定医療法人の承認を取り消す（措法67の2②），としている点に注意が必要です。

　その他，特定医療法人の収入金額の上限を医師等の給与の額の1.5の範囲内と定めているところから，特定医療法人の管理者は原則医師である関係から，ある程度の給与の支給を実行することにより，収入金額の上限がアップされると考えます。

　ただし，役員等以外の者と比較して，役員等のみに特別の利益（給与）を与えてはならないこととなる点は注意を要します。

7 医大に在学中の役員の報酬

(1) 税法上の取扱い

　法人税法2条15号により，役員とは，「法人の取締役，執行役，監査役，理事，監事及び清算人並びにこれ以外のもので法人の経営に従事している者」と規定しており，医大生であっても理事であれば，税法上の役員とされることになります。ただし，支給額が適正であるかが判断されます。

(2) 参考となる判決

　大学に在籍中の取締役に対して支給した役員報酬は役員としての職責，能力等から考えて，原則として損金算入が否認されます。以下判例を紹介します。

① 福岡高裁昭和40年12月21日判決

　「同族会社の代表者の子で大学に在学中の役員に対する報酬について，その子は控訴会社の業態はもとより控訴会社が如何なる問題点を包含する会社かも弁えていない状況であって，役員としての職責を遂行したことを証明するに十分な証拠はない。ここに，控訴会社がその代表者の個人経営にもほぼ等しい同族会社なればこそ，なし得たことであって，一般非同族会社では容易に見られぬ異例の現象というべきであり，本件報酬はなによりも代表者が本来個人として負担すべき学費，その他生活費を控訴会社に肩替わりさせたものと推認するに十分である。よって，本件報酬の支給は控訴会社の法人税の負担を不当に減少させる結果となることから損金計上否認の処分に違法はない。」（福岡高判昭和40年12月21日・税資41号1249頁）

② 東京高裁平成10年4月28日判決

　「控訴会社の取締役甲女は，控訴会社の取締役としての地位は名目的なものにすぎないと認められ，甲女に対する役員報酬は名目上の役員に対する報酬であり，本件役員報酬につき損金計上を否認したことは違法ではない。」（東京高判平成10年4月28日・税資231号866頁）

③　最高裁平成11年1月29日判決

「Xは控訴会社代表者の子供でありXが就学中であること，その学年次，就学の場所などに鑑みれば原判決の判示するとおりXが非常勤役員としてであっても，控訴会社の取締役等の職務を全うするのは困難な状況にあったと推認されるところ，Xが控訴会社の経営について，また，懸案事項について具体的にどのような意見を持ち対処していたのかを明らかにする証拠はなく，また，純経済人としては不合理かつ不自然な行為または計算でありここに右推認を覆し，Xが控訴会社の職務を実際に全うしていたなどと認めることはできない。そもそも取締役の職務遂行とは，経営参画の程度や取締役の責任と権限，また債務保証の現実等，総合的に判断する。ここに租税回避の措置が不当であれば，税負担等の公正を図る見地からみても，右役員報酬の損金算入を否認したことは適法である。」（東京高判平成10年4月28日，最判平成11年1月29日・税資240号407頁）

④　東京高裁昭和53年11月30日判決（一部報酬を認めた例）

「取締役丙は，控訴会社代表取締役甲の長女であって，取締役に就任当時同人は18歳であって，しかも大学（昼間）に在籍し，学業の余暇を利用して控訴会社の経理関係の帳簿の整理，自動車運転等の職務に従事していたものである。丙が控訴会社代表取締役の後継者となるものであるとしても，丙の知識，経験，取締役として就任間もない事実，勤務状況，勤務内容からみた同人の会社経営に参画する程度と，他の使用人に対する，給与の額等を考えると，丙に対して支払われるべき報酬の客観的相当額はいかに高くみても，年額60万円以上には出ないものというべきであるから，丙に対してその超える部分は不相当に高額な金額であると認めるべきである。」（東京高判昭和53年11月30日・税資103号674頁）

(3) 設例の検討

上記判例のとおり医科大学在職中の理事に対しては，勤務実態に即して支給（事実関係）され，理事の地位にあることのみによっては役員報酬は認められないこととなります。

8　役員又は使用人の子弟に対する学資金の支給

(1)　税法上の取扱い

　所得税法9条1項14号では，学資に充てるため給付される金品（給与その他対価の性質を有するものを除く）については，所得税を課さないことにしています。

　ところが，所得税基本通達9－14では「使用者から役員又は使用人に対してこれらの者の修学のため，又はこれらの者の子弟の修学のための学資金等として支給される金品（その子弟に対して直接支給されるものを含む。）は，原則として，給与に該当するのであるから，当該役員又は使用人に対する給与等として課税することに留意する」としています。

　この場合の学資金は，使用人等に支給されるものではなく，役員又は使用人である地位に基づいて支給されるものであるところから，これがその役員又は使用人に対する給与等として課税されることを明記しているわけです。ただし，その使用者が広く一般に奨学生を公募した結果，たまたまその支給を受ける者に当該者が含まれているにすぎない場合には，本来の学資金として非課税とされることはいうまでもありません。しかし，医療機関においては事実確認が難しいものと考えます。

　所得税基本通達9－15では，「使用者が自己の業務遂行上の必要に基づき，役員又は使用人に当該役員又は使用人としての職務に直接必要な技術若しくは知識を習得させ，又は免許もしくは資格を取得させるための研修会，講習会等の出席費用又は大学等における聴講費用に充てるものとして支給する金品については，これらの費用として適正なものに限り課税しなくて差し支えない。」とされています。

　これは，もともと使用者が使用人等にその職務遂行に必要な技術，知識等を収得させることを通じてその者の職務内容の質的向上を図るものであり，いわゆる社内研修により修得する技術，知識等と本質的に異ならないと考えられます。

(2) 医療法人の理事長報酬における税制上の節税効果案

　医療法人の理事長報酬は，当該医療法人に対する付加価値によって決定されます。ここに，理事長報酬額につきましては，各医療法人の事実認定ということで，報酬額の限度額にはおおよそ制限はないものと考えられます。しかし，その報酬額を多額に設定して支出することにより，当該医療法人に赤字が継続する場合には，理事長報酬額の見直しをお薦めします。次に，黒字医療法人の法人関係実効税率（国税，地方税）と理事長報酬，個人関係実効税率（国税，地方税）を比較してみます（ただし，平成23年4月1日以降改正税法によります）。

医療法人の課税所得（利益）	実効税率（二段階税率）
年800万円以下	約19%
年800万円超部分	約31%
理事長の報酬額（累進税率）	実効税率
年1,200万円（月額100万円）	約16.25%
年1,800万円（月額150万円）	約24.77%
年2,400万円（月額200万円）	約31.50%

　平成23年度税制改正によって，法人税率は引き下げられ，役員報酬の税率構造は引き上げられました。

　黒字医療法人の場合，上記比較により理事長報酬年1,800万円（月額150万円）以下が最も節税効果を得られると考えられます。次に，理事長報酬2,400万円（月額200万円）以上と設定した場合には，節税効果はないものと考えられます。よって，医療法人に，利益として積み増した方が有利となります。

　給与収入が年1,500万円超の場合は，給与所得控除（給与所得者の経費概算分）は一律245万円となります。なお，平成28年1月1日以後は次のとおりとなります。

	現　行	平成28年分の所得税	平成29年分以降の所得税
上限適用給与収入	1,500万円	1,200万円	1,000万円
給与所得控除上限	245万円	230万円	220万円

(3) 医療法人の理事長報酬の一考察

　医療法人の税率（約22％）と理事長報酬の税率を比較してありますが，平成25年1月以降給与収入が年間1,500万円超の場合に給与所得控除額が一律245万円となる改正によりまして次の表のように年税額が増加することとなります。今後は医療法人の税率と理事長報酬の税率比較及び理事長退職金の活用を総合的に検討し，理事長報酬を決めることを勧めます。

【図表4-5】　増税額試算（年間の給与収入が1,500万円超の税額増加分です）

給与収入金額（年間）	改正前	改正後（実行税率）	増加額	増税額合計（年間）
2,000万円 (月額166万円)	所得税3,678千円 住民税1,590千円	3,760千円 (26.8％) 1,615千円	82,000円 25,000円	107,000円
3,000万円 (月額250万円)	所得税7,324千円 住民税2,540千円	7,624千円 (34.1％) 2,615千円	300,000円 75,000円	375,000円
4,000万円 (月額333万円)	所得税11,124千円 住民税3,490千円	11,624千円 (38.1％) 3,615千円	500,000円 125,000円	625,000円

① 　所得控除＝所得税150万円：住民税140万円で試算しています。
② 　所得税＝復興特別所得税を加算していません。
③ 　住民税＝均等割を加算していません。
　この改正は平成25年分移行の所得税及び平成26年度以後の個人住民税に適用されます。

(4) 参考になる判決と設例の検討

前記7(2)①の判例は，子弟の修学のために支出した金員でも，当該役員の給与等として，課税される例でもあります。

> 【参考判例(1)】 徳島地方裁判所昭和62年（行ウ）第6号所得税更生処分取消請求事件
>
> 判示事項
> (1) 納税者は医療機器を昭和56年1月以降に取得したにもかかわらず，同55年中に取得したかのように帳簿書類を仮装し，同年分の租税特別措置法（昭和56年法律13号改正前）12条の2第2項による特別償却額として必要経費に算入して確定申告していた場合，重加算税（国税通則法68条1項）の賦課決定が適法とされた事例
> (2) 納税者の命を受けた事務担当者等により帳簿に虚偽の記載等がなされ，修正申告書の提出がなされた場合，重加算税（国税通則法68条1項）の賦課に当り，納税者が自らそれらの行為をしたと同視して差支えないとされた事例
> (3) 医療業を営む納税者が，専ら大学で医学の研究に従事している息子夫婦に対して支払った給料賃金のうち，業務遂行上必要と認められる金額（県立及び赤十字病院に勤務する医師で，医師としての経験が右夫婦と類似すると認められる者が支給を受ける給与の額の平均額）を超えるものは必要経費から除外すべきであるとされた事例
> (4) 医療業を営む納税者が配偶者（医師・看護師の資格なし）に対して支払ったとする青色事業者給与のうち，その労務の対価として相当であると認められる金額（納税者と同一事業を営む者の配偶者が青色事業専従者として支給を受けている給与の平均額）を超えるものは必要経費から除外すべきであるとされた事例
> (5) 昭和57年以降に購入予定であった消耗品を同56年に取得したかのように帳簿書類を仮装していた場合，重加算税（国税通則法68条1項）の賦課決定が適法とされた事例
> (6) 昭和57年以降に購入予定であった消耗品を同56年に取得したかのように帳簿書類を仮装していた場合，納税者に右消耗品の買入れの約定をした年分（56年分）の必要経費に算入することができるものとの誤解があったとしても，これをもって，重加算税（国税通則法68条1項）の賦課決定を免れる事由とすることはできないとされた事例
> (7) 納税者の長男が居住の用に供している納税者所有の建物は，事業用の資産でな

いから，右建物に係る減価償却費等は必要経費から除外すべきものであるとされた事例

(8) 生命保険は満期の到来若しくは保険事故発生後の自己若しくは近親者の生活を慮って加入するものであるから，医療業を営む納税者が病院建設資金の借入れに際して，銀行からの求めによって締結した生命保険契約に係る支払保険料は，業務遂行上必要な費用ということができず，必要経費から除外すべきであるとされた事例

判決要旨
省略
判決（平成元年１０月２７日言渡・原告控訴）

【参考判例(2)】　山口地方裁判所（行ウ）第１号課税処分取消請求事件
判示事項
(1) 事業所得における必要経費の範囲
(2) 病院を経営する納税者の従兄弟に当たる医師に対して支払われた報酬は，右医師の勤務内容が他の非常勤医師と比して特に異なるものでないにもかかわらず，他の非常勤医師と比較して著しく高額であるから納税者の業務の遂行上客観的に必要な報酬として必要経費に算入すべき金額は，他の非常勤医師に対する１日当たりの報酬額に勤務日数を乗じて計算した金額であるとして，これを超える金額は必要経費に当たらないとされた事例
(3) 納税者の従兄弟である非常勤医師に対する高額な報酬は，将来病院に常勤してもらうために支払う必要があったものであるから，必要経費に当たるとの納税者の主張が，納税者の主観的な意図はともかく，税の公平な負担を重要な目的とすべき税務行政の理想からすると，右医師に対して他の非常勤医師に対する報酬を超える報酬を支払うことに業務の遂行上客観的な必要性があるとは認められないとして排斥された事例
(4) 本件金員は納税者の営む病院の清掃業務を行った者に対する給料であるとの納税者の主張が，①右者は病院の事務長の母の親族でありまた右母宅の家政婦であること，②右者が清掃業務に従事したことはほとんど無かったか，あるいはほんのわずかでも従事したことがあったとしても，右者の清掃が病院にとって必要不可欠なものではなく，その目的は右者のリハビリテーションが目的であり，その性質上本来対価の支払を予定されたものではないことから，本件金員は家事費に

当たり，仮に本件金員の一部に清掃業務に対する対価としての性質を有する部分があるとしても，本件金員は家事関連費に当たるところ，業務の遂行上必要な部分を明らかに区分することができないから，いずれにしても，本件金員を必要経費とすることはできないとして排斥された事例

(5) 病院の事務長の母宅の家政婦が，病院の清掃業務に従事したことはほとんどなかったか，あるいは仮にあったとしても，定期的なものではなく，時間・回数ともに稀なものであったにもかかわらず，事務長が，右家政婦に係る出勤簿を偽造し，清掃業務に従事したかのように仮装して給料名目の金員を支払い，事業所得の金額の計算上必要経費として所得金額を過少に計算して申告したことは，国税通則法68条1項に定める重加算税の賦課要件に該当するとされた事例

(6) 病院事務長の母宅の家政婦が，稀にしか病院の清掃業務を行っていないにもかかわらず，ほぼ毎日出勤したとの出勤簿が作成されている場合に，右出勤簿の記載中に家政婦が出勤した部分がわずかに含まれていると認める余地があるとしても，その部分は全体のごく一部である上，これを明らかにする証拠がないから，家政婦に対する給料賃金の金額が重加算税の対象金額とせざるを得ないとされた事例

判決要旨

(1) 所得税法37条1項に規定する事業所得における必要経費に該当するためには，当該事業について生じた費用であること，すなわち業務との関連性がなければならないとともに，業務の遂行上必要であることを要し，更にその必要性の判断においても，単に事業主の主客観的判断のみによるのではなく，客観的に必要経費として認識できるものでなければならないと解すべきである。

(2)～(6)省略

判決（平成7年6月27日言渡・控訴）

2 生命保険金を原資とする役員退職給与と適正額の功績倍率法による算定

(参考：(一審) 福島地裁平成3年 (行ウ) 第4号・平成8年3月18日判決・税資215号891頁)
(二審) 仙台高裁平成8年 (行コ) 第5号・平成10年4月7日判決・税資231号470頁)

「役員退職金の原資が当該役員の死亡を原因として支払われた生命保険金であるからといって，当然に支払額が相当な額として損金に算入されるべき理由はない」とするのが従来からの裁判例の立場です。この場合，実務上の重要な問題としては，適正退職給与をいかにして算定するかの問題があります。本件は，この役員退職給与の適正額の認定にあたり，いわゆる「功績倍率法」によることが妥当であるか，また業務上死亡の場合の弔慰金の適正額については法人税法上明文の規定がないため，どのように考えるか，について争われた事例です。

1 事案の概要

① 原告は，不動産の管理及び賃貸等を目的とする有限会社で，青色申告法人です。

② 原告は，その創業者にして代表取締役であったAが，昭和62年1月4日，原告所有のビルの屋上において，水漏れの点検作業中に誤って地上へ転落して死亡し原告を退職したので，同年7月3日，同人の相続人である妻に対し，生命保険金1億5,979円余を原資として，死亡退職金の名目で9,100万円を支払いました。

なお，事実の概要については，一，二審を通じて変更はありません。

③ 確定申告から争訟までの高額部分の流れについては次表のとおりです。

【図表4-6】 確定申告から手続までの金額の内訳

		確定申告	更正処分	異議決定	裁決	一審	二審
年・月・日		—	H元.7.28	H元.12.18	H元.12.20	H8.3.18	H10.4.7
死亡退職金		91,000,000	12,650,000	30,650,000	棄却	31,650,000	36,500,000
内訳	退職金	40,000,000	12,650,000	12,650,000		12,650,000	17,500,000
	弔慰金	50,000,000	0	18,000,000		18,000,000	18,000,000
	葬儀費用	1,000,000	0	0		1,000,000	1,000,000
不相当高額部分		—	78,350,000	60,350,000		59,350,000	54,500,000
所得金額		△13,693,177	58,648,050	40,648,050		39,648,050	34,798,050
納付すべき税額		0	23,630,900	16,070,900			
過少申告加算税		—	3,519,000	2,385,500			

2 当事者の主張

(1) 一審における被告の主張

① 役員退職給与の認定

　平成元年の法人税調査の際，原告の顧問税理士も本件退職金の具体的な算定根拠について明らかにしませんでした。そこで被告は，全額を役員退職給与に当たると認定しました。

② 不相当に高額な部分の金額

　被告が本件退職金を不相当に高額な部分として損金算入を否認した判断基準として，平均功績倍率を用いました。

③ 本件退職金の適正額

　前記抽出基準により抽出調査した結果，右基準に合致する類似法人は4社（5事例），これに基づく功績倍率は最高値3.18,最低値1.30,その平均値2.30となります。ここに平均値に基づき本件退職金の適正額を算出すると次の算式のとおりとなります。

　　50万円（最終報酬月額）×11年（役員在職年数）×2.30（平均功績倍率）
　　　＝1,265万円（退職給与適正額）

④ 弔慰金

　原告には，本件退職金とは別途に弔慰金等の支給の事実が認められませんが，Aが退職するに至った特別な事情を斟酌し，1,800万円を加算しました。これは，相続税法上，業務上の死亡であるときは，賞与以外の普通給与の3年分は相続財産に含めないこと，また，労働基準法79条は，業務上死亡した場合は，遺族に対し平均賃金の1,000日分の遺族補償を行うよう規定している等に照らし損金に加算したものです。

⑤ 予備的主張

　退職に至った特別の事情を斟酌した増額分について次のとおり予備的主張がなされました。国家公務員退職手当法によれば，勤続期間24年以下の者が公務上の死亡により退職した場合は，普通退職の場合（死亡退職含む）の退職手当の額の5割増しが退職手当の額とされます。この規定を準用すると，

　　1,265万円（退職給与適正額）×1.5＝1,897万円余

となります。

⑥ 不相当に高額な部分

　本件退職金9,100万円のうち平均功績倍率法を用いた1,265万円＋特別事情による弔慰金1,800万円＝3,065万円が役員退職給与の適正額であり，これを超える6,035万円が不相当に高額な部分として損金算入を否認されることになります。

3　裁判所の判断

(1)　一　　審（福島地裁）

① 退職金の実質について

「事実を総合判断すれば，本件退職金を支給する過程においては，9,100万円を一括して「死亡退職金」として支払うことが定められていたにとどまり，原告の主張するような実質的根拠に基づいて算定した形跡を窺うことができない。本件退職金には，固有の役員退職給与としての性質だけでなく，その業務上の事故死に対するいわゆる弔慰金的な性質や葬儀費用分担金的な性質も包含され

ていると解することができる。」
② 平均功績倍率法の適用の可否と本件比較法人の合理性
　「法人税法36条を受けて法人税法施行令72条が、役員退職給与の相当性を判断すべきものとし、その具体的判断方法として、同種かつ同程度の事業規模を有する法人の役員退職給与の支給額（当該役員の最終報酬月額×在職年数×係数）を求める。
　この係数としていわゆる功績倍率を用いることが合理的な判定方法である。本件比較法人から算定された平均功績倍率法も合理性は維持されている。よって被告主張の算式のとおり1,265万円が役員退職給与として適正な金額となる。」
③ 業務上の事故死に対する給付金
　「相続税法上業務上の死亡であるときは、弔慰金等のうち、当該被相続人の死亡当時における賞与以外の普通給与の3年分に相当する金額を相続財産に含めないものとされており、その金額の評価は、労働基準法79条が、業務上死亡した労働者の遺族に対して平均賃金の1,000日分の遺族補償を行うよう規定していて金額的にほぼ符号している。」
④ 葬儀費用負担金
　「Aは業務上の事故死によって退職したのであるから、たとえ現実には社葬に付さなかったとしても、原告が会社としての弔意を示し、その葬儀費用の一部を相当な金額の範囲内で負担することは社会通念に照らして自然である。原告が負担する葬儀費用として100万円は相当な範囲内の金額で損金に算入すべきである。」
⑤ 一審の結論
　「以上表のとおり、合計3,165万円が原告の必要経費とし、右金額を超える5,935万円については損金への算入を否認すべきことになる。」
(2) 二　　審（仙台高裁）
　本件退職金の支給及び課税の経緯については原判決の認定のとおり認められ、法人税法36条の趣旨及び法人税法施行令72条の相当性判断の方法については原判決説示のとおりです。そこで本件退職金につき功績倍率法によりその相当性

を判断することとし，被控訴人主張の功績倍率による相当額算定の合理性の有無につき検討されました。

① 退職給与（適正な功績倍率）

「右の功績倍率の平均値である2.30に基づいて算出された相当額について，これを超えれば直ちにその超過額が全て過大な退職給与に当たることになるわけではないのは当然である。ここに功績倍率の最高値3.18を示している○○法人については，平均値との開差も1.3倍程度であり特異な値とは解されず，また，その支給額が過大であるとして被控訴人においてこれを否認ないし更正したとの証拠もないので，本件においては，○○法人の功績倍率こそが有力な参考基準となるものと判断し，3.18を採用すべきである。以上によれば，退職給与の相当額は，50万円（最終報酬月額）×11年（在職年数）×3.18（功績倍率）＝1,750万円となる。」

② 二審の結論

「功績倍率以外は原判決の理由とほぼ同様である。本件退職金の適正額は表のとおり3,650円と認められる。」

4 問題点

① 生命保険金を原資とする役員退職給与
② 適正額の功績倍率法による算定
③ 役員退職給与と弔慰金，葬儀費用

5 検討

(1) 生命保険金を原資とする役員退職給与

　法人がその役員を被保険者とする生命保険契約を締結するのは，役員の死亡による退職給与の支出や役員の死亡のために法人の事業に支障が生じることによる損害を補填することを目的とするものと解され，その受領する保険金は法人が支払った保険料の対価にすぎません。被保険者たる役員に支払われるべき退職金額を考慮して保険金額を決定することはあり得るとしても，逆に受領し

た保険金額を基準に退職給与の金額を算定することは，まさに益金の処分に当たります。

(2) 適正額の功績倍率法による算定

　功績倍率による適正額算定について検討しますと，比較法人の事業規模はその大小と功績倍率の数値との間に相当程度明確な対応，相関関係があるというのであればともかく，そのような事情を窺うに足りる資料はありません。また，本件は比較法人中の最高の数値を採用するのですから，控訴人に不利益に働く余地も少ないと考えます。

(3) 役員退職給与と弔慰金，葬儀費用

　現行法人税法上，役員の退職給与となる部分は，役員に対する退職給与でその事業年度において損金経理したものは損金に算入することが原則となります。また，役員の退職給与で損金として経理したものが，①業務の従事期間，②退職の事情，③同種の事業で，規模の類似する会社の役員の退職給与の支給の状況等に照らし，不相当に高額な部分の金額は損金に算入しないとされ，役員の退職給与の額の損金算入時期は，株主総会の決議等によりその額が具体的に確定した日の属する事業年度とします。業務上の事故死に対しては弔慰金や葬儀費用分担金も包含されていると解されます。

　Aの最終報酬月額が従来月額1万円から5万円前後で推移していたのが退職の3カ月前に突如月額50万円に大幅な増額となった経緯について疑問を差しはさむ余地もありますが，それが事後的な作為の結果であると認めるに足りる証拠はなく，むしろ以前が低すぎたと言えないことはないと結んでいます。

6　結　　論

(1) 会計処理

　退職金を一括計上した場合，その全額が法人税法36条の役員給与に該当します。よって退職金，弔慰金，葬儀費用負担金を明確な計算根拠（個別的な会計処理）に基づいて区分することが必要です。当初より原告が具体的区分の内訳を明確にしていたならば，もう少し原告に有利になっていたことが窺えます。

(2) 功績倍率

　功績倍率の平均値は，類似法人の平均的な退職金額ではありますが，これを超えれば直ちにその超過額が全て過大な退職給与に当たることになるわけではありません。しかし，この功績倍率を納税者が抽出することは困難ですが，役員退職金の計算式を明確にしておくことが必要と考えます。

(3) 弔慰金

　業務上の死亡の場合，①相続税法基本通達によれば，普通給与の３年分とし，②労働基準法79条によれば平均賃金の1,000日分とし，いずれかの基準に従うことを認めています。

(4) 役員退職金と生命保険

　受領した保険金額を基準に退職給与の金額を算定することは，益金処分に当たります。ここに退職給与相当額の算定にあたっては，受領した保険金額は考慮し得ないとしています。

(5) むすび

　当裁判例は，平均功績倍率と最高功績倍率の考え方，業務上死亡の退職事情の斟酌（会計処理の一括計上），類似法人の抽出方法等，実務上十分に参考になる判断がされています。

(6) 退職金と慰労金の考え方

　退職金とは次の３要件を満たす場合をいうとされています。
　①　退職すなわち勤務関係の終了という事実によってはじめて給付されること
　②　従来の継続的な勤務に対する報償ないしその間の労務の対価の一部の後払いの性質を有すること
　③　一時金として支払われること（最高裁第２小法廷　昭和53年（行ツ）第72号より）

　仮に就業規則に退職金を支給しないこととされていても，退職するという事実によって支給される慰労金で，かつ，上記最判の要件を満たす場合には，慰労金は退職金に該当します（名裁（所）平成22年第54号・平成23年５月31日裁決）。

【POINT】
　医療法人が役員退職金を支給する場合
1　役員退職慰労金支給規程の備付
　　（最終給×勤続年数×功績倍率）
　　　∴　功績倍率は役職毎に合理性を有して作成してください。
2　理事会議事録・社員総会議事録の作成
3　原則：退職の事実
　　例外：分掌変更（慎重に）
4　報酬が2分の1以下に激減
5　実際に退職金を支払うことが必要です

3 医療法人成りに伴う従業員退職金の取扱い

1 事案の概要

　医療法人の法人なりに伴う事業継続による従業員退職金を個人事業の必要経費算入とすることが可能である場合において，個人事業について先代（大先生）の死亡に伴う事業承継（息子）の際の従業員退職金は先代の個人事業の必要経費に算入不可能であるとされた事例について検討します。

2 医療法人成りに伴う従業員退職金の債務

　次の事実関係により，従業員退職金の支払債務は成立していると判断するのが相当です。
① 従業員退職金の支払について，労使間で事前の協議が整っていた。
② 従業員全員にその協議内容を周知させていた。
③ 従業員全員が上記①及び②について了解の下に院長に「退職所得の受給に関する申告書」を提出している。

　医療法人において，当該従業員退職金は預り金として処理しており，原処分庁は個人事業を廃止して，いわゆる法人成りしたことに伴い，その事業廃止年分の必要経費に算入した従業員退職金は，退職金支給規定の支払事由に医療法人成りの定めがないこと及び労使協定書に従業員の有する全ての権利義務が法人へ承継される旨規定されていることから，従業員退職金の支払債務は法人成り後の医療法人の退職金支給規定に規定された支給事由が生じたときに初めて発生すると解するべきとしています。しかし，上記①～③に掲げるとおり，従業員退職金の支払債務は成立していると判断するのが相当であり，退職金支給規定の記載内容の一部を取り上げて従業員退職金を必要経費に算入できないとした更正処分はその全部を取消すのが相当であると判示されています（所得税平成13年10月17日裁決）。

医療法人においては預り金又は借入金で処理をしてください。未払金処理は禁物です。すなわち，長期未払金は経済的合理性を欠き，債務の成立とみられないことも考えられます（会計処理の重要性）。

次に当然のことですが，従業員から支払請求があれば退職の有無にかかわらず，当該金額の支払を実行することが必要です。

3 先代の死亡に伴い相続人が医療事業を承継した場合の従業員退職金の取扱い

個人の医療機関において，被相続人（先代）が死亡したため相続人（息子）がその医療事業を承継した場合支払われた，両者に継続雇用されている従業員に係る当該先代死亡時までの期間の退職金相当額については，その事業が相続人である息子によってそのまま事業が継続しており，その従業員については，退職したという事実もない場合には，相続開始時に退職という事実の存在がなく，かつ確定した債務には該当しないと認められますので，死亡した先代の事業所得の金額の計算上必要経費に算入することはできません（所得税　昭和58年7月25日）。

上記2の場合は法人格と自然人という人格の違い及び実質基準から判断がされており，上記3については，直系尊属からの事業の承継であり，実質的には事業が継続していることによります。すなわち，自然人から自然人への事業の承継と考えます。

4　医療機関の税務調査（退職金の支払いについて）

退職所得とは次の要件が必要とされています。

①　退職すなわち勤務関係の終了という事実があること

②　一時金として支払われること（最高裁　昭和58年9月9日第二小法廷）

例えば，一般職員が定年に達した場合において，選考の上，再採用することがある旨であっても，勤務関係が単なる従前の勤務関係の延長ではなく新たな雇用契約に基づくもの（給与について例えば退職前給与の50％以下であるなど）であるという実質を有するものであることとされ，具体的には

①　改めて再入職のために一般の入職の場合における所要の手続等を経ていること（例えば給与の大幅な見直しがされていること）

②　労働条件，例えば年次有給休暇については新たに入職した者と同じであること。

③　再度退職金名義の支払が行われる場合には，従前の勤務期間は通算しないこと

の要件が必要となります。

4 病院従業員の給料手当に係る五つのチェック

給料手当などについては，次のような点がチェックされます。

チェック項目	YES	NO
1 架空の人件費が計上されていない。		
2 履歴書等は整理されている。		
3 扶養控除等申告書の書類は整備されている。		
4 理事長（又は理事）への舎宅の低額家賃による貸与及び金銭の低利貸付などの際の経済的利益の処理は妥当である。		
5 主婦のパートタイマーやアルバイトなどの，タイムカード，時間外の記録，欠勤届等が整備・整理してある。		

1 医師が手術により受ける金員の所得区分

医療機関から受けるアルバイト（副業）収入について，当該医療機関との間では非常勤医師として雇用関係がない場合，このアルバイト収入の所得区分はどのように考えられるでしょうか。

まず，所得給与とは，使用者の「指揮監督」に服して提供した労務の対価として使用者から受ける給付をいい，すなわち労務の提供が自己の危険と計算によらず，他人の指揮監督に服してなされる場合に，その対価として支給されるものが給与所得です。

医療機関の勤務状況を次のとおりとして考えてみます。
① 当該医療機関が必要な人的・物的設備を提供していること
② 医療機関の管理者は医療法15条（監督義務）に基づき，その医療機関に勤務する医師等を監督し，その業務遂行に欠けることのないよう必要な注意をしなければならないこと
③ 非常勤医師としての服務は医療機関の構成員として当該医療機関の管理者の監理監督の下に労務を提供していること

④　万一，医療事故が起こった場合には，当該医療機関にも責任があると考えられること
⑤　各患者は当該医療機関に対し，報酬を支払い，当該非常勤医師は，当該医療機関の内規に従って労務提供の対価について支払を受けていることから，非常勤医師の行う労務提供に独立性があると認められないこと

　以上を総合的に判断すると，このような勤務状態からは所得区分は，給与所得と判断されるものについては上記⑤に該当せず，当該非常勤医師と患者との間の直接の契約関係（臨時収入）と認められ，雑所得に該当するものと思料します（参考：昭和59年5月24日裁決）。

2　食　　費（医療機関が職員に昼食等を支給している場合）

(1)　食事の評価

　医療機関が役員又は職員に対して支給する食事については，次の区分により評価します。この支給する食事については，消費税の額を含めた金額が食事の評価額となります。

【図表4-7】　食事の区分と評価額

	区　　分	評　価　額
①	医療機関が調理して支給する食事	その食事の材料等に要する直接費（水道光熱費，調理場人件費，設備の減価償却費等除く）の額に相当する金額
②	給食業者からの購入（MS法人の活用）	（条件） ①　医療機関が院内の食堂，調理場等の給食施設を給食業者に無償で使用させる。 ②　給食業者が自己の計算に基づいて主食，副食等の材料等の仕入れを行うこととしている場合の食事の価額の算定は，その給食業者からの購入価額に相当する金額

(2) 昼食等の支給

　医療機関が役員又は職員に対し，正規の勤務時間中に支給する昼食等の食事については，福利厚生的な性格があることを考慮し，次のいずれにも該当する場合には食事の支給による経済的利益はないものとして取り扱います。
① その役員又は職員が上記(1)の食事の評価額の50％相当額以上を負担していること
② その役員又は職員に支給した食事について，医療機関が負担した金額が月額3,500円以下であること（評価額×100／105で判定）

　医療機関で，入院施設のある場合は，昼食等について自己の調理施設で食事を調理して支給するケースがあります。この場合，食事代は職員自らの所得の中から支弁すべきもので，このようなケースでは，職員の給与から，合理的に見積もった給食費相当分を控除しているかが調査されます。次のいずれにも該当する場合は，昼食等の食事の支給による経済的利益はないものと考えます。
① その理事又は職員が食事の価額の半額以上を負担していること
② その理事又は職員に支給した食事について医療機関が負担した金額が，3,500円以下であること

　ただし，その者が通常の勤務時間外の勤務（残業又は宿日直）を行った際の食事支給は，課税されないものと思考します。

【図表4-8】 食事の現物給与等の課否判定表

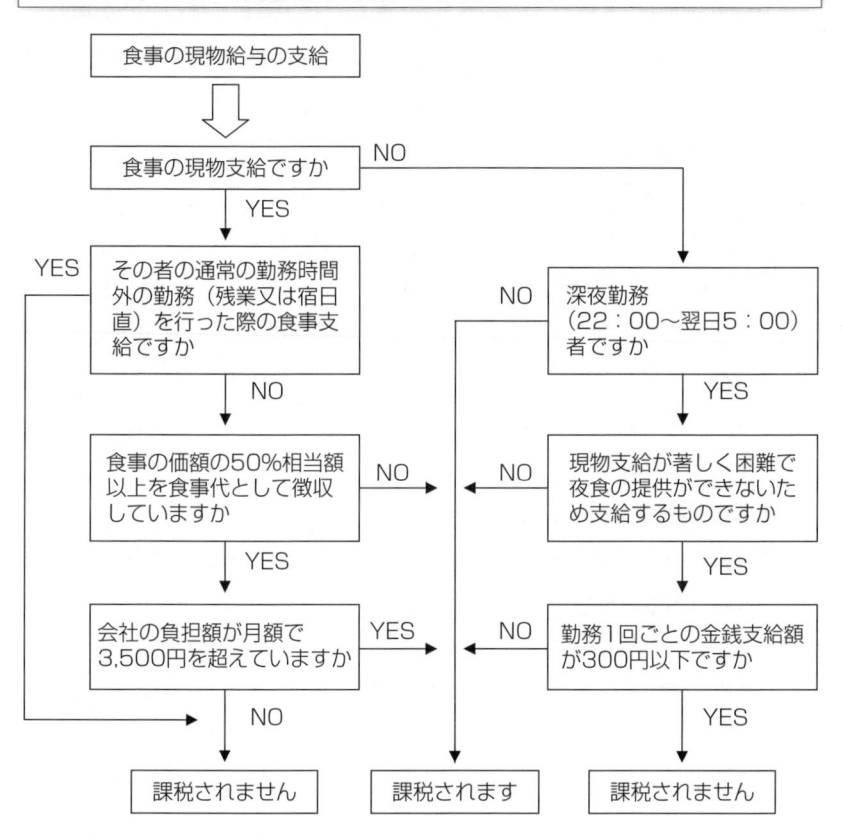

```
食事の現物給与の支給
        ↓
食事の現物支給ですか ──NO──┐
        │YES              │
        ↓                 │
その者の通常の勤務時間外の    深夜勤務
勤務（残業又は宿日直）を      (22:00～翌日5:00)
行った際の食事支給ですか     者ですか
   │YES        │NO        │NO    │YES
   │           ↓          │      ↓
   │     食事の価額の50％相当   │   現物支給が著しく困難で
   │     額以上を食事代として   │   夜食の提供ができないた
   │     徴収していますか     │   め支給するものですか
   │        │YES    │NO    │      │YES   │NO
   │        ↓       └──────┤      ↓
   │     会社の負担額が月額で   │   勤務1回ごとの金銭支給額
   │     3,500円を超えていますか │  が300円以下ですか
   │YES     │NO              │      │YES
   └────────┤                │      │
            ↓                ↓      ↓
         課税されません    課税されます   課税されません
```

出所：冨永賢一『源泉所得税　現物給与をめぐる税務（平成23年版）』大蔵財務協会，2011年

3　医療機関が保育所を運営する場合の利用者の経済的利益

医療機関が保育所を運営する形態（保育室は医療機関で調達）としては，次の二つがあります。

(1)　自前で施設を運営している場合

医療機関が役員又は職員の福利厚生の一環として保育所の運営を自前で行っている場合に，当該施設の運営費等を医療機関が負担することにより，当該施設を利用した役員又は職員が受ける経済的利益については当然に負担するミルク代，おむつ代等の一定の実費負担をしている場合は，原則としてその役員又は職員の給与として課税しなくても差し支えないものと考えられます。しかし，役員のみ等特定の者のみを対象とした施設の利用については，当然に当該特定の者の報酬として課税されることとなります。

(2)　施設の運営を外注委託している場合

医療機関が福利厚生の一環として保育所としての施設を他より借用又は，施設そのものは当該医療機関の所有である場合に，当該施設の運営を外部に委託している場合，当該施設運営に要する直接費（よって施設の減価償却費は除く）に，当該施設を利用する予定の想定人数で除し，1人当たりの当該施設利用金額を算出し，当該算出された金額の50％相当額を当該利用者から徴収している場合は福利厚生の性格が強いことから，上記(1)に準じて経済的利益の供与はなかったものと取り扱って，課税しなくて差し支えないものと考えられます。

4　住宅等の提供

医療機関が，その役員又は職員に対して住宅，寮等を提供（貸与）している場合がありますが，その事情は，単に職員の福利厚生のために提供されている場合もありますが，それが医療機関の業務遂行上の必要により，理事又は職員の居住場所を著しく制限しなければならないため，特定の場所に社宅，寮等を設け，これに入居させている場合もあります。このように舎宅等の提供の事情はまちまちとなっていますが，現下の住宅事情等を考慮し，住宅等の提供によ

る現物給与に対する所得税の課税については，次のように取り扱われることとされています。

(1) 役員に対する住宅等の提供

　医療機関の事業の用に供する資産を専属的に利用することにより理事又は職員が受ける経済的利益の額は，その資産の利用につき通常支払うべき使用料その他その利用の対価に相当する額（その利用者がその利用の対価として支出する金額があるときは，これを控除した額）とされています（所令84の2）。

　したがって，医療機関が理事に対して無償又は低額の賃貸料で住宅等を貸与したことによる経済的利益についても，その住宅等の通常の賃貸料の額を基に，貸与した住宅等に係る通常の賃貸料の額（以下「賃貸料相当額」）とその理事から徴収している賃貸料の額との差額が給与等とされます。

　　（注）　上記の理事とは，理事長，理事，監事などをいい，使用人兼務役員やいわゆるみなし役員もこれに含まれます。

① 賃貸料相当額の計算

　理事に貸与した住宅等に係る賃貸料相当額は，その貸与した住宅等の区分に応じ，それぞれ次により計算することとされています（所基通36-40，36-41）。

　　　i　自己所有住宅等（小規模住宅を除く）の場合（以下，本項において「A式」又は「計算式A」という）

$$\text{賃貸料相当額（月額）} = \left\{ \text{その年度の家屋の固定資産税の課税基準額} \times \frac{12}{100} \left(\text{木造家屋以外の家屋は} \frac{10}{100} \right) + \text{その年度の敷地の固定資産税の課税標準額} \times \frac{6}{100} \right\} \times \frac{1}{12}$$

　　（注）
　　　1　家屋だけ又は敷地だけを貸与している場合には，その家屋だけ又は敷地だけについてこれにより計算します（所基通36-40）。
　　　2　木造家屋以外の家屋とは，耐用年数省令別表第1に規定する耐用年数が30年を超える住宅用の建物をいい，木造家屋とは，その耐用年数が30年以下の住宅用の建物をいいます。

ⅱ 貸与等した住宅等が他の者から借り上げて貸与した，いわゆる借上住宅（小規模住宅を除きます）の場合

$$\begin{array}{l}\text{賃貸料相当額}\\(月\quad額)\end{array} = \text{医療機関が支払う賃借料の額の2分の1又は上記ⅰの算式による額のいずれか多い額}$$

ⅲ 小規模住宅（床面積が132㎡以下，木造家屋以外の家屋については99㎡以下）の場合（以下，本項において「B式」又は「計算式B」といいます）

$$\begin{array}{l}\text{賃貸料}\\\text{相当額}\\(月額)\end{array} = \left\{ \text{その年度の家屋の固定資産税の課税基準額} \times \frac{2}{1,000} + 12円 \times \frac{\text{家屋の総床面積}(㎡)}{3.3㎡} + \text{その年度の敷地の固定資産税の課税標準額} \times \frac{2.2}{1,000} \right\}$$

（注）敷地だけの貸与には，この取扱いは適用しません。

ⅳ いわゆる豪華社宅に該当する場合

医療機関が理事に貸与した住宅等が，社会通念上一般に貸与されている住宅等であると認められない場合（いわゆる豪華住宅に該当する場合）におけるその賃貸料相当額には，次の区分に応じて次によることとされています（平成7年4月3日課法8－1）。

a 他から借り入れて貸与した住宅等の場合

医療機関の支払う賃貸料の額によります。

b 医療機関所有の住宅等の場合

その住宅の利用につき貸与する場合通常支払うべき使用料その他その利用の対価に相当する額（その住宅等が第三者間取引として一般の賃貸住宅である場合に授受されると認められる賃貸料の額）。

具体的には，その住宅等の近隣の賃貸物件のうち，その規模，構造，建築後の年数や物件の所在地の状況等が類似する住宅等の賃貸料の額（1坪当たりの賃貸料を参考）又はその住宅等の取得価額その他等を参考として算定することになります。

（注1） その住宅等が，社会通念上一般に貸与されている住宅等に該当するかどうかについては，家屋の床面積（業務の使用に充てられる部分がある場合

には，その部分を除きます）が240平方メートルを超えるもので，その住宅等の取得価額，支払賃貸料の額，内外装その他の設備の状況等を総合勘案して判定することとされています。
（注2）　住宅等の床面積が240平方メートル以下であっても，①一般の住宅等には設置されてはいないプール等の設備があるもの，②その設備若しくは施設が役員個人の嗜好等を著しく反映したものである場合には，いわゆる豪華住宅に該当するものとして，本項が適用されることになります。

② 賃貸料相当額の計算の特例

　理事に貸与した住宅等に係る賃貸料相当額は，①（賃貸料相当額の計算）に示した算式に基づき計算することになりますが，その住宅等は理事の個人的生活の場であるというだけでなく，打合せ会議，医師を招待するとか，医療機関の業務のために使用することも比較的多いものと考えられます。

　これらの場合には，貸与を受けた住宅等の全部を使用できない（使用していない）ことになりますので，その実際の使用状況を考慮して「通常の賃貸料の額」を定め，その額を徴収すれば経済的利益の額はないことになります。

　なお，その使用の状況を考慮した賃貸料の額は，個々のケースごとに計算しなければなりませんが，実務上の手数を省略するため，次の場合において，使用者がその住宅等につきそれぞれ次に掲げる金額をその賃貸料の額として徴収していることを条件として，その徴収している金額を「賃貸料相当額」と取り扱って差し支えない，すなわち課税されないこととされています（所基通36－43）。

　　公的使用に充てられる部分がある住宅

　　　賃貸料相当額（月額）≧（通常の賃貸料相当額）×$\frac{7}{10}$

　　（注）　いわゆる豪華社宅（①iv）については，この特例計算は認められません。

③ 賃貸料相当額の計算に関する細目等－区分所有建物等の場合－

　例えば，アパートの一室のようにその貸与した家屋が1棟の建物の一部である場合又はその貸与した敷地が1筆の土地の一部である場合のように，固定資産税の課税標準額がその貸与した家屋又は敷地以外の部分を含めて決定されている場合は，その課税標準額（小規模住宅等にかかる通常の賃貸料の額の計算（所基通36－41）にあっては，その課税標準額及びその建物の全部の床面積

－ 253 －

を基として求めた通常の賃貸料の額をその建物又は土地の状況に応じて合理的にあん分するなどにより，その貸与した家屋又は敷地に対応する通常の賃貸料相当額を計算します。

【図表4-9】 役員に対する住宅等の供与の課否判定表

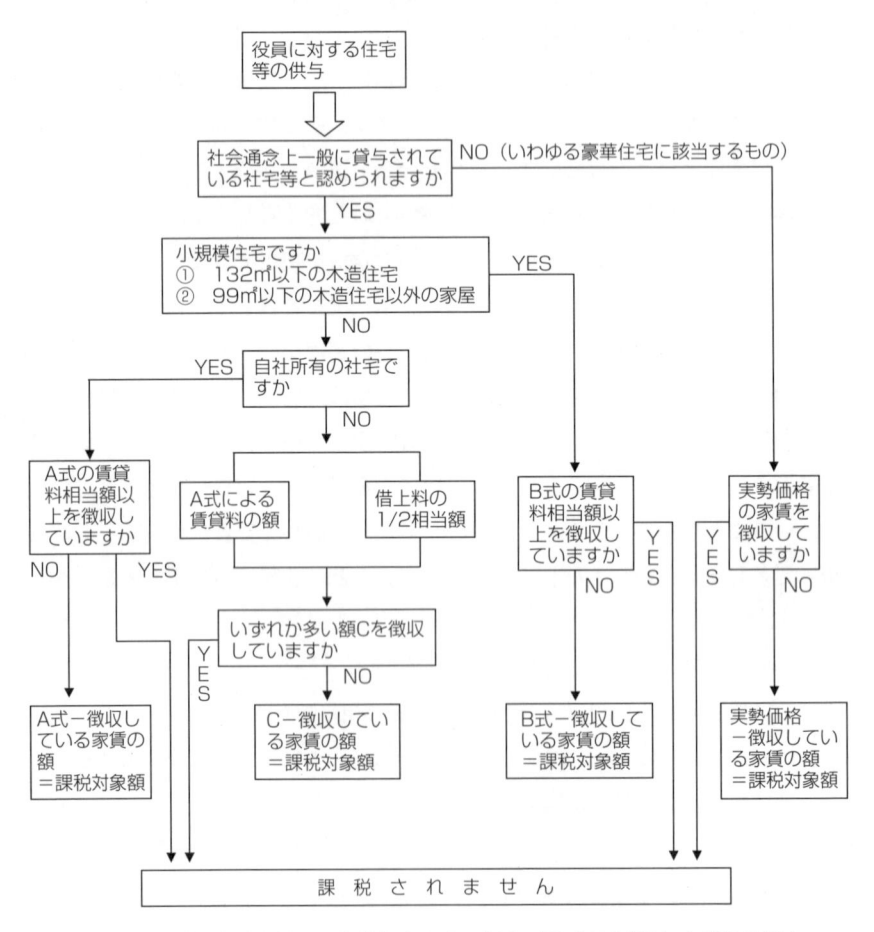

```
           役員に対する住宅
           等の供与
                ↓
     社会通念上一般に貸与されて      NO（いわゆる豪華住宅に該当するもの）
     いる社宅等と認められますか　──────────────┐
                YES                              │
                ↓                                │
     小規模住宅ですか                            │
     ① 132㎡以下の木造住宅        YES           │
     ② 99㎡以下の木造住宅以外の家屋 ──────┐     │
                NO                         │     │
         ┌──────┴──────┐                   │     │
       YES    自社所有の社宅で                  │
              すか                              │
              NO                                │
         ┌────┴────┐                            │
   A式の賃貸  A式による  借上料の    B式の賃貸料    実勢価格
   料相当額以 賃貸料の額  1/2相当額   相当額以上を    の家賃を
   上を徴収し                        徴収していますか 徴収して
   ていますか                                       いますか
   NO   YES                          YES  NO      YES  NO
              いずれか多い額Cを徴収
              していますか
              YES    NO

   A式－徴収し  C－徴収してい  B式－徴収して  実勢価格
   ている家賃の  る家賃の額     いる家賃の額    －徴収して
   額          ＝課税対象額    ＝課税対象額    いる家賃の額
   ＝課税対象額                                ＝課税対象額

              課税されません
```

出所：冨永賢一『源泉所得税　現物給与をめぐる税務（平成23年版）』大蔵財務協会，2011年

5　一般の職員に対する住宅等の提供

　医療機関が職員に対して無償又は低額の賃貸料で舎宅や寮等を貸与することにより供与する経済的利益については，次の(1)に掲げる算式により計算した賃貸料相当額と実際に徴収している賃貸料の額との差額が給与等として課税されることになります（所基通36－45）。

　ただし，賃貸料相当額の50％相当額以上を職員から実際に徴収している場合には，職員が住宅等の貸与により受ける経済的利益の供与はなかったものと取り扱うこととされています（所基通36－47）。

　なお，この場合に，実際に徴収している賃貸料の額が半額に満たない場合には，原則どおり，その住宅等の「通常の賃貸料の額」と実際に徴収している賃貸料の額との差額が，現物給与として課税されることになりますので注意が必要です。

(1)　賃貸料相当額の計算

　賃貸料相当額は，次の算式により計算することとされています（所基通36－45）。

$$\text{賃貸料相当額（月額）} = \left\{ \text{その年度の家屋の固定資産税の課税基準額} \times \frac{2}{1{,}000} + 12\text{円} \times \frac{\text{家屋の総床面積（㎡）}}{3.3\text{㎡}} + \text{その年度の敷地の固定資産税の課税標準額} \times \frac{2.2}{1{,}000} \right\}$$

　（注）　敷地だけの貸与には，この取扱いは適用されません。

(2)　特殊な場合の賃貸料相当額の計算等

①　固定資産の課税標準額が改訂された場合

　その住宅の固定資産の課税標準額が改訂された場合には，その改訂後の課税標準額に係る固定資産税の第1期の納期限の翌月分の賃貸料から，その改訂後の課税標準額を基として賃貸料を計算することになります（所基通36－42，36－45）。

　なお，貸与した住宅等の固定資産税の課税標準額が改訂された場合であって

も、その改訂後の課税標準額が現に賃貸料の額の計算の基礎となっている課税標準額に比し20％以内の増減にとどまるときは、手数省略の観点から強いて賃貸料相当額の改訂を要しない（必ずしも改算は要しない）こととされています（所基通36－46）。

この場合において、医療機関が徴収している賃貸料の額が、後記②（住宅等の貸与による経済的利益の有無の判定上のプール計算）に該当するものであるときは、職員に貸与した全ての住宅等を一括して、20％以内であるかどうかを判定して差し支えないこととされています（所基通36－46）。

（注）理事に貸与した住宅等については、上記なお書きのような通常の賃貸料の額の改訂を要しないとする特例は認められていませんので、固定資産税の課税標準が改訂されたときは、その増減割合のいかんにかかわらず必ず改算しなければならない点に注意が必要です。

② 住宅等の貸与による経済的利益の有無の判定上のプール計算

医療機関が住宅等を貸与した全ての職員（理事を含む。以下同じ）から、その貸与した住宅等の状況に応じてバランスのとれた賃貸料を徴収している場合において、その徴収している賃貸料の額の合計額が職員に貸与した全ての住宅等につき上記(1)（賃貸料相当額の計算）により計算した賃貸料相当額の合計額の50％相当額以上であるときは、これらの全ての職員につき住宅等の貸与による経済的利益はないものと取り扱うこととされます（所基通36－48）。

（注）
1 特定の職員だけに限って賃貸料を全く徴収しないような場合には、この取扱いは認められません。
2 いわゆる豪華社宅を含めこのプール計算はできません。

6 強制居住者に対する住宅等の提供

(1) 職務の遂行上必要に基づき貸与を受ける家屋等

医療機関の職務遂行上の必要により，その居住の場所を指定しなければならないため特定の場所に舎宅，寮等を設け，これに入居させている場合がありますが，これは専ら医療機関の必要によっているものであり，理事又は職員の意思に基づかないものであるところから，これを給与等として課税することは妥当でないと考えられます。

このように職務の遂行上やむを得ない必要に基づき医療機関から指定された場所に居住すべきものがその指定する場所に居住するために貸与を受けた家屋等に係る経済的利益については，非課税とされています（所法9①六，所令21四）。

具体的には，次のようなものがこれに該当することになります（所基通9-9）。

通常の勤務時間外においても勤務を要することを常例とする看護師等，その職務の遂行上勤務場所を離れて居住することが困難な職員に対し，その職務に従事させる必要上提供した家屋又は部屋。

(2) 公　邸

国家公務員宿舎法10条（公邸）において，国は，次に掲げる職員のために予算の範囲内で公邸を設置し，無料で貸与する旨定めています。

この国家公務員宿舎法10条の規定により無料で公邸の貸与を受けることによる利益については，所得税法施行令21条4号に掲げる利益（職務の遂行上やむを得ない必要に基づき貸与を受ける家屋等に係る利益）に準じて課税しなくて差し支えないこととされています（所基通9-10）。

5 親族が事業から受ける対価（所得税）

1 事業から対価を受ける親族がある場合の必要経費の特例

　居住者と生計を一にする配偶者その他の親族がその居住者の営む不動産所得，事業所得又は山林所得を生ずべき事業に従事したことその他の事由により当該事業から対価の支払を受ける場合には，その対価に相当する金額は，その居住者の当該事業に係る不動産所得の金額，事業所得の金額又は山林所得の金額の計算上，必要経費に算入しないものとし，かつ，その親族のその対価に係る各種所得の金額の計算上必要経費に算入されるべき金額は，その居住者の当該事業に係る不動産所得の金額，事業所得の金額又は山林所得の金額の計算上，必要経費に算入します。この場合において，その親族が支払を受けた対価の額及びその親族のその対価に係る各種所得の金額の計算上必要経費に算入されるべき金額は，当該各種所得の金額の計算上ないものとみなします（所法56）。

　　（注）
　　1　居住者と生計を一にする配偶者
　　　その他の親族とは，「その他の」ということで，前の文章を指し，よって配偶者と同様に居住者と生計を一にする親族ということになります。
　　2　事業に従事したことその他の事由によりとは，「その他の」ということで，前の文章にある事業に従事したことを指し，すなわち労務（役務）の提供をいいます。事業とは，労務（役務）の提供と資産（物品）の販売に区分されますが，この場合資産（物品）の販売は除外されるものと思料します。

(1) 親族の資産を無償で事業の用に供している場合

　不動産所得，事業所得又は山林所得を生ずべき事業を営む居住者と生計を一にする配偶者その他の親族がその有する資産を無償で当該事業の用に供している場合には，その対価の授受があったものとしたならば上記1の規定により当該居住者の営む当該事業に係る所得の金額の計算上必要経費に算入されることとなる金額を当該居住者の営む当該事業に係る所得の金額の計算上必要経費に算入するものとします（所基通56－1）。

(2) 親族の有する固定資産について生じた損失

　不動産所得，事業所得又は山林所得を生ずべき事業を営む者が自己と生計を一にする配偶者その他の親族の有する固定資産又は繰延資産を当該事業の用に供している場合には，当該事業を営む者が当該資産を所有しているものとみなして資産損失の規定を適用することができるものとします。ただし，自己又は自己と生計を一にする配偶者その他の親族が雑損控除の規定の適用を受ける場合は，この限りではありません（所基通51－5）。

2　事業に専従する親族がある場合の必要経費の特例等

(1) 青色専従者給与の必要経費算入

　青色申告書を提出することにつき税務署長の承認を受けている居住者と生計を一にする配偶者その他の親族（年齢15歳未満である者を除く）で専らその居住者の営む一の事業に従事するもの（以下「青色事業専従者」という）が当該事業から(2)《青色専従者給与に関する届出》の書類に記載されている方法に従いその記載されている金額の範囲内において給与の支払を受けた場合には，1の規定にかかわらず，その給与の金額で次の①に定める状況に照らしその労務の対価として相当であると認められるもの《青色専従者給与額》は，その居住者のその給与の支給に係る年分の当該事業に係る不動産所得の金額，事業所得の金額又は山林所得の金額の計算上必要経費に算入し，かつ，当該青色事業専従者の当該年分の給与所得に係る収入金額とします（所法57①）。

① 青色事業専従者給与の判定基準等

　(1)に規定する状況は，次に掲げる状況とします（所令164①）。

　　イ　青色事業専従者の労務に従事した期間，労務の性質及びその提供の程度

　　ロ　その事業に従事する他の使用人が支払を受ける給与の状況及びその事業と同種の事業でその規模が類似するものに従事する者が支払を受ける給与の状況

　　ハ　その事業の種類及び規模並びにその収益の状況

② 親族が事業に専ら従事するかどうかの判定

　事業専従者控除額の必要経費算入に規定する居住者と生計を一にする配偶者その他の親族が専らその居住者の営むこれらの規定する事業に従事するかどうかの判断は，当該事業に専ら従事する期間がその年を通じて6月を超えるかどうかによります。ただし，次のイ又はロのいずれかに該当するときは，当該事業に従事することができると認められる期間を通じてその2分の1に相当する期間を超える期間当該事業に専ら従事すれば足りるものとします（所令165①）。

　イ　当該事業が年の中途における開業，廃業，休業又はその居住者の死亡，当該事業が季節営業であることその他の理由によりその年中を通じて営まれなかったこと

　ロ　当該事業に従事する者の死亡，長期にわたる病気，婚姻その他相当の理由によりその年中を通じてその居住者と生計を一にする親族として当該事業に従事することができなかったこと

③ 事業に専ら従事する期間に含まれない期間

　②に規定する親族につき次のイからハの一に該当する者である期間があるときは，当該期間は，②に規定する事業に専ら従事する期間に含まれないものとします（所令165②）。

　イ　学校教育法1条（学校の範囲），82条の2（専修学校）又は83条（各種学校）の学校の学生又は生徒である者（夜間において授業を受ける者で昼間を主とする当該事業に従事するもの，昼間において授業を受ける者で夜間を主とする当該事業に従事するもの，同法82条の2又は83条の学校の生徒で常時修学しないものその他当該事業に専ら従事することが妨げられないと認められる者を除く）

　ロ　他に職業を有する者（その職業に従事する時間が短い者その他当該事業に専ら従事することが妨げられないと認められる者を除く）

　ハ　老衰その他心身の障害により事業に従事する能力が著しく阻害されている者

④　過大な青色専従者給与の贈与税の取扱い

　標題のことについては次に定めるところによります（昭和40年直審（資）4）。よって未払金は認められません。

　　ⅰ　青色事業専従者が事業から給与の支給を受けた場合

　　　青色申告者と生計を一にする配偶者その他の親族（年齢15歳未満である者を除く）のうち，専ら当該青色申告者の営む事業で不動産所得，事業所得又は山林所得を生ずべきものに従事する者（以下「青色事業専従者」という）が当該事業から給与の支給を受けた場合において，その支給を受けた金額がその年における当該青色事業専従者の職務の内容等に照らし相当と認められる金額を超えるときは，当該青色事業専従者は当該青色申告者からその超える金額に相当する金額を贈与により取得したものとします。

　　ⅱ　職務の内容に照し相当と認められる金額の判定

　　　ⅰにおいて，青色事業専従者が従事する事業から支給を受けた給与の金額が当該青色事業専従者の職務の内容等に照し相当と認められるかどうかは，その年に現実に支給を受けた給与の金額について，当該事業又はその地域における当該事業と同種，同規模の事業に従事する者で，当該青色事業専従者と同性質の職務に従事し，かつ，能力，職務に従事する程度，経験年数その他の給与を定める要因が近似すると認められるものの受ける給与の金額を基として判定するものとします。

(2)　**青色専従者給与に関する届出**

　その年分以後の各年分の所得税につき(1)の規定の適用を受けようとする居住者は，その年3月15日まで（その年1月16日以後新たに事業を開始した場合には，その事業を開始した日から2月以内）に，青色事業専従者の氏名，その職務の内容及び給与の金額並びにその給与の支給期その他次に掲げる事項を記載した書類を納税地の所轄税務署長に提出しなければなりません（所法57②，所規36の4①）。

　青色専従者に対する賞与の支給は，本件届出の範囲内となります（事前届出制と考えてください）。

(3) **青色専従者給与に関する変更の届出**

　(2)に規定する書類を提出した居住者は，当該書類に記載した事項を変更する場合には，その旨その他に定める必要な事項を記載した書類を納税地の所轄税務署長に提出しなければなりません（所令164②）。

（一）	届出書を提出する者の氏名及び住所（国内に住所がない場合には，居所），住所地（国内に住所がない場合には，居住地）と納税地とが異なる場合には，その納税地
（二）	青色事業専従者の（一）に掲げる者との続柄及び年齢
（三）	青色事業専従者が他の業務に従事し又は就学している場合には，その事実
（四）	その事業に従事する他の使用人に対して支払う給与の金額並びにその支給の方法及び形態
（五）	昇給の基準その他参考となるべき事項

6 医療業に従事する青色事業専従者のうち，相当である金額とは

1 はじめに

　生計を一にする妻又は子供並びに親に対して支払った費用は，一切必要経費として認められません。ただし，青色事業専従者給与に関してのみ，その届出書類を提出した場合には例外的に必要経費として認めています。

　青色事業専従者給与の額については，事業主本人の所得金額や他の従業員の給与の状況等からして若干高額に過ぎはしないかとの疑問が生ずるケースは実務上見受けられます。しかし，たとえ高額に過ぎると思われる部分があったとしても，実務上それを否認することについては慎重にお願いしたいものです。

　医療業に従事する青色事業専従者の給与の額は妻が従事した内容の事実認定の問題であり，診療以外の事業内容は全て青色事業専従者が把握していることが望ましいといえます。

　以下判例を参考に考えます。

2 青色事業専従者給与の額（青色事業専従者給与の支払を受ける者の選定）

　① 青色事業専従者給与を支払う者の妻であること
　② 継続して事業に専ら従事していること
　③ 医療業務に関連する資格を有しない者であること

3 青色事業専従者給与の適否

　修正申告による事業所得の金額の計算において，妻に対して支払ったとされる金額を青色事業専従者給与として必要経費に算入していることが要件です。

　妻は，医師，看護師等医療業務に関連する資格はなく，所得税法57条2項により原告が所轄税務署長に提出した書類には，原告の営む医療業の経営一般，

管理，財政，出納全般の事務に従事するものとされています（事実上多いケース）。

医療業に係る診療科目と同一の診療を行う者で，県内において医療業を営む個人の妻が，その事業に専ら従事し，かつ，医師，看護師等医療業務に関連する資格を有しない者が青色事業専従者として支給を受けている給与の額は，その平均額によることが相当と考えます（実務上納税者側では判断できません）。

他に，妻が従事されたとされる原告の営む医療業の経営一般，管理，財政，出納全般の事務の内容についてはその具体的な証拠はありません。

<u>このことは事実認定であり，調査に際しては，青色事業専従者が調査官に直接事業従事の説明をすることが望ましいと考えます。</u>

また上記事実によれば，妻に対して支払ったとされる青色事業専従者給与のうち，その労務の対価として相当であると認められる金額は，年間平均額（昭和62年当時）約600万円を超えるものではないとみるのが相当です。

この場合，なにをもって「労務の対価として相当」とするかが問題です。

(1) **職務の内容等に照らし相当と認められる金額の判定**

青色事業専従者が従事する事業から支給を受けた給与の金額が当該青色事業専従者の職務の内容等に照らし相当と認められるかどうかは，その年に現実に支給を受けた給与の金額を基として判定するものとします。

なお，事業主（院長）の事業所得金額を超えないことが望ましいでしょう。

(2) **青色事業専従者給与の否認部分の金額**

青色事業専従者がこの事業から給与の支給を受けた場合において，その支給を受けた金額がその年における当該青色事業専従者の職務の内容等に照らし相当と認められる金額を超えるときは，当該青色事業専従者は当該青色申告者からその超える金額に相当する金額を贈与により取得したものとします。

<u>しかし，当該青色事業専従者が当該こえる部分の否認額を当該青色申告者に返還した場合には贈与税を課税すべきでないと考えます。</u>

> 【参考判例】 他の病院にも勤務する妻に支払った青色専従者給与を否認
> 　内科，神経・精神科を看板に掲げる医院を営む医師（審査請求人）が，医師として請求人の医院の他に他の病院等にも勤務する妻が青色事業専従者に該当するか否かが争われた事案で，国税不服審判所は妻が請求人の事業に専ら従事していたのは週1日に過ぎず，青色事業専従者給与の必要経費算入は認められないと判断，審査請求を棄却した。
> 　この事案は，医院を営む審査請求人が他の病院にも勤務する医師の妻に支払った給与を青色事業専従者給与として必要経費に算入して申告したところ，税務調査によって青色事業専従者であることが否認され，更正の上，過少申告加算税の賦課決定処分を受けたことから，その取消しを求めて査請求されていたもの。
> 　請求人が営む医院は内科，神経・精神科の診療を看板に掲げ，請求人が主に内科，妻が神経・精神科の診療に従事していたが，妻が診療に従事するのは毎週月曜日のみで，四つの他の病院等にも勤務して診療に従事していたことが否認の理由。そこで請求人は所得税法施行令165条2項2号括弧書きを根拠に，請求人の事業に専ら従事していた期間は週1日だけでなく，他の病院に勤務していた週5日分も含まれるから青色事業専従者に該当すると主張，取消しを求めていた。
> 　これに対して裁決は，同号の括弧書きの趣旨は，例外的に，他に職業を有する者であってもその職業に従事する期間が短い者や事業に専ら従事することが妨げられないと認められる者を除くとするものであると解釈。その上で，妻が他の病院に勤務している期間は請求人の医院に従事することができなかったと認定，専ら請求人の事業に従事していた期間は週1日のみであるため青色事業専従者には該当しないと判断，審査請求を棄却した。
> 　　　　　　　　　　　　　　　　　（国税不服審判所，2003年3月25日裁決）

4　個人事業に係る医療機関の院長の親族への給与

(1)　青色事業専従者給与

①　法令解釈

　青色事業専従者給与については，所得税法57条1項並びに所得税法施行令164条1項及び165条1項に規定されており，労務の対価として相当であると認められる金額は，客観的に認識できるものでなければならないと解されます。

② 医師である妻の青色事業専従者の妥当性
［認定事実］
　妻の診療への従事の有無については，妻の筆跡によるカルテの記載が認められ，診療を継続している患者等のカルテのサンプル調査からも，妻が事業専従者として診療に従事していた事実を裏付けられる。
［専従者給与額の労務の対価の相当性］
- 妻の7月支給期の賞与及び12月支給期の賞与については，本件届出書に記載されている金額（形式基準）を上回っている。
- 専従者給与額の金額が妻の労務の対価として相当であると客観的に認識できる程度に主張，立証（実質基準）をしなかった。
  ※　形式基準：必要経費に算入することができる青色事業専従者の給与の金額は，「青色事業専従者給与に関する届出書」に記載されている金額に限られます。本件は届出書に記載されている金額を上回っていることから，当該金額については，必要経費に算入することができません（特に賞与については事前届出制と考えると理解しやすい）。

［ポイント］
　実質基準において，妻の医療機関での収益の貢献度及び院長の青色専従者控除前所得との総合性の中で客観性を主張，立証すべきであったといえます（所得税　平成22年2月18日裁決）。

③ 医師でない妻の青色事業専従者の妥当性
［認定事実］
　始業，終業業務（玄関の開錠，施錠等），従業員の労務管理（連絡，指示，打合せ），銀行業務（窓口現金の両替，業者支払，給与振込）及び財務管理（日計表と窓口現金の突合，現金出納帳），経理全般，経営者の補助としての仕事。
［専従者給与額の労務の対価の相当性］
　上記②と同じ。
［ポイント］
　実質基準として，院長が「診療以外についてはすべて妻に聞いてください。」

と断りをして退席してもらい，その後の業務（実務）の答弁は妻が行うことを勧めます。

(2) **生計を別にする父親（医師）に支払った給料の妥当性**
① 法 令 解 釈
　所得税法37条1項には，業務について生じた費用であること，すなわち，業務との関連性がなければならないとともに，業務の遂行上必要であることを要し，さらに，その必要性の判断においても，単に事業主の主観的判断のみに頼るのではなく，客観的に必要経費として認識できるものでなければなりません。
② 労務の対価の相当性
　① 父親の診療従事の状況
　② 収入金額に対する本件給料の額の割合は，類似する個人医院の収入金額に対する親族の従業員の給料の額の割合と比べ低く（ただし，会計事務所において比較する方法はありません），本件給料の額が客観性を欠き不相当に高額とは認められない（所得税　平成13年5月31日裁決）。

［ポイント］
　上記(1)②ポイントに類似して，親族の収益の貢献度が認められたものと考えられます。

(3) **対　　策**
　医療法人化により，定期同額役員給与（事前届出役員給与は勧められません）を次の手続により支給することを勧めます。
　① 社員総会で役員（理事，監事）給与の支給総額の決定（社員総会議事録）
　② 社員総会で各役員報酬額について理事会に委任した場合には，理事会で各役員への支給額の決定（理事会議事録）
　③ 実際に支給
　医療法人に社員総会は，毎年決算日から3カ月以内（医療法48の3，52）に開催しなければならないことから，役員給与の変更が生じた場合には，決算日から3カ月以内の社員総会で決定されることとなります。

5　専ら従事するとは

　請求人の妻がA社の代表取締役として同社が営む不動産賃貸業において経常的に従事しなければならない事務は、振込入金された家賃の管理程度であって、その業務量はわずかであり、このことからすると請求人が営む事業（小児科，内科医業）専ら従事することの妨げにはならないと認められるから所得税法施行令165条2項2号のかっこ書に規定する者に該当すると判断されています（平成16年6月28日裁決）。

7 所得税法上，子供に支払われた報酬の実質所得者課税について

1 事案の概要

　医療法人の理事長についての判断材料になります。この例は会社の代表（親）が生計を一にしている子女を当該会社の役員に専任した上，子女の役員報酬として自ら役員報酬を受領して所得分割を図るとした場合であっても，親が役員報酬を自己の経済的利益として享受（預金口座の管理・支配等）していることの立証責任が課税庁にあることを示しています。

2 判　　示

　「所得税法の実質所得者課税の原則に係る解釈につき，いわゆる経済的帰属的説を採用するにしても，本件役員報酬が子供名義の普通預金口座に振り込まれていることは当事者間に争いがない。本件役員報酬が経済的実質からみて親に支払われたと認めるためには，単に本件役員報酬の支払が経済的にみて不自然，不合理であると認められるだけでは足りず，少なくとも，親がその口座を支配・管理し，その管理・支配を通じて，本件役員報酬の同口座への振込によって経済的利益を享受しているものと認められることが必要である。そこで，本件役員報酬の振込口座の支配・管理の有無を検討するに，親が子供の法廷代理人として，子供に代わって財産を管理し，便宜その利殖を図っていた事実は窺えるものの，それを超えて，親が普通預金口座を支配・管理し，その入金額を自己の財産として運用していた等の事実は認められず，親が本件役員報酬を自己の経済的利益として享受していた事実も認められない。ここに代表者の子供であり，役員である者に支払われた役員報酬が，経済的実質からみて代表者（親）に対して支払われたものと認められるとするためには，右役員報酬が子供の預金口座に振り込まれていることから，単に子供に対する役員報酬の支払が経済的にみて不自然，かつ不合理であると認められるだけでは足りず，少な

くとも代表者（親）が子供の預金口座を支配管理し経済的利益を得ていると認められることが必要である。

　子供の振込口座を親が支配管理していることの趣旨は，経済実質的に支配管理しているとの意味ではなく，子供の振込口座に入金されている取締役報酬が真実は親に帰属しているとの意味になるから，この点については，かかる認定をすることが当然に合理的とはいえないのであって，親が当該預金口座から自己の費用支出した事実又は親の出納が右口座を介して行われている等の事実，あるいは，他の事実及び資料をもって，当該預金口座が子供の名義による親の口座（他人名義口座）である事実を明らかにする必要があるものというべきである。本件役員報酬が親に支払われたとする理由について，本件役員報酬の私法上の受給者が親であることと，行為計算の否認により右報酬が親に支払われたものとみるべきであることの双方の主張をしているが，右理由は，いずれも，単に，子供に支給したとされる本件役員報酬が実質的に親に対する報酬と認められるとするのみであって，反対資料を摘示していないのみならず，なにゆえかのような判断に至ったのかという判断過程の具体的説明も全くしていない本件役員報酬の私法上の受給者が親であることをいうものであると解した場合であっても，右私法上の受給者が誰かということは法的な評価あるいは判断の問題であり，ここに未成年の子供名義の預金口座にあっては，独立的に存在さえしておれば，そこに振り込まれた金員は当該子供に帰属するとされた。」

　　東京地裁　平成6年（行ウ）第300号（税務訴訟資料221号641頁）
　　東京地裁　平成2年（行ウ）第120号（行集44巻3号274頁）

8 医師が会社を設立し，当該会社から医師を医療機関に派遣した場合

1 非開業の医師が会社を設立した場合に関与先病院から受ける収入の帰属

　非開業の医師が会社を設立し，当該会社の口座に入金されている場合に，関与先病院から受け取る収入が会社に帰属することが認められなかった事例です。

　医療法39条（医療法人）では病院，診療所又は介護老人保健施設を開設しようとする社団又は財団は，これを法人とすることができます。

　医療法人は医師が常時勤務する病院等を開設することが条件であり，非開業の医師は医療法人としての設立は不可能ということになります。

　次に医師法1条（医師の職分）では，医療及び保険指導は医師の職分であり，同法17条（非医師の医業禁止）においては，医師でなければ医業をしてはならないことになっています。つまり，医師の資格は個人に付与されていることとなります。このケースにおいて，当該医師は個人の整形外科医として，施術，診療，手術及びレントゲン診断や施術，治療の助言指導を行っていました。

　次に，当該法人の定款によれば，事業目的は，「経営コンサルタント」，「社会保険請求事務の請負等」と記載され，医療法人でもありません。

　すなわち，医療会社の場合は，定款（医療法44条（設立））により，知事の認可を必要とされていますので，以上のことから非開業の医師が設立した会社は医療法人とはみなされず，会社法に規定する会社ということになります。

次のことから，医師個人に帰属すべき収入（給与所得）と判断され，当該関与先病院には源泉徴収義務が生じることと思料します（参考：昭和62年12月25日裁決）。

① 当該医師は，保険医として病院の保険医療機関において医療行為を行っている。
② 病院は，医療法15条（管理者の監督義務）の規定により，管理者としての責任（指揮，監督に服している）のもとに当該医師を雇用し，事業を遂行しているものである（医師として雇用）。
③ 当該医師は，客観的にも，当該医師個人に専属した資格に基づき役務を提供して対価を得ている。
④ 関与先病院は，当該医師に経営コンサルタントとしての業務を委託した事実はなく，また，これに対する報酬の支払をした事実もない（会社への支払としては認められない）。

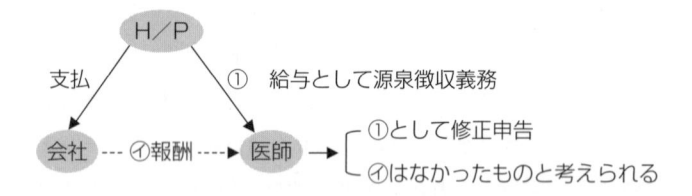

```
           H/P
      支払 /   \ ① 給与として源泉徴収義務
         /     \         ┌ ①として修正申告
       会社 --④報酬-- 医師 ┤
                          └ ④はなかったものと考えられる
```

2　医師が会社を設立し当該会社から医師を派遣した場合に受ける収入の帰属

医師又は医師の家族が会社を設立し，当該会社と医療機関との契約に基づき医師を当該医療機関に従事させることによる収益は，当該会社に帰属するか，又は当該医師の所得を構成するかについて検討します。

まず，収益の基因となる行為の私法上の法形式は，契約自由の原則の下，当事者が自由に選択し得るものですから，当事者が選択した法形式いかんによって，その収益区分に該当するかが異なることとなります。すなわち，会社の収益を構成し，法人税法の対象となるか，医師個人の収入を構成し，所得税法の

対象となるかの問題点について納税者により所得区分を恣意的に操作し得ることとなります。これが可能ならば、課税の公平性が保てなくなってしまうでしょう。ここで、当該医師個人について、「給与所得」のみに考えてみると、給与所得とは「一定の勤務関係に基づき、その勤務に関して受ける報酬」と解されます。最高裁判例（昭和56年4月24日）において、「給与支給者との関係において、何らかの空間的、時間的な拘束を受け、継続的ないし断続的に労務又は役務の提供があり、その対価として、支給されるものであるかどうかと解される」「雇用契約又はこれに類する原因に基づき使用者の指揮命令に服して提供した労務の対価としての使用者から受ける給付をいう」と判示されていることから、私法上の法形式、すなわち会社と医療機関との契約に基づき直ちにこれを決することは妥当ではないと考えます。

　この場合には、当該医師の会社は収益計上は認められるものの、支払者の医療機関は当該医師に対する源泉徴収義務違反及び当該医師については所得税の申告漏れが指摘されるものと判断します。

　次に、給与支給者との関係において、「継続的ないし断続的に労務の提供があること」が給与の要件とされているので、例えば当医療機関において技術的に特殊で、他の医師に依頼が必要なスポット的な手術等の場合に、当該、他の医師に支払う報酬について会社と私法上の法形式による契約により他の医師を派遣してもらい、当該、他の医師に支払うべき当該報酬を契約により会社の収益に計上することは許されるものと考えます。

【参考】
東京地方裁判所平成23年（行ウ）第127号所得税更正処分等取消請求事件（棄却）（確定）
国側当事者・国（処分行政庁　西川口税務署長事務承継者　武蔵府中税務署長）
平成24年9月21日判決
【所得区分／麻酔科医が各病院から得た報酬は給与所得】

一次（概要）

判　示　事　項

1．本件は，麻酔科医師である原告が，自己が麻酔手術等を施行した各病院から得た収入を事業所得として確定申告をしたところ，上記収入は給与所得に当たるとして，更正処分等を受けた事案である。
2．事業所得の本質は，自己の計算と危険において独立して反復継続して営まれる業務から生ずる所得である点にあり，給与所得の本質は，自己の計算と危険によらず，非独立的労務，すなわち使用者の指揮命令ないし空間的，時間的な拘束に服して提供した労務自体の対価として使用者から受ける給付である点にあると考えられる。
3．営利性や有償性を有し反復継続して行われる業務ないし労務提供という経済的活動から得られる収入が事業所得に該当するか給与所得に該当するかは，自己の計算と危険によってその経済的活動が行われているかどうか，すなわち経済的活動の内容やその成果等によって変動し得る収益や費用が誰に帰属するか，あるいは費用が収益を上回る場合などのリスクを誰が負担するかという点，遂行する経済的活動が他者の指揮命令を受けて行うものであるか否かという点，経済的活動が何らかの空間的，時間的拘束を受けて行われるものであるか否かという点などを総合的に考慮して，個別具体的に判断すべきである。
4．原告に対しては，定額の報酬が支払われ，時間が2時間を超過した場合等には，割増された報酬が支払われるものの，手術や麻酔施術の難易度や用いる薬剤等の価格などに応じて変動する仕組みにはなっておらず，医療行為等に対する対価として患者や公的医療保険から医療法人A会に支払われる診療報酬の金額の多寡に応じて原告に対する報酬が変動する報酬体系にはなっていないと認められる。
5．麻酔業務から生ずる費用は，基本的にA会が負担しており，原告は，たとえば高額の麻酔機器を購入することによって生じる費用（減価償却費）が麻酔業務か

ら生じる収益を上回るなどして麻酔業務による損益計算が赤字になるというような事業の収支から一般的に生じ得る危険を負担することはない。
6．原告は，麻酔を担当する前日に，Ａ会からファクシミリ送信の方法により，患者数や各手術の内容等の情報の提供を受けてこれに従っていたことが認められ，このような麻酔という業務を行う対象，場所，時間など業務の一般的な態様についてＡ会の指揮命令に服していたものと認められる。
7．原告の勤務時間は，Ａ会との契約により定められていたこと，原告の業務は，Ａ会の経営する病院内で術中麻酔管理等を行うことであったこと，Ａ会においては他の非常勤職員と同様に出勤簿で原告の勤務時間を管理していたことがそれぞれ認められ，原告はＡ会の空間的，時間的拘束に服していたと認められる。
8．以上によれば，原告がＡ会から支払を受けた報酬は，自己の計算と危険において独立して営まれる業務から生ずる所得であるということはできず，原告は，医療法人の指揮命令に基づいて，医療法人による空間的，時間的拘束を受けて行った業務ないし労務提供の対価として報酬を受けたものであるから，所得税法28条1項に規定する給与所得に当ると認めるのが相当である。
9．原告は，麻酔医療について高度の専門性を有し，手術の指揮監督者として独立して業務を行っているから，原告の収入が事業所得に該当する旨主張する。しかしながら，業務遂行に必要な様々な判断が自分自身でできるからといって，他者の指揮命令に服していないということにはならないと解すべきである。このことは，国会議員や裁判官など，職務遂行に必要な判断等については，他者の指揮命令に服することなく独立して行っている職種についても，その報酬は給与所得とされていることからも明らかである。

　判決年月日　H24-09-21
　国税庁訴資　Z888-1723

9 医療機関の交際費

1 共　　通

　医療法人又は個人事業者で交際費の経費性については，医療機関の税務調査の重点項目となっています。必ず証拠資料が必要となります。それには，その支出につきましては次の内容の確認が必要です。
　① 接待した理由
　② 接待した相手（中元品，歳暮品含む）
　　イ 医師
　　ロ ＭＲ（医薬情報担当者）等
　　ハ 従業員
　　ニ 患者
　　ホ その他業務の遂行上必要な者

2　医療法人で控除される交際費（1人5,000円以下）の保存書類

　交際費のうち従業員のみを接待した飲食代は適用されませんが，以下の書類に記載して保存している場合には，全額経費となります。

① 飲食年月日		
② 参加した氏名・名称及びその関係（参加人数）。ただし，従業員は除く		
参加者（及び人数）	その関係	
③ 金額	飲食店の名称	所在地

【図表4-10】 参考となる事項

(1) 交際費等の損金不算入の特例（措法61の4，68の66）
① 資本を有する法人
　　資本金1億円以下の法人
② 資本金の額を有しない法人 － 平成19年4月1日以降の医療法人等が適用
　　期末貸借対照表に計上された金額に基づき次の算式により計算した金額を期末の資本金の額とします。

$$\left\{\begin{array}{c}総資産の\\帳簿価額\end{array} - \begin{array}{c}総負債の\\帳簿価額\end{array}\left(\begin{array}{c}-当期利益\\+当期欠損金\end{array}\right)\right\} > \frac{60}{100}$$

　　∴ 持分の定めのない医療法人の基金は劣後債務と考えます。
③ 中小法人の交際費課税の特例の拡充（法人税，法人住民税，事業税）

> ○ 中小企業の交際費の支出による販売促進活動の強化等を図り，景気回復を後押しするため，中小企業（資本金1億円以下の法人）が支出する800万円以下の交際費を全額損金算入可能とする。

改正概要　【適用期間：平成27年度末まで】
○ 中小企業が支出する800万円以下の交際費を全額損金算入可能とする。

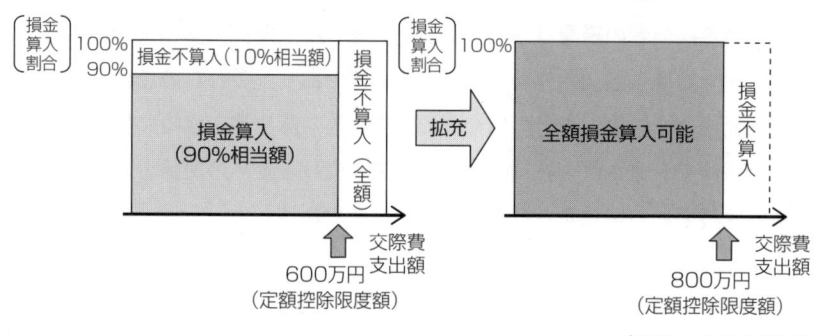

（改正前）
損金算入割合 100%／90%
損金不算入（10%相当額）
損金算入（90%相当額）
損金不算入（全額）
交際費支出額
600万円（定額控除限度額）

↓拡充

（改正後）
損金算入割合 100%
全額損金算入可能
損金不算入
交際費支出額
800万円（定額控除限度額）

（出典：中小企業庁）

④ 中小法人の交際費課税の特例の改正
　　中小法人に係る損金算入の特例について，定額控除限度額を800万円に引き上げるとともに，損金不算入措置（10％）を廃止することから，今後は交際費なのか，寄附金なのか，役員給与なのかの判断が求められることになるでしょう。判断を明確にしておいてください。

3 贈答品の取扱い

医療機関における中元及び歳暮の贈答品は，交際費に該当するかどうかを考えてみます。

(1) 否定的な考え方

中元等の金額は，客観的にみて収入金額を得るため直接に要した費用又は所得を生ずべき業務について生じた費用ではなく，業務の遂行上直接必要であった部分を明らかにすることもできない支出であることから，必要経費として認められません。

(2) 判　　断

［認定事実］

① 医療機関では，新患者名簿を備え付けており，当該名簿には，当該患者を紹介した医院名等が記載されている。

② 贈答品の者の職業は，開業医34名，総合病院及び大学の医師16名，レントゲン技師1名，院外薬局関係者2名等であり，これらの者は，患者の紹介元の開業医等，患者の紹介先の開業医等，診療等を臨時に依頼した非常勤医師やレントゲン技師，医師の派遣を受けるための関係者，取引先である院外薬局の関係者及び関与会計事務所である。

本件中元等の贈答先は，上記②のとおり，これらの支出は医療業務を円滑に行うことを目的とするものであると認められます。そうすると，本件中元等の費用は，客観的にみて，医療業務に直接の関連を有し，かつ当該業務の遂行上通常必要な支出であると認められるので，必要経費の金額に算入するのが相当です（所得税　平成22年2月18日裁決）。

納税者が業務の遂行に必要な経費の支出を具体的に説明した場合に課税庁がその経費性を否認しようとするときは，その否認しようとする課税庁で立証責任があるものと考えます。

なお，ＭＳ法人が医療機関に代わって中元等を支出した場合は，ＭＳ法人の業務に直接関連を有しないので，ＭＳ法人は立替金，医療機関で交際費とすることをお勧めします。なお，減額更正についても確認してください。

(3) **交際費等に該当する３要素**
① 「支出の相手方」が医療業務に直接関連を有している。
② 「支出の目的」が親睦の度を密にして医療業務を円滑に行う目的であることを総合的に判断する。
③ 「行為の形態」が接待，贈答その他これらに類する行為である。

10 不動産管理会社（同族会社）に対する管理料

1 事案の概要

医療機関とMS（メディカルサービス）法人との取引で，MS法人が不動産管理会社を主たる事業としている場合の事例を示します。

2 適正管理費

(1) 貸ビルの管理料

① X社は原告及び原告と生計を一にする者の2人でその株式の全部を有する法人税法2条10号所定の同族会社で，原告が代表取締役を務め，従業員をもたない会社です。

② 原告と同業である者が，同族関係にない不動産管理会社に貸付不動産の管理を委託した場合に支払うべき管理料の金額の賃貸料収入の金額に対する割合に基づいて，本件物件に係る通常であれば支払われたであろう管理料の金額の算出は次のとおりです。

イ その締結する管理委託契約の業務内容が主として賃貸契約の締結，更新，入居者の募集及び賃貸料等の集金である者（比準同業者）を抽出

ロ 貸ビルに係る賃貸料収入が本件貸ビルに係る賃貸料収入の半分以上2倍以下（以下「倍半基準」という）の範囲内である者

ハ 年を通じて不動産貸付業を営んでいる者

ニ 比準同業者の賃貸料収入の金額に対する支払管理料の金額の割合の平均値は，6.10％となる（3.63～10.54％）。以下おおむね同率で同じ

(2) 駐車場の管理料

① 不動産貸付業を営む個人で，貸駐車場の管理を同族関係にない不動産管理会社に委託している者，その締結する管理委託契約の業務内容が主として賃貸契約の締結，更新，貸借人の募集及び月極料金の集金である者

イ　月極駐車場に係る賃貸料収入（更新料等の臨時的収入を除く）が本件駐車場に係る賃貸料収入の倍半基準の範囲内である者
　ロ　年を通じて，不動産貸付業を営んでいる者
　ハ　比準同業者の駐車場収入の金額に対する支払管理料の金額の割合の平均値は6.43％となる。（4.20～8.50％）以下おおむね同率
　ニ　判示（平成元年4月17日）※1
　およそ，営利を目的として不動産賃貸業を営む者が，当該事業の遂行上，賃貸不動産の管理を不動産管理会社に委託する場合においては，その委託の対価である管理料は，通常の取引価格を中心として決定されるはずです。

3　1棟（病院）の管理委託料

　A社はその実態からみて請求人にのみ業務を提供することを目的として設立された法人で，法人税法に規定する同族会社です。

(1)　建物管理費の額

　A社が請求人に対して行う建物管理の受託業務は，本件委託契約及びその実態から，次の事実が認められます。
　①　A社の建物の管理に関する管理内容及び管理責任者は，明確でなく，当該業務に専ら従事する従業員もいないこと
　②　請求人は，A社に修理費用などの諸維持管理費用を含めた額を定額で支払っており，一方，A社は，外部の委託業者に当該維持管理費用の額として支払っていること
　③　外部の委託業者に対する依頼，請求及び支払事務は，A社から事務管理のために派遣されている職員であるB病院の事務長が行っていること
　以上の事実からすると，A社が行っている建物管理の受託業務は，実質的には外部の委託業者への取次業務に該当するものと認められます。

(2)　判断（所得税・平成元年4月25日裁決）

　各年分の適正建物管理費の額は，A社が行っている建物管理の受託業務が，実質的には外部委託業者への取次業務であること，また，類似同業者の取次手

数料割合が10%であることから，A社が外部委託業者へ支払った当該受託業務にかかる諸費用の額に当該取次手数料割合を乗じて算定したことが認められ，原処分庁が算定した適正管理料の額には，これを不相当とする理由は認められません。

3　その他過大な不動産管理料

(1)　**判断（所得税・平成元年7月5日裁決）**

「イ　B社の業務内容は，本件不動産に係る，①不動産賃貸借契約の締結，改定，解約，②不動産の保存，修繕管理等に必要な工事等の発注，その他の行為，③これらに関連する一切の行為を行うことであり，具体的には，地代家賃等を集金し，請求人らに引き渡す等のほか，収受した共益費については，電気，水道，エレベーター，清掃衛生等共用施設のメンテナンス費用を支払うなど通常の不動産管理を行っている。

ロ　特別負担額は請求人が負担すべきものであることが認められ，このような支出は，支払管理料の中には含まれておらず，適正管理料の額の計算上加算したことは相当である。上記の特別負担額はB社が支出した本件不動産に係る清掃代，エレベーターの保守管理料及び電気保安料（以下「保守管理料等」という）の金額である。

……一般の経済取引に着目した合理的な方法であるものと解せられ，原処分庁の適正管理料の認定方法に不合理はないと認められる。」

(2)　**判示（平成6年1月28日）**[※2]

「①　不動産管理会社に対する管理料の支払について，管理委託契約において，管理業務の具体的な内容が不明である。

②　本件のように不動産の管理を同族会社に委託している者が支払った管理料についていえば，類似の条件で不動産の管理を同族関係にない不動産管理会社に委託している同業者を抽出した上その支払管理料の賃料収入に対する割合の平均値（平均管理料割合）から，通常支払われる適正な管理料の額を算出し，これと同族会社に管理業務を委託している者が支払ってい

― 282 ―

る管理料額とを対比することにより，同族会社である不動産管理会社に対する管理料の支払が，準経済人の行為として不自然，不合理な行為であるか否か，上記支払が，同族会社の株主，社員又はこれらの者の親族等の所得税の負担を不当に減少させる結果を招いているか否かを検討するのが合理的であるというべきである。

③　ところで，被告が比準同業者を抽出した基準は，その内容からみて，本件ビルと所在地，規模の類似した同業者の抽出のための基準として相当なものであり，抽出の過程において恣意が介在したとの合理的な疑いを入れる余地もないから，比準同業者の平均管理料割合から算出された適正管理料は，同族関係にない不動産管理会社に管理業務を委託した場合に通常支払われる管理料の額を適正に反映したものということができる。」

※1　東京地裁　昭63年（行ウ）第10号　税務訴訟資料170号26頁
※2　東京地裁　平5年（行ウ）第39号　税務訴訟資料200号358頁

【参考】　委託者と同族会社である不動産管理会社との業務依頼関係

1．マンション管理委託のように，管理全部を管理会社に委託して，同族会社である不動産管理会社が連絡係を受け持つ場合
　　　月額収入金額×5％相当額＝業務委託料
2．同族会社である不動産管理会社が他の不動産会社に集金のみを依頼している場合で，集金以外の借金との交渉は同族会社である不動産管理会社が行う場合
　　　月額収入金額×10％相当額＝業務委託料
3．同族会社である不動産管理会社が借主との交渉すべてを受け持つ場合
　　　月額収入金額×20％相当額＝業務委託料

11 MS法人の業務

【POINT】
業務実態があることがポイント
MS法人の主な業務
- ○ 経営管理業務
- ○ 医院の窓口業務
- ○ 保険請求事務の代行
- ○ 土地建物の賃貸（不動産管理を含む）
- ○ 医療設備・医療機器等のリース
- ○ 医療用器具，医療消耗品，衛生消耗品の仕入・販売
- ○ 給食材料の仕入・販売
- ○ 清掃業務・衛生業務
- ○ 歯科技工の請負

1 MS（Medical Service）法人設立の注意事項

(1) 設立の主たる目的

　医療直接部門と医療直接部門以外の管理部門等の分離により，医療直接部門の原価管理が容易となります。

　また，医療直接部門以外の管理部門等を外部委託形式とすることにより医療機関において一番厄介と考えられる労働管理を医療直接部門のみとし，医療直接部門以外の職員との労働管理（退職問題も含めて）問題について，医療機関の管理者（院長）のストレスを和らげます。

　調査においては，事業目的を明確に説明し，「MS法人の設立が異常な行為でないこと」及び「租税回避行為でない旨」を主張します。

(2) 職員の認識

　医療機関からいわゆるＭＳ法人へ移行する職員については，ＭＳ法人の設立目的を当該職員に伝え，納得の上で自分の所属がＭＳ法人に在ることを認識してもらいます。すなわち，①給与の支払先の変更，②社会保険の事業主の変更，③退職の勤務年数計算は医療機関分を通算して勤務年数を計算する，④就業規則は医療機関分を準用する，等を明確にする必要があります。

(3) 税負担不当減少について

　医療機関に対する課税は，原則として，税法の規定の下で選択した事業形態と所定の計算方法に応じたところの税法が適用されるべきものであります。例えば，個人の医療機関とＭＳ法人とは適用される税法を異にし，それぞれ全く別個の課税主体（そのもの）として規定されています。このことから，すなわち，個人としての医療機関である場合のＭＳ法人の存在は所得税を課税主体としたところで税負担不当減少を考えることとなります。次に，医療法人がＭＳ法人を設立した場合には法人税法はそれぞれの法人を独立して課税対象としており，法人格が別個である以上は，法人税の税負担不当減少の判断はそれぞれの法人を別個の課税対象として取扱うところで判断されるべきであると考えます。

2　ＭＳ法人の活用

　医療機関とＭＳ法人の関係については，経過措置型医療法人いわゆる（旧）医療法人にあっては純資産を減少する一方法であり基金拠出型医療法人（新医療法人）にあっては純資産を極力少なくする為の手法です。純資産を小さくすることによって経過措置型医療法人の事業承継に伴う財産評価基本通達194－2の評価を小さくすることができますし，基金拠出型医療法人にあっては，残余財産＝理事長退職金に近づけることができます。最終的には残余財産をゼロとするよう導いてください。

　個人医療機関にあってはＭＳ法人の活用によりあらかじめ所得分散によって相続財産を配偶者に移行することが可能になります。ここで，ＭＳ法人の社長

を配偶者とすることにより専従者給与の規定と役員報酬の規定とはその判定が異なることとなります。

なお，医療法人が解散する場合は，ＭＳ法人はその役割を終了することが一般的なことから，ＭＳ法人も医療法人の解散時期と合わせて解散することが望ましいでしょう。

営利を目的とする法人（ＭＳ法人）と医療法人との関係

（東京弁護士会会長宛厚生省健康政策局指導課長回答）

医療法人の非営利性をより鮮明にするため，医療法人の役員等が株式会社など営利を目的とする法人の役員等を兼任している場合であって，かつ，当該営利法人から当該医療法人が資金の支援等を受けている時は，当該医療法人は関連する営利法人の名称等を開示するものとします。

そうすると，医療法人と本件ＭＳ法人の取引において実務上の注意事項は次のように思料します。

① 医療法人と本件ＭＳ法人間において，本件ＭＳ法人が医療法人に資金の支援（貸付金等）を行なわないこと
② 医療法人の理事長は，本件ＭＳ法人の役員を兼任しないこと，及び本件ＭＳ法人への資本の拠出をしないことが望ましい
③ 可能な限り，医療法人と本件ＭＳ法人の役員を兼任しないことが望ましい

医療機関の開設者に関する確認事項

１．医療法第７条５項

営利を目的として，病院，診療所等を開設しようとする者に対しては，その許可を与えないことができる―この趣旨から次の確認事項があります。

○ 医療機関の開設者である個人及び管理者については，原則として営利法人（ＭＳ法人）等の役職員と兼務していないこと

○　開設者である医療法人の役員（理事及び監事）が原則として営利法人（MS法人）等の役職員と兼務していないこと
　　○　ただし，医療機関の非営利性に影響を与えることがないもの（すなわち商取引がない場合や商取引額が少額である場合）は除く
2．医療法第54条
　　医療法人は，剰余金の配当をしてはならないの趣旨から次の確認事項があります。
　　○　商取引について契約の内容が妥当であると認められること

「医療法人に対する規制のあり方について」より
社会保障審議会医療部会（平成24年3月7日）

3　医療法人とMS法人との取引

　医療法人は同族会社の行為計算の否認規定は適用されないと考えられることから，取引そのものの否認はされないでしょう。ただし，過大経費部分は寄附金課税がされます。

【図表4-11】　MS法人（①）と人材派遣会社（②）の比較・仕組み

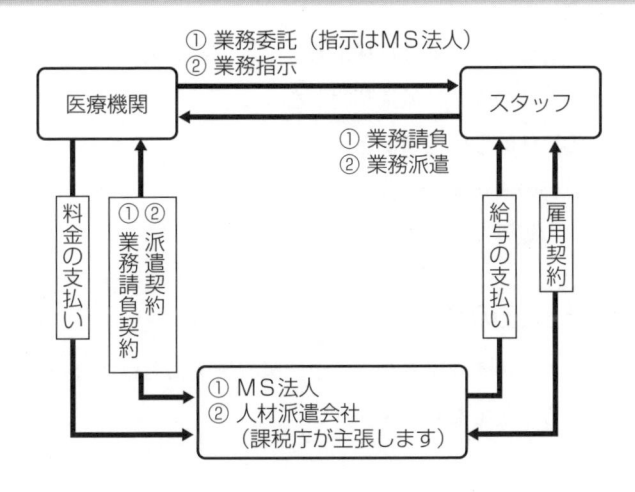

```
                ① 業務委託（指示はMS法人）
                ② 業務指示
        ┌──────────────────────────────→
   医療機関                                    スタッフ
        ←──────────────────────────────┐
                ① 業務請負
                ② 業務派遣

   料金の                  ①② 派遣契約          給与の    雇用
   支払い                  業務請負契約          支払い    契約

        ┌──────────────────────────┐
        │  ① MS法人
        │  ② 人材派遣会社
        │   （課税庁が主張します）
        └──────────────────────────┘
```

— 287 —

「請負」とは，外部の請負会社（MS法人）に，一定の業務を独立的に丸ごと請け負わせる委託の形態をいい，請け負ったMS法人は，必要な要員を監督者も含め全て派遣し，請け負った業務の全責任を負うことになります。

「派遣」とは，業務請負の偽装的な形を採りながら，作業指示を医療機関の職員がMS法人の職員に行うということです。

「出向」とは，職員がMS法人及び医療機関の双方に雇用契約を結ぶこととなり，MS法人から医療機関に出向くことをいいます。

4 MS法人の取引の概要

① 業務請負契約

医療保険業を営む者（医療法人又は個人開業医，以下「甲」という）と法人税法に規定する同族会社（甲の同族関係人が業務を行う法人，以下「乙」という）との取引が主たる業務である請負契約です。

② 業務委託

ある一定の業務について，乙が請負うことにより乙の従業員は甲の管理・監督下にはなく，当該業務の指示，管理・監督は全て乙によって行われます。

このような法人をMS法人といいます。

③ 派　　　遣

前述のように看護師等医療直接従事者は甲によって業務の指示，管理，監督がされることからこの部分は派遣契約となります。

④ MS法人の具体的取引の事例と裁決等

　　イ　業務委託料の適正額（重要）
　　ロ　調剤薬局の経営は可能か

5 MS法人設立のデメリット

MS法人には消費税が課税されますが，医療機関においては一般的には消費税部分がいわゆる損税となります。

6 MS法人との取引

　MS法人（医療機関の医療行為以外の業務の委託を受ける会社）と外部委託費の関係は必ずといって俎上にのぼります。しかしアウトソーシングの契約と，実体がともなっていることが立証できることが備わっていなければならないと考えます（医療機関に在籍しているよりも，MS法人の在籍のほうが，ワークシェアリング等がしやすい）。

　なお，調査時には必ず契約書の収入印紙を確認されます（MS法人以外にも，契約書の収入印紙は必ずチェックしてください）。

（委託費）

　いわゆるMS法人に対する課税関係です。

業務総合委託契約書

　＿＿＿＿＿＿（以下甲と称する）と＿＿＿＿＿＿（以下乙と称する）とは，各種業務の委託に関し，下記の如く契約を締結し，後日の証として業務総合委託契約書2通を作成，記名押印の上，甲乙それぞれ各1部を保有するものとする。

第1条　甲は甲にかかわる管理業務の軽減を目的として，その経営総合管理に関する部分の業務を乙に委託し，乙はこれを受託し，誠意をもってその業務を執行する。

第2条　甲は甲にかかわる経営管理並びに技術の向上を目的として，その指導を乙に委託し，これを受託し，誠意をもってその指導の任に当たる。

第3条　甲は甲にかかわる間接業務を軽減し，直接業務に専念し得る態勢を確保する目的をもって，下記の各号の業務の支援並びに代行を乙に委託し，乙はこれを受託し誠意を持って，それらの業務を支援し，または代行する。

(1) 財産の健全性維持のための管理並びに諸活動のうち特に必要とする部分の業務

　　(2) 必要とする従業員の派遣並びにこれを伴う管理業務

　　(3) 医療事務並びに一般事務等に関する業務

　　(4) 臨床検査等に関する業務

　　(5) 必要な情報の収集，提供，調査，研究開発に関する業務

　　(6) 賄並びに給食に関する業務

　　(7) その他特別に必要とする業務

第4条　上記第1条及び第3条の契約により，その目的を達成するために必要な権限と責任とを伴なう新たな管理指導並びに業務執行の秩序が構成されるが，甲乙双方はその秩序を互いに認め且つ尊重することを誓約する。

第5条　甲は乙に対して，この契約の目的の円滑なる達成のため必要な諸資料，諸情報の提示，通報及び報告を行うと共に可能な範囲での協力をしなければならない。

　　また，乙は業務上知り得た甲の企業秘密は絶対に外部に漏洩しないことを誓約する。

第6条　本契約において，甲が乙に対して支払わなければならない業務委託事項に係る報酬は，甲乙間でその都度，委託業務を個別に協議して，別途請求明細により行うものとする。

第7条　本契約に基づく業務を遂行するに当り疑義を生じた場合は，甲乙双方が十分に協議の上，その疑義を解消しまた，何らかの都合により，本契約の一部の履行が困難となった場合及び変更又は，改定を要すると認められる部分があった場合にも，甲乙双方が十分に協議を重ね，合意に達するよう努力するものとする。

第8条　本契約の契約期間は1年とし，特別の事情がない限り契約は，更新継続されるものとする。

尚，本契約の効力は，平成　　年　　月　　日より発生する。

平成　年　月　日
甲（委託者）
乙（受託者）

業務代行報酬契約書

委託者（甲）
受託者（乙）
　上記両当事者間において，締結された業務代行委託契約に基づき，
（以下甲という。）は，＿＿＿＿＿＿＿＿（以下乙という。）に対し，次の業務を委託し乙は，これを受託した。
　尚，当該業務代行報酬について，甲・乙話し合いの上，下記の通り決定した。
　　（　　　　　　　　　）
第1条　業務代行の範囲及び報酬月額は，次の通りである。
　　1．窓口業務　　　　　　　　　　報酬月額　　　　　円
　　2．厨房業務　　　　　　　　　　報酬月額　　　　　円
　　3．事務業務
　　　(1)　経理事務　　　　　　　　報酬月額　　　　　円
　　　(2)　医療事務　　　　　　　　報酬月額　　　　　円
　　4．医院内外の清掃業務　　　　　報酬月額　　　　　円
　　5．医院内にて発生する汚物の洗濯業務　報酬月額　　　円
　　6．医院内施設の管理業務　　　　報酬月額　　　　　円
　　7．経営管理業務　　　　　　　　報酬月額　　　　　円

第2条　経済情勢の変化及び代行業務の範囲により，報酬月額が社会通念上一般慣行に照らし，不都合を生ぜしめた場合には，契約期間内といえど甲・乙話し合いにより，報酬額の改訂をなすものとする。

第3条　業務代行報酬の支払については，甲は乙に対し，毎月末日に締切り翌月末日までに，乙の指定する銀行に振込むものとする。

第4条　本契約期間は，本契約成立の日から　1年とする。

　上記のとおり，契約が成立したので契約書2通を作成し，甲・乙各1通を所持する。

　平成　年　月　日
甲　　　　　　　印
乙　　　　　　　印

12 MS法人に支払った業務委託料について

1 事案の概要

　医療保険業（病院）を営む審査請求人（以下「請求人」という）が同族会社である有限会社A（以下「A社」という）に支払った外注費の額を認容した場合，請求人の所得税の負担を不当に減少させる結果となると認められるか否かを争点とした事案です。

(1) 審査請求に至る経緯

　請求人は，各年分の所得税について，いずれも法定申告期限までに申告した。

(2) 基礎事実

　以下の事実は請求人及び原処分庁の双方に争いがなく，当審判所の調査によってもその事実が認められる。

　イ　A社は，請求人の親族が全額出資している法人税法2条（定義）10号に該当する同族会社であり，請求人は当該法人の取締役である。

　ロ　請求人とA社は，各年分において請求人の業務に関する請負契約書（以下「本件契約書」という）を交わしている。

　　なお，A社が請求人に対して行う業務（以下「本件請負業務」という）は，本件契約書の第2条に定められており，同契約書の業務仕様書によれば，次のとおりとなっている。

　　A　病院の電話受付，来客案内業務補助，電算入力業務，請求書・領収書整理，保険請求業務，患者負担分の請求業務，銀行等への入出金業務，会計・経理業務等。

　　B　不動産の管理

　　C　病院の車両運転及び管理，駐車場管理及び院内の営繕

　　D　院内の清掃，クリーニング

　　E　上記に付帯する一切の業務

ハ 請求人は，各年分の事業所得の収支内訳書に，本件契約書に係る支払金額（以下「本件請負金額」という）を外注費（以下「本件外注費」という）として，事業所得の金額の計算において必要経費に算入している。
ニ 本件請負金額は，契約期間に対応する前年同期間のＡ社が派遣した従業員に係る給与支給金額（以下「基礎給与額」という）に，請求人とＡ社とが算定した倍率を乗じて計算されている。
ホ 原処分庁は，請求人が必要経費に算入した本件外注費が，同族関係にない通常一般の取引を行っているＡ社の同業者（以下「本件比準同業者」という）の人材派遣倍率（本件比準同業者の派遣した従業員の人件費等の額を分母とし，派遣先からの収入金額を分子とした倍率の平均値をいい，以下「本件倍率」という）に基礎給与額を乗じて計算した相当の外注費の額（以下「認定外注費」という）を超えるとして，所得税法157条（同族会社等の行為又は計算の否認）1項の規定に基づいて，その超える額については各年分の必要経費への算入を認められないとして更正処分をした。

2 主　　　張

(1) 請求人の主張

原処分は，次の理由により違法であるから，その全部の取消しを求める。

① 事業所得の金額

イ 原処分庁は，所得税法157条を適用して事業所得の金額を算定しているが，次のとおり，原処分にはその内容に誤りがある。

なお，原処分庁が採用した同業者比準方式は争わない。

A 本件外注費は，業務を包括的に委託したことの対価であり，外注先のＡ社はメディカルサービス法人であることから，同業者比準方式で用いる同業者はＡ社と業務内容，事業規模，収入金等が近似する法人とし，それらの法人の平均値で本件外注費が適正か否かを判断すべきである。

B 本件倍率は，信頼できる統計数値とあまりにもかけ離れており，本件比準同業者は，「業務内容，事業規模，収入金等がＡ社と近似する同業

者であること」を完全に欠落させていると見ざるを得ない。
　　C　本件倍率で請負金額を置き換えた場合，Ａ社の決算では高額の欠損が生じることからも，本件比準同業者がＡ社と異業種であることが明らかである。
　ロ　本件外注費の額は，次の理由から適正である。
　　Ａ　Ａ社が請求人に派遣している従業員の人件費の額に対する請負金額の比率は，1.59倍ないし1.77倍であり，Ａ社のような小企業のサービス業種の統計上の人件費対売上高比率の平均倍率の範囲内である。
　　Ｂ　請求人は，適正な外注費を算出する方法として，次の統計資料に基づいた人件費対請負金額の比率を考慮した。
　　　(A)　「小企業の経済指標」（国民金融公庫総合研究所編）によれば，小企業の人件費の額対売上額の平均値は43.6％ないし44.0％であり，したがって，人件費の額対売上額の平均倍率は2.27倍ないし2.29倍である。

(2)　原処分庁の主張

　原処分は，次の理由により適法であるから，審査請求を棄却するとの裁決を求める。
①　本件更正処分について
　イ　更正処分の手続
　　原処分は，所得税法及び国税通則法（以下「通則法」という）の規定に基づき適正に行われており，何ら違法な点はない。
　ロ　事業所得の金額等
　　Ａ　原処分庁が調査したところ，本件請負業務は，契約書及びその実態から見て次の事実が認められ，実質的に単純労働者の人材派遣業務であると判断される。
　　　(A)　請求人とＡ社で契約している業務内容は，前記１の(2)のロのとおりである。
　　　(B)　Ａ社から派遣される従業員には，資格をもった者はいない。
　　　(C)　本件請負金額の算定根拠となっているのは，「人件費」である。

B　請求人がA社に対してことさらに高額な外注費を支払うべき合理的な理由も認められない。

3　判　　断
　本件は，本件更正処分に係る手続の違法性の存否及び所得税法157条の適用の可否について争いがあるので，以下審理する。
(1)　**認定事実**
　　原処分関係資料及び当審判所の調査によると，次の事実が認められる。
　①　調査担当職員は，当審判所に対し，本件調査の状況について次のとおり答述している。
　　イ　請求人の自宅において，請求人に対し，本件請負金額の計算根拠となっている人件費の倍率について質問した際に，「税理士でないと分からない」というような回答があったため，A社の役員であれば契約内容を理解しているはずであり，本人自身が分からないというのはおかしいという意味で「ペーパーカンパニー」という言葉を使用したと記憶している。
　　ロ　調査内容について請求人に説明する目的で請求人に電話を架けた。
　　　　請求人に直接電話した理由は，①この時期には，関与税理士から調査に対する抗議が続いていたため，関与税理士とは面接できないと考えた，②関与税理士とは，以前に面接の約束を破られたりいろいろな理由を付けられて，調査期間中に一度も面接できないという通常では考えられない状況にあったことから，これについても請求人に伝えたかった。
　②　調査担当職員は，関与税理士から委任状が提出された以降数回にわたり，関与税理士と面接すべく事務所への臨場及び電話での連絡を行っているが，面接には至っていない。
　　　特に，税務署内での面接を約束していたが，関与税理士は連絡もせず出署しなかった。
　③　A社と請求人との間で本件契約書を交わした行為は，同族会社の行為又

は計算に当たる。
④　請求人は，当審判所に対し，「Ａ社との請負契約の内容は，簡単に言うと病院で行う業務のうち，私が行う業務以外のすべてです」と答述しており，医療行為以外の業務はすべてＡ社の派遣従業員に従事させている。
⑤　本件契約書の第４条において，本件請負業務に必要な機械，器具等は全てＡ社の負担で準備し，消耗品，機材等もＡ社が負担することとなっている。

　なお，各年分においてＡ社が負担した本件請負業務に係る費用は，別紙のとおりである。
⑥　本件倍率の計算基礎となった本件比準同業者の収入金額は，いずれも人材派遣業に係るものであり，本件比準同業者が負担している費用は，派遣した従業員の賃金及び法定福利費のみである。
⑦　本件比準同業者のうち３件は，収入金額がＡ社の収入金額２倍以上であり，また，残る１件は，人材派遣業のほかに業務受託，マネキン等の紹介業，パソコン教室等の業務を行っており，人材派遣に係る収入金額が総収入金額に占める割合は，13％ないし17％である。

(2)　**本件更正処分について**
①　更正処分の手続
　請求人は，調査担当職員が，調査もせずに断定的に調査担当職員の主張を認めさせようとしたことは違法である旨主張する。
　しかしながら，当審判所の調査によれば，本件調査は所得税法234条に規定する質問検査権に基づき適正に行われたことが認められ，その点において，本件調査に違法はない。
　さらに，当審判所の調査によれば，調査担当職員は関与税理士に面接するために相当な方法を採っているにもかかわらず，関与税理士がそれに応じていないことが認められ，このような状況のなかで調査担当職員が請求人に直接調査に関する事項等を説明しようとしたことは何ら不相当とは認められず，その点において，本件調査に違法はない。

したがって、これらの点に関する請求人の主張には理由がない。
② 所得税法157条の適用
　請求人は、①本件請負契約は業務の包括的委託契約であり、同業者比準方式に用いる同業者は、Ａ社と業務内容、事業規模、収入金額等が類似する法人とすべきであり、本件比準同業者はこの要件を欠いている、②本件外注費の額は適正に算定していることから、所得税法157条を適用したことは違法である旨主張する。
　ところで、所得税法157条によれば、①同族会社の行為又は計算であること、②これを容認した場合には、その株主等の所得税の負担を減少させる結果となること、③その所得税の減少は不当と評価されるものであるという三要件を充足するときは、その同族会社の行為又は計算にかかわらず、税務署長は、正常な行為又は計算を前提とした場合の当該株主等に係る所得税の課税標準等又は税額等の計算を行い、これに基づいて更正又は決定を行うことができるとされている。
　また、株主等の所得税の減少の不当の評価については、同族会社の行為又は計算が、同族会社以外の会社との間における通常の経済活動としては不合理又は不自然で、少数の株主等によって支配される同族会社でなければ通常は行わないものであり、このような行為又は計算の結果として同族会社の株主等特定の個人の所得税が減少する場合には、特段の事情がない限り、所得税の減少自体が一般的に不当と評価されるべきものと解されている。
　なお、所得税法157条の適用要件である所得税の負担を不当に減少させる結果となるか否かの判断の方法としては、独立かつ対等で相互に特殊な関係にない当事者間での通常の取引と同族会社の行為又は計算を比較する同業者比準の方法は、その合理性が認められているところであり、この点に関して請求人及び原処分庁双方に争いもないことから、当審判所は、原処分庁が採用した同業者比準の内容の適否について、以下審理する。

イ　同業者比準等

原処分庁は，①本件請負業務は，契約書及びその実態からみて，実質的に単純労働者の人材派遣業務である，②同族関係間にない通常一般の人材派遣業に係る本件倍率から算定した認定外注費に比べて，本件外注費は著しく高額である旨主張していることから，これらについて審理したところ，次のとおりである。

A　本件請負業務

本件契約書の第2条及び業務仕様書によれば，A社から派遣された従業員は，派遣先である請求人の病院において診療行為を除く各種の業務に従事していることが認められ，この面に限れば，本件請負業務の内容は，一般的な人材派遣の形態であるといえなくはない。

しかしながら，本件契約書の第4条及び第5条では，業務に係る費用の負担について定めており，A社は本件請負業務を実行するにあたり，派遣従業員に係る賃金等以外に賃金等の約3割ないし5割相当の水道光熱費，備品消耗費等の費用を負担していることが認められる。

これらの実態からみると，A社は，本契約書に基づいて，病院の診療行為を除くほとんどの業務を遂行するために必要な役務の提供及び諸費用の負担を行っているものであり，このような形態は，一般的な人材派遣にとどまらず，A社が請求人が営む病院の業務全般の委託を受けていると考えるのが相当である。

したがって，本件請負業務を単純労働者の人材派遣業務であるとした原処分庁の主張は，採用できない。

B　本件比準同業者

原処分庁は，認定外注費を算定するために比準同業者を採用しているが，同業者比準の方法による場合，比準の対象となる割合等の信頼性を担保するには，比準同業者と同族法人とに事業内容，事業規模等において類似性が必要であるとされている。

ところで、当審判所が本件比準同業者4件について、その適否を検討したところ、次のとおりである。
(A) 事業内容
本件比準同業者の事業内容は、従業員を契約先企業等に派遣して収入を得ている人材派遣であり負担する費用も限定されているが、A社の業務内容は、前記Aのとおり、請求人の病院の業務の受託であることから、事業内容において、A社と本件比準同業者には個別条件の相違を超えた違いが認められる。
(B) 事業規模等
本件比準同業者は、A社とは事業規模等においてかなりの差異が認められる。
以上のとおり、本件比準同業者4件は、事業内容、事業規模等において相当な類似性を備えているとは認められない。
したがって、比準同業者としての基礎的要件に欠けるものから算定した本件倍率はその合理性が認められないことから、本件倍率を基礎とする認定外注費に比べて本件が外注費は著しく高額であるとした原処分庁の主張は採用できない。
ロ 所得税法157条の適用の可否
所得税法157条の適用にあたっては、株主等の所得税の負担を不当に減少させる結果となることが要件とされているが、本件の場合、不当に減少させる結果となるかどうかの基準とした同業者比準には、合理性が認められないことから、これによって本件外注費が請求人の所得税の負担を不当に減少させるとして、所得税法157条を適用した本件更正処分は、法令の適用を誤ったものと認められる。
以上のとおり、請求人のその他の主張を判断するまでもなく、本件更正処分はその全部を取り消すべきである。

4　注意点

　不服審判においては，代理人は，今回の3(1)⑦のように比準同業者の選定を確認する必要があったこと，次にＭＳ法人にあっては，3(1)⑤及び3(2)②イＡの「しかしながら……」において，負担すべき費用等を請求人である病院に支払っているものであり，よって一般的な人材派遣にならないとされていることに注意を要します。

　今回は，原処分庁の3(1)⑦の選定業者に問題があり，ここに，2(1)①ロＢ(A)を認めたものではないのであろうと思料します（福裁（所）平成12年第25号，平成13年3月13日）。

> 国税通則法
> （裁決の拘束力）
> 102条　裁決は，関係行政庁を拘束する。

5　拘束力

　「関係行政庁を拘束する」とは，審査請求における権利救済の目的を達するため，違法または不当な処分が取り消されただけでは十分でなく，関係行政庁は，裁決で明らかにされた過誤を再びくり返してはならない義務を負うとともに，取消し又は変更された処分と直接関連して生じた違法又は不当な状態を除去しなければならない義務を負うことを明らかにしたものと解する，としています（大蔵省主税局早田肇監修『国税不服審査制度解説』中央経済社（1970年））。

13 医療機関と関係あるMS法人が行う調剤薬局の経営は可能か

1 関連する法令・通達

保険薬局及び保険薬剤師療養担当規則
（健康保険事業の健全な運営の確保）
第2条の3　保険薬局は，その担当する療養の給付に関し，次の各号に掲げる行為を行ってはならない。
　一　保険医療機関と一体的な構造とし，又は保険医療機関と一体的な経営を行うこと。
　二　保険医療機関又は保険医に対し，患者に対して特定の保険薬局において調剤を受けるべき旨の指示等を行うことの対償として，金品その他の財産上の利益を供与すること。
2　前項に規定するほか，保険薬局は，その担当する療養の給付に関し，健康保険事業の健全な運営を損なうことのないよう努めなければならない。

保険医療機関及び保険医療養担当規則の一部改正等に伴う実施上の留意事項について

（平成8年3月8日）

（保険発第22号）

一　健康保険事業の健全な運営の確保（第2条の3）関係
　㈠　平成6年の保険薬局及び保険薬剤師療養担当規則の一部改正において，「調剤薬局の取扱いについて」（昭和57年5月27日薬発第506号，保発第34号）に基づき行われていた保険薬局の保険医療機関からの独立性に関する取扱いを明確化する観点から必要な改正が行われたとこ

ろであるが，その後も，保険薬局の保険医療機関からの独立性に関して問題のみられる事例が発生し，社会問題化している実情に鑑み，保険薬局は保険医療機関と一体的な構造とし，又は保険医療機関と一体的な経営を行ってはならないこと，及び，保険薬局は保険医又は保険医療機関に対し，患者に対して特定の保険薬局において調剤を受けるべき旨の指示等を行うことの対償として，金品その他の財産上の利益を供与してはならないことを明確化するものであること。

(二) この場合において，保険医療機関と一体的な構造とは，保険薬局の土地又は建物が保険医療機関の土地又は建物と分離しておらず，公道又はこれに準ずる道路等を介さずに専用通路等により患者が行き来するような形態のものをいうものであること。また，保険薬局の独立性の確保の観点からは，いわゆる医療ビルのような形態は好ましくないが，このような場合にあっては，当該建物について，患者を含む一般人が自由に行き来できるような構造になっている旨を十分に確認すること。加えて，このような形態の場合には，患者誘導が行われるような実態のないよう，併せて留意すること。

(三) 保険医療機関と一体的な経営を行う場合とは，(二)のまた以下に該当する場合等保険医療機関と保険薬局が一定の近接的な位置関係にあり，かつ，次のアからエまでに規定するような経営主体の実質的同一性が認められる場合又は機能上医療機関とのつながりが強いとみなされる場合を指すものであること。

　ア　保険薬局の開設者（法人たる保険薬局の役員を含む。）が当該保険医療機関の開設者（特定保険医療機関の開設者が法人の場合にあっては，当該法人の役員を含む。）又は開設者と同居又は開設者と生計を一にする近親者であるもの。

　イ　保険薬局の開設者と保険医療機関の開設者の間の資本関係が実質的に同一であるもの（法人の場合にあっては当該法人の役員が経営

するものを含む。)。
　　ウ　職員の勤務体制，医薬品の購入管理，調剤報酬の請求事務，患者の一部負担金の徴収に係る経理事務等が特定保険医療機関と明確に区分されていないもの。
　　エ　特定の保険医療機関との間で，いわゆる約束処方，患者誘導等が行われているもの。
　(四)　金品その他の財産上の利益とは，第一の一の(二)と同様であること。
　(五)　本条の規定に照らし，総合的に判断して医療機関の調剤所と同様とみられるものについては，保険薬局としての適格性に欠けるものであるから，地方社会保険医療協議会に諮った上，保険薬局の新規指定を行わないこと。また，現に存するものについては，次回更新時までに改善を指導し，これに従わない場合は，地方社会保険医療協議会に諮った上，更新を行わないこと。

調剤薬局の取扱いについて

（昭和57年5月27日）

（薬企第25号・保険発第44号）

（各都道府県衛生主管部（局）長・民生主管部（局）保険・国民健康保険課（部）長あて厚生省薬務局企画課長・保険局医療課長連名通知）

　標記の件については，昭和57年5月27日付薬発第506号及び保発第34号をもって厚生省薬務局長及び厚生省保険局長から都道府県知事あてに通知されたところであるが，その事務処理に当たっては，なお左記の事項に御留意されたい。

記

1　調剤薬局の適格性
　昭和57年5月27日薬発第506号，保発第34号の1の趣旨に鑑み，調剤薬局の位置及び構造と医療機関の建物敷地との関係，受付窓口，職員の

勤務体制，医薬品の管理，経理等について医療機関と明確に区分されているかどうか，経営主体が医療機関のそれと実質的に同一かどうか，更に特定の医療機関の処方せん以外の処方せんを受け入れているかどうか等につき，個別の事実に即して総合的に検討の上，調剤薬局の適格性を判断されたいこと。
2　保険薬局の指定，更新
　　昭和57年5月27日薬発第506号，保発第34号の2については，指定時には，特に速やかな改善等指導の徹底を図るとともに，既存の保険薬局であって，構造上等のやむを得ない理由がある場合には，3年以内を限度としてその改善を指示されたいこと。
3　保険薬局に対する指導監査
　　保険薬局にたいする指導に当たっては
（1）　建物位置，構造の状況
（2）　医薬品の購入，備蓄及び管理の状況
（3）　保険薬剤師の員数及び勤務状況，その他職員の人事管理状況
（4）　患者の一部負担金の徴収手続きが医療機関と分離されているか等の経理事務
（5）　調剤報酬の請求事務が医療機関と分離されているか等の請求手続き及び請求内容
（6）　処方せんの発行機関が特定の医療機関に集中しているか否かの状況
（7）　処方せんが患者又は現にその看護に当たっている者により適正に持ち込まれているか，受け入れた処方せんの確認は適正に行われているか，約束処方せん又はそれに類似したものを用いていないか等の処方せんの取扱い状況
（8）　調剤が処方せんに基づき，保険薬剤師によって適正に行われているか，調剤録の作成は適正か等。
　　以上により許可されないこととなる。　（参考）　厚生労働省ホームページ

2　医療機関間での医薬品，医療機器の融通

　薬事法において，薬局や医療機器賃貸業等でなければ医薬品，特定の医療機器を販売，賃貸することはできないとしています（薬事法24条1項，39条1項）。

　しかし，東日本大震災のような，大規模な災害で通常の医薬品及び医療機器の供給ルートが遮断され，需給が逼迫しているなかで，病院又は診療所の間で医薬品及び医療機器を融通することは，薬事法違反とはならないとされています。

> **医薬品及び医療機器の融通について**
> **薬事法**
> **第24条**　薬局開設者又は医薬品の販売業の許可を受けた者でなければ業として，医薬品を販売し，授与し，又は販売若しくは授与の目的で貯蔵し，若しくは陳列（配置することを含む。以下同じ。）してはならない。
> **第39条**　高度管理医療機器又は特定保守管理医療機器（以下「高度管理医療機器等」という。）の販売業又は賃貸業の許可を受けた者でなければ，それぞれ，業として，高度管理医療機器等を販売し，授与し，若しくは賃貸し，又は販売，授与若しくは賃貸の目的で陳列してはならない。

　以上のことから，医療法人成りの薬品・診療材料の取扱いは先ず仕入問屋に個人医療機関が返品し，同時に医療法人が仕入る必要があります。個人医療機関から医療法人への売却は認められません。

14 病院の経営者が同族会社に支払う医薬品仕入れは認められるか

1 事案の概要

(1) A薬品の社員構成について

　A薬品が提出した法人税申告書によれば，請求人はA薬品の代表取締役で，かつ，A薬品の出資持分の97パーセントを所有している。したがって，A薬品は，同族会社に該当する。

(2) 医薬品の仕入れについて

　① A薬品が提出した法人税申告書によれば，A薬品の営む事業は，医薬品の卸売であり，近隣のビル内に本店を置いていたが，その本店は事実上事業の本拠として用いられたことはなく，また，事務所13.375平方メートルを有しているが，他に医薬品の倉庫及び医薬品運搬用の貨物自動車はなく，医薬品卸売業一般にみられるような物的施設を欠いている。

　② また，請求人の経営する病院の事務責任者でありA薬品の経理事務担当者であるB男（以下「B男」という）は当審判所の質問に対し，A薬品はパートの女子従業員1名を雇い事務を行わせていたが，同人が退社した以降は，専任の従業員はなく，医薬品の仕入れ，納品等に伴う伝票処理等の手続は，B男が担当していたと答述している。

　なお，B男は，薬剤師の資格など医薬品についての専門知識を有する者ではなく，請求人が経営する病院の総務課長として，病院施設の管理，病院の経理その他の事務に従事する傍らA薬品の伝票処理等に携わっていたもので，B男が処理する事務のうちに占めるA薬品の医薬品販売に関する事務の比重は，極めて軽度のものであった。

　③ 請求人がA薬品を経由して仕入れた医薬品の価額について，B男は，厚生省が定めた薬価基準によったと答述している。

　なお，その薬価基準は，診療機関が医薬品を用いて社会保険による診療

行為を行った場合，社会保険支払者に対する診療報酬の請求の際に，その算定基準として用いられるものである。

2　原処分庁の主張

適正仕入れ金額は，それぞれ次のとおり算定された。

	1年目	2年目	3年目
同業者の平均差益率	10.46%	10.92%	11.39%

3　判　　断

① 同族会社のした当該行為又は計算が通常行われる経済取引の形態に照らし異常，不合理なものか否かによって，これを決するのが相当である。

② 請求人は，医薬品卸売業者から市場の正常な取引価額で医薬品を仕入れることができるにもかかわらず，特定の月あるいは特定の医薬品卸売業者からの仕入れに関して恣意的にA薬品を経由した経理処理を行うことにより高額な医薬品を仕入れていたことが認められる。

　これらの行為の結果，請求人は，医薬品の仕入れに関しA薬品に不当に利益を与えることになるが，それは純経済人の行為としては不自然，不合理であり，請求人らの場合のように同族会社とその役員という関係にあるがゆえに可能な行為又は計算であると認められる。

③ また，原処分庁は，類似同業者の差益率を用いて適正仕入れ金額を算定すべき旨主張する。しかしながら，これらの主張は，A薬品が，医薬品卸売業者としての実態を備えていないことを看過したものであって採用できない。

④ 医薬品を請求人が医薬品卸売業者から直接仕入れた場合との価額には，差異があるとは認められない。

4 対　　策

　同族会社が医薬品卸売業者としての実態を備え，一般的な医薬品卸売業者の平均差益率（10％強）を用いて請求していれば是認されたものと考えます（所得税　平成元年9月12日裁決）。

15 MS法人に支払った適正リース料について

1 事案の概要

　医療機関は，医療機器についてはレンタルという方法が馴染まないこと，次に医療機器のリース形式で適正なリース料計算について不服審判所のリース料総額の考え方①②及びリース期間終了後における再リース料の考え方が示されています。

　本件審査請求の争点は，請求人のＫ社に対する本件医療機器等の賃借料の支払金額が，所得税法157条１項に規定する「所得税の負担を不当に減少させる結果となると認められる」か否かにあり，以下のように審理されています。

2 更正処分について

①　請求人の提出資料，原処分関係資料及び当審判所が調査したところによれば，次の事実が認められる。

　請求人は，異議審理庁及び当審判所に対して，本件賃貸借物件の月額賃貸料の算出根拠となる具体的計算明細を記載した「レンタル料の試算」と題した書類の写しを提出しており，そこに記載された月額賃貸料の基本計算式は次のとおりである。

$$\frac{取得価格 \times 1.3 + (取得価格 \times 0.05 \times 耐用年数 \times 0.6)}{耐用年数 \times 0.6 \times 12} = 月額賃貸料$$

（注）経費率は，金利，損害保険料，償却資産税，修繕・保守費及び利益の各率の総和である。

②　医療機器等リース各社における医療機器等の賃貸借の取引の状況は，次のとおりである。

　イ　本件医療機器等については，短期間の賃貸はなく，かつ，特定の賃借人のみが使用する汎用性がないものが多いことから，レンタルには適さ

ずリース取引の対象となる。
　ロ　月額賃貸料は，理論的には取得価格に金利，固定資産税，保険料，手数料及び利益の金額を加えたリース料総額をリース料総額回収期間で回収するように計算されている。（∴不服審判所のリース料総額の計算の考え方①）
　ハ　当審判所が，医療機器等リース各社において，本件医療機器等と種類及び賃貸借開始時期がほぼ同じである賃貸借物件を選定し，取得価格に対するリース料総額の割合の平均（以下「リース料総額倍率」という）は算出のとおりであり，また，本件回収期間は，リース料総額を，本件賃借料（月額）の金額で除して算出する。
　　そして，本件医療機器等につき，「回収期間」欄の期間を経過したものについては，その回収期間経過後の賃貸料を本件賃借料の10分の1の金額として本件医療機器等に係る各年分の適正な賃借料を算出するのが相当であり，その結果，上記金額は，「審判所認定賃借料」となるものと認められる。
　ニ　以上のとおり，請求人は本件相当賃借料を著しく高額にすることにより，各年分の所得税の負担を不当に減少させる結果となっていると認められるから，原処分庁が所得税法157条1項の規定を適用したことは相当であり，本件賃借料の金額のうち審判所認定賃借料を超える部分の金額は，請求人の各年分の事業所得の金額の計算上，必要経費に算入することはできない。

　一般の賃貸業者においては，医療機器等を賃貸するとした場合，賃貸借期間経過後の賃貸料の金額を当初の契約に定められた金額の10分の1の金額としていることが認められるにもかかわらず，請求人が医療機器等の耐用年数を超えても，賃借料を増減することなく継続して当初の契約に定められた賃借料を支払っていることは，同族会社とその関係人であるがゆえになしえた経済的合理性を欠く行為又は計算あり，その結果，請求人の所得税の負担を不当に減少さ

せていると認められるので，医療機器等の賃貸借契約がレンタル方式であるかリース方式であるかにかかわらず，所得税法157条の規定を適用し，医療機器等ごとに，一般の賃貸業者が同種の医療機器等を賃貸する場合に賃貸借期間中に支払いを受ける賃貸料総額を月額賃貸料で除して賃貸料総額を回収する期間を算出し，当該回収期間経過後の賃貸料を当初の契約に定められた金額の10分の1に減額して請求人が支払うべき適正な賃借料を算出するのが相当と認められる（所得税　平成14年12月20日裁決）。

3　判　　断

双方の主張に基づいて調査，審理したところ，次のとおり判断される。
（事業所得の金額）
　請求人は，本件リース料の額を必要経費の額に算入することにより，請求人の所得税の負担を不当に減少させていない旨主張するので，以下審理する。
① 　当審判所が原処分関係資料を調査したところによれば，次の事実が認められる。
　イ　E社は，法人税法2条10号に規定する同族会社であり，請求人は，その株主等と特殊の関係にある居住者に該当する者であること。
　　　なお，E社の社員及び役員は，次表のとおりである。

氏　　名	請求人との関係	役　職　名
F	妻	代表取締役
G	長　女	取締役
H	他　人	取締役

　ロ　請求人がリース料の算定方式の基礎としたとする契約（覚書）によれば，①E社所有の本件リース物件の取得価額を基本額として，②この基本額を2倍にした額を回収額としており，③その回収期間（リース期間）をすべて5年として，④リース料の月割額を月額リース料と定めて本件リース料の額が算定されており，請求人は，同額を収受しているこ

と。
② 当審判所が，原処分関係資料を基に原処分庁が算定した各年分の適正リース料の額を検討したところ，次のとおりである。
　イ　各年分の適正リース料の額は，Ｅ社の本件リース物件の取得価額に，下記ロの本件リース会社のリース料倍率を適用して算定したことが認められる。
　ロ　本件リース会社のリース料倍率は，本件リース会社が，①医院等を営む者に対し，②Ｅ社リース物件の取得価額とほぼ同額の医療機器等を，③リース期間が５年でリースしている物件を選定して算出したものであり，1.25倍である。（∴不服審判所のリース料総額の計算の考え方②）
　ハ　リース料倍率の算定の基礎とした本件リース会社は適正に選定されており，リース料倍率及び適正リース料の額の計算過程のいずれにも誤りはない。
　ニ　そうすると，原処分庁が算定した適正リース料の額には，これを不相当とする理由は認められない。

4　まとめ

①　原処分庁は，請求人（医院）の同族会社に対するリース料（「本件リース料」）の支払につき，所得税法157条を適用して更正処分をした。
②　各年分の適正リース料の額は，比準会社のリース料倍率を適用して算定していることが認められる。そのリース料倍率は取得価額の1.25倍であり，比準会社が，医院等を営む者に対し，リース期間５年でリースしている物件を選定して算定したものであり，その算定の基礎とした比準会社は適正に選定されており，リース料倍率及び適正リース料の額の計算過程のいずれにも誤りはないとされた（所得税平成６年12月22日裁決）。

16 医療機関とMS法人の取引

1 法人格否認規定

　医療機関が関連する同族会社に不相当に高額な管理委託料又は不動産等の賃借料を支払った場合，収受する側の同族会社は，外部委託との比較し，当該医療機関の所得は同族会社の介在により分散されることになります。この場合の同族会社への収入を医療機関の収入と同視（支出の否認）するとすれば，同族会社の法人格を否認する規定と解するに等しく，このような法人格否認規定は考えられないといえます。

2 立証責任

　上記1のような医療機関と関連する同族会社との取引における不相当に高額な取引の立証責任は，その行為が不相当に高額な取引と主張する側（課税庁）にあると考えられます。

医療法人と理事長の間の取引

（医療法人運営管理指導要綱）

（特別代理人の選任）
　医療法人とその理事長との間で取引をする場合，立場を異にする同一人が利益相反取引を行うので，特別代理人を選任すること。

特別代理人の注意事項
　① 知事の承認事項（2週間ぐらい要します）
　② 理事長の親族でないこと（及び当該医療法人の職員も不可）
　③ 顧問税理士及びその職員は特別代理人にはなれない

【図表4-12】 MS法人と医療法人の資本関係

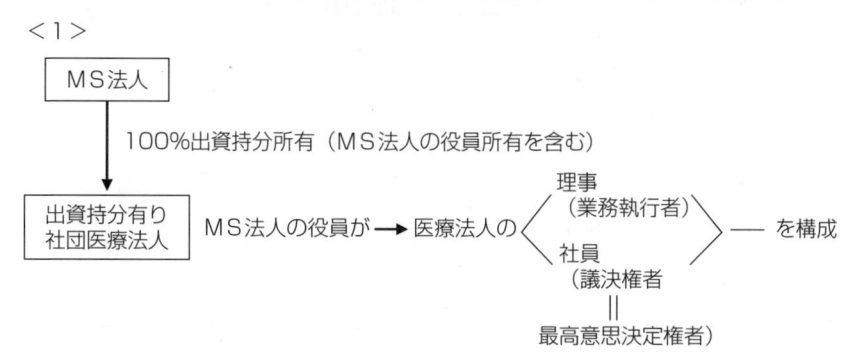

＜1＞

```
[MS法人]
   │ 100％出資持分所有（MS法人の役員所有を含む）
   ↓
[出資持分有り   MS法人の役員が → 医療法人の ┌ 理事（業務執行者）
 社団医療法人]                              └ 社員（議決権者 ＝ 最高意思決定権者）
                                                                          ┘ を構成
```

∴ 営利法人による医療法人運営となる為認められない。

＜2＞

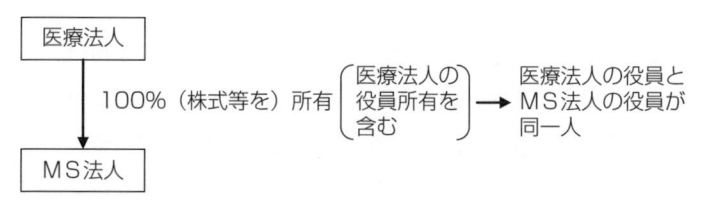

```
[医療法人]
   │ 100％（株式等を）所有 ┌医療法人の    医療法人の役員と
   ↓                    │役員所有を  → MS法人の役員が
[MS法人]                 └含む          同一人
```

∴ そもそも医療法人が出資分の有無にかかわらず，子法人を所有することは医療法54条（剰余金の配当禁止）により認められません。これを認めるとするならば，
① 医療法人の営利活動事業を認めることとなる
② 出資持分なし医療法人が出資持分有り医療法人の出資持分をM＆Aにより取得することは，出資持分なし医療法人が一部分出資持分有り医療法人に変更可能を許すこととなり，医療法施行規則30条の39②後戻り禁止規定を認めることとなる
というから医療法人の子法人化は認められません。

17 MS法人に支払った病院の賃料について

1 事案の概要

　審査請求人（以下「請求人」という）は，医療保険業（病院）を営む者の所得税について，青色の確定申告書を法定申告期限までにP税務署長に申告した。

2 争　　点

　請求人と株式会社Fとの間でなされた本件賃料の支払に関する行為又は計算が，所得税法157条に規定する請求人の所得税の負担を不当に減少させる結果となっているかどうかである。

　さて，請求人と株式会社Fとの間においてなされた本件病院用建物の賃貸借に関する行為又は計算が，所得税法157条に規定する請求人の所得税の負担を不当に減少させる結果となるか否かについて争いがあるので，以下審理する。

　① 請求人が提出した資料，原処分関係資料及び当審判所の調査によれば，次の事実が認められる。
　　イ 次の事実については，請求人と原処分庁との間に争いがない。
　　　A 株式会社Fは，不動産の売買，賃貸及び管理業務を目的として設立された法人で，株式会社Jが発行済株式の全部を所有する法人税法2条（定義）10号に規定する同族会社であり，請求人の長男であるKが代表取締役に就任している。
　　　　なお，株式会社Jは，請求人の妻であるLが代表取締役であり，Kがその発行済株式の80パーセントを所有する同族会社である。
　　　B 請求人は，請求人が所有していた本件病院用建物及び本件老人ホーム用建物を株式会社Fに譲渡した。

C　株式会社Fは，請求人及び株式会社Jとの間で本件病院用建物の月額賃料を1,350万円（1平方メートル当たり3,346円，以下「当初月額賃料」といい，当初月額賃料の12カ月分1億6,200万円を「当初賃料」という）及び本件老人ホーム用建物の月額賃料を150万円（1平方メートル当たり876円）とする賃貸借契約を締結した。

　　　なお，上記各建物に係る月額賃料は，その後，本件病院用建物は1,500万円，本件老人ホーム用建物は200万円と増額改定され，1平方メートル当たりの単価は，それぞれ3,717円及び1,169円となった。

　　D　請求人は，請求人所有の本件病院用建物及び本件老人ホーム用建物の敷地である本件敷地5,970.98平方メートルを株式会社Fに月額260万円の地代で賃貸する契約をした。

　　　なお，地代の額は改定されていない。

　　E　上記の本件敷地の賃貸借に際して，株式会社Fは権利金等の支払をしていない。

　　F　本件病院用建物の修繕及び改修工事等の必要性の判断並びに工事等の立会いは，請求人の職員又はKが行っており，小修繕以外の修繕及び改修工事費用については，その発生の都度，請求人と株式会社Fとの協議により負担割合を決定するものとされ，実際に請求人がその費用を支払ったことがある。

　　　また，使用上通常発生する修繕については，賃借人の負担となっている。

　ロ　本件病院用建物は，鉄筋コンクリート造り陸屋根地上3階建て（延床面積2,243.14平方メートル）に，その後延床面積1,787.85平方メートルが増築されたものである。

　　なお，その他付属建物として，コンクリートブロック造り陸屋根平屋建て（床面積4平方メートル）の汚物庫が建築されている。

　　したがって，本件病院用建物の合計床面積は4,034.99平方メートルである。

ハ　本件老人ホーム用建物は，鉄骨造り陸屋根地上２階建て（延床面積1,177.66平方メートル）に，その後延床面積533.73平方メートルが増築されたものである。

　　ニ　請求人は，上記イのＤの本件敷地の賃貸に係る地代の額を法人税法施行令137条（土地の使用に伴う対価についての所得の計算）に規定する相当の地代として，３年間の本件敷地の相続税評価額の平均値を基礎として，次の算式により月額260万円としている。

　　ホ　本件病院用建物の賃料は，本件鑑定評価で求められた月額実質賃料として，本件付属意見書に記載された本件病院用建物と本件老人ホーム用建物との配分比率に従って，算定されている。

　　ヘ　本件鑑定評価の基礎とされた不動産は，本件土地，本件病院用建物及び本件老人ホーム用建物であり，その所有者はいずれも請求人であるとして鑑定評価されている。

　　ト　本件鑑定評価での鑑定事項は，本件建物及び本件土地を新規に一括して賃借するとした場合の適正な月額実質賃料であり，その価格時点も適正であるとされている。

　　　　ここに，請求人は，本件病院用建物を株式会社Ｆに賃貸するに際して，本件賃料の決定が同族会社ゆえの恣意的決定との判断を避ける目的で，合理的な賃料を求めるため本件鑑定評価を行い，当該鑑定評価額を参考として本件賃料を決定したものであるから，この行為は純経済人として極めて合理的な行為である旨主張する。

②　本件鑑定評価について以下審理する。

　　イ　本件鑑定評価の鑑定条件等について

　　　　本件鑑定評価は，本件建物の貸付けにおける条件とその前提となるべき鑑定条件が異なるほか，対象不動産の基礎価格及び必要諸経費も売買実額と異なった額で月額実質賃料が求められていることから，当該鑑定賃料を本件建物の賃料算定の基礎とすることには合理性は認められない。

③　類似建物月額賃料適否について

　　請求人は，仮に類似建物月額賃料を一応の基準としても本件月額賃料は類似建物月額賃料の1.4倍程度のものであり，しかも，一番高額のＣ物件とは1.24倍でしかなく，類似建物月額賃料との比率の開差は極めて合理的な偏差の範囲にあり，著しく過大なものではないから，本件賃料の決定行為に不当なものはない旨主張する。

　　しかしながら，所得税の負担を不当に減少させる結果となったか否かについては，単に基準となるべき適正な賃料との比率の開差の大小のみによって一律に判断すべきものではなく，その基準となるべき適正な賃料に基づいて算出した納付すべき税額と請求人が決定した賃料に基づいて算出した納付すべき税額とを比較し，その税額のかい離がどの程度であるかを考慮した上で判断すべきものと解するのが相当である。

　　請求人の場合，本件病院用建物に係る本件月額賃料の決定は，本件建物の所有者である株式会社Ｆが請求人の親族が支配する同族会社であるがゆえになし得た行為又は計算であることが認められ，請求人のこのような行為は，純経済人の行為として不自然・不合理な行為又は計算によるものであり，その結果，本件月額賃料が不相当に高額なものとなっているものと認められる。

④　所得税法157条の適用の可否について

　　請求人は，本件賃料は合理的に算出され支払われているものであるから，所得税法157条の規定を適用してされた本件更正処分は違法又は不当であり，その全部が取り消されるべきである旨主張する。

　イ　ところで，所得税法157条の規定によれば，同族会社の行為又は計算で，これを容認した場合にはその株主若しくは社員である居住者又はこれと特殊な関係にある居住者の所得税の負担を不当に減少させる結果となると認められるものがあるときは，その居住者の所得税に係る更生又は決定に際し，その行為又は計算にかかわらず，税務署長の認めるところにより，その居住者の所得金額及び納付すべき税額を計算することが

できることとされている。

　そして,「所得税の負担を不当に減少させる結果となる」と認められるか否かは,同族会社の経済的合理性を欠いた行為又は計算によって算出された税額と通常あるべき行為又は計算に引き直して算出された税額とのかい離によって判断すべきであり,また,経済的合理性を欠いた行為又は計算の結果として所得税の負担を減少させる結果となっていれば十分であって,租税回避の意図若しくは所得税の負担を減少させる意図が存在することは必要ないと解されている。

ロ　そこで,上記イの法の趣旨に照らして,請求人と株式会社Fとの間の本件病院用建物の賃貸借に関する行為又は計算が,請求人の所得税の負担を不当に減少させる結果となっているかどうかを検討すると,次のとおりである。

　本件賃料決定に関しては,請求人と株式会社Fの間で各種の不合理な行為又は計算が行われている結果,本件賃料は不合理に高額となっていることが認められる。

　そうすると,本件賃料のうち標準賃料の年額(標準賃料の12か月分をいう)を超える部分の金額は,本件賃料決定に関する請求人と株式会社Fとの間の各種不合理な行為又は計算によって生じたものであり,これを容認した場合は,請求人の所得税の負担を不当に減少させる結果となるものに該当するから,本件賃料の額のうち標準賃料の年額を超える額(以下『標準賃料超過額』という)は,請求人の事業所得の金額の計算上必要経費の額に算入すべきではないというべきである。

　したがって,この点に関する請求人の主張には理由がない(所得税平成10年4月24日裁決)。

【図表4-13】 対策としての医療法人の設立

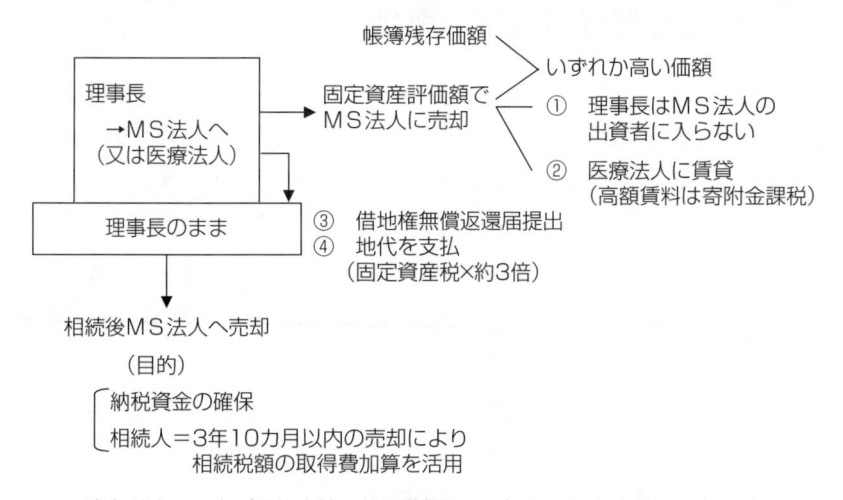

```
理事長               帳簿残存価額
→MS法人へ                        いずれか高い価額
(又は医療法人)      固定資産評価額で
                  MS法人に売却    ① 理事長はMS法人の
                                    出資者に入らない
理事長のまま                       ② 医療法人に賃貸
                  ③ 借地権無償返還届提出  (高額賃料は寄附金課税)
                  ④ 地代を支払
                    (固定資産税×約3倍)
相続後MS法人へ売却

(目的)
 ┌ 納税資金の確保
 └ 相続人＝3年10カ月以内の売却により
           相続税額の取得費加算を活用
```

1. 法人税法132条(同族会社の行為計算の否認)で同族会社である法人(MS法人)の益金の減少又は損金の増加により法人税を不当に減少させる行為とはならない。
2. 医療法人は法人税法132条の同族会社に該当しない為，法人税法132条の適用はされないことになる。
3. 最後は国税通則法26条減額更正の拘束を活用する。

　なお，理事長の相続対策として，小規模宅地等についての相続税の課税価格の計算の特例が活用できます。「特定同族会社事業用宅地等」の医療機関の考え方は388頁を参照してください。

18 同族会社である不動産管理会社から過少な賃貸料しか受け取らない場合

　所有する土地・建物を一括借り上げ方式（又貸方式）によって同族会社である不動産管理会社に賃貸した場合（ただし，共益費等は負担）に，支払われる賃貸料が過少であるとの指摘を当局から受けた場合についての検討をします。

　「請求人らは，請求人らと同族会社との間の土地建物管理運営契約書に基づく行為又は計算は，著しく異常な取引といえない旨主張するが，同族会社が第三者に本件賃貸物件を転貸して得る賃貸料収入と請求人らが同族会社から受け取る地代家賃との差額は適正管理料相当額をはるかに超える異常なものと認められること，及び同族会社が請求人らに支払う地代家賃は年一回の清算で同族会社の当期利益が黒字になるように決められていることからすると，請求人らと同族会社との間の土地建物管理運営契約書に基づく行為又は計算は，請求人らが出資者かつ代表取締役あるいは取締役という関係にあるがゆえに可能な行為又は計算であり，純経済人として，不自然，不合理なものといわざるを得ません。」

1　事案の概要

　本件は，審査請求人M及びN（以下「請求人ら」という）の同族会社に対する不動産の賃貸料が同族会社が又貸しによって得た収入に比して余りにも低額であるとした。

2 基礎事実

以下の事実は，請求人ら及び原処分庁の双方に争いがなく，当審判所の調査の結果によってもその事実が認められる。

① 請求人らが土地，建物を賃貸している有限会社S（以下「S」という）は，出資口数の全てを請求人らが保有する同族会社である。

② Mは，Sの代表取締役であり，また，Nは取締役である。

③ 請求人らとSとの間で交わされた資産管理運営契約書（以下「本件管理運営契約書」という）には，次の内容が記載されている。

　イ　請求人らがSに管理，運営を委託する不動産は，請求人らが所有する不動産並びに将来取得保有するであろう全ての不動産（以下「本件賃貸物件」という）である。

　ロ　請求人らがSに管理，運営を委託する業務内容は，次のとおり。

　　A　入居者の募集等，空室がでないように，絶えず多数の不動産仲介業者と接したり，広告等をして最善の努力をする。

　　B　入居者との賃貸借契約の代理業務及びその後の家賃の値上げ交渉業務

　　C　入退居に際しての畳の表替えや襖の張り替え，ペンキの塗り替え修理等をするための業者の選定及びその価額交渉業務

　　D　売上家賃，預り敷金等の集金，清算，管理，保管に関する業務

　　E　特に火災保険料，修繕費，共用水道光熱費，エレベーター・冷暖房設備等の維持保全に要する費用及び煤塵処理，清掃に要する費用はSが負担する等

　　　この裁決事例では，上記Eのように，火災保険や共益費をSが負担するなど，特別な契約であるとして，共益費負担を含んで賃貸料の12.8～16.6パーセントが適正な管理料割合であるとしました。

19 医療機関についてのみ適用がある減価償却

1 医療用機器のうちMRI等で機械及び装置とされるもの

具体的には次の医療用機器について説明します。
① 磁気共鳴画像装置（MRI）
② コンピュータ断層撮影装置（CT）
③ 陽電子放射断層撮影装置（PET）

医療機関が上記の装置を購入した場合には，機械及び装置の「その他のサービス業用設備」として租税特別措置法42条の6（青色申告書を提出する特定中小企業者等）1項，2項に該当し，中小企業者等が機械等を取得した場合の法人税額の特別控除又は事業基盤強化設備を取得した場合の法人税額の特別控除の適用は可能かとの考え方，すなわち，これらは，機械及び装置の「その他のサービス業用設備」の括りに入るのではとの考え方ができそうです。しかし，医療用機器はもともと全て，有形減価償却資産のうち，器具備品の括りとなっておりますので，上記の装置は「機械及び装置」の範囲（括り）には該当しないことと思料します。

一方，「機械及び装置」の一般的な要素としては，次の三つの要素が判定要件です。
① 剛性のある物体から構成されている
② 一定の相対運動をする機能を持っている
③ それ自体が仕事をする

この判定要件からするとMRI等はこの三つを満たすものですが，法人税法施行令13条3号に規定する「機械及び装置」というためには，複数のものが設備を形成していて，その設備の一部としてそれぞれの物がその機能を果たしていなければならないとされています。したがって，MRI等はそれ自体単体で個別に作動するものであり，他の機器と一体となって機能を発揮するものでは

ないことから，同号に規定する「機械及び装置」には該当しないと思料します。また，それ自体で固有の機能を果たし，独立して使用されるものは，法人税法施行令13条7号に規定する「器具及び備品」に該当します（平成19年10月30日裁決）。

上記からＭＲＩ等の医療用機器は「器具及び備品」とするのが相当と考えます。なお，法人税額の特別控除の考え方は，算出された法人税額から，特別に税額を控除することとなりますので，当該金額と同額の補助金を国が支給するものと同じ考えになろうかと思います。よって，法人税額の特別控除の適用については慎重さが要求されます。

(1) **医療保健業**

法人の営む事業が医療保健業に該当するかどうかは，おおむね日本標準産業分類（総務省）の分類を基準として判定し，法人が主たる事業として医療保健業を営んでいるかどうかを問いません。

(2) **医療用機器の範囲**

医療機器とは，直接医療の用に供される機械及び装置並びに器具及び備品をいい，耐用年数省令別表第一の「器具及び備品」の「医療機器」に掲げる減価償却資産はこれに該当します。

医療機関が有する減価償却資産であっても，例えば事務用の器具及び備品，給食用設備，クリーニング設備等のように直接医療のように供されない減価償却資産はここでいう医療用機器には該当しません。

2 設備関係費

減価償却資産は下記のとおり判定します。

① 原則，通常の１単位として取引されるものは，その単位で判定（１台，１組，１セット等）

② 構築物，まくら木，電柱等単体では機能を発揮できないものは，その一つの工事ごとに判定（機能性）

具体例として下記を参考としてください。
① パソコン，プリンターはそれぞれ区分して判定されるものと考えます。
② 診療室，病室のカーテンはそれぞれの機能性（１室ごと）で判定するものと考えます。
③ 病院又は診療所における開業時の蛍光灯の工事は，電気工事の機能の一環であると考えられます。よって建物附属設備に判定するものと考えます。

3　医療用機器等の特別償却（措法12の2，45の2）

　青色申告者である医療保健業を営むものが，次に掲げる医療用機器等（新品に限る）を取得した場合には，通常の償却費のほかに，それぞれに掲げる金額に相当する償却費を，その用に供した年において経費（必要経費又は損金）に算入することができます。

　なお，償却不足がある場合には，１年間の繰越ができます。

$$普通償却費 + 取得価額 \times \frac{14}{100} \left(又は \frac{20}{100}\right)$$

① １台又は１基の取得価額が500万円以上のもの
　　取得価額の100分の12
② 医療の安全確保に資する機器として次に掲げるもの
　　人工呼吸器，輸血ポンプ，シリンジポンプ，生体情報モニタ，自動錠剤分包機，注射薬，自動払出機，医療情報読取照合装置，特殊寝
③ 医療用機器等の初年度特別償却
　青色申告書を提出する法人で医療保健業を営むものの特別償却限度額（措法45の2①）

	対 象 資 産	取得価額の割合
(1)	取得価額500万円以上の医療用機器（措令28の10②） ① 高度先進医療用（超音波装置等） ② 薬事法に規定する高度管理医療機器で厚労大臣が指定した日の翌日から２年を経過しないもの	$\dfrac{12}{100}$
(2)	医療の安全に資する機器（人工呼吸器等）（措令28の10③）	$\dfrac{16}{100}$
(3)	新型インフルエンザに係る医療の提供を目的とする病床の確保に資する機器（措令28の10④）	$\dfrac{20}{100}$

4　建替え病院用建物に係る特別償却（措法12の3，45の2）

　青色申告者である医療保健業を営むものが，建替え病院等建物を建設しその用に供した場合には，普通償却費のほかに，その用に供した年において基準取得価額（取得価額の50％相当額）の100分の15相当額を必要経費に算入することができます。

　建替え病院等建物とは，平成13年の第４次医療法改正で改正された施設基準を満たす建物に建て替えた病院又は診療所用のものをいいます。

20 少額減価償却資産の取扱い

1 少額減価償却資産の取扱い

　取得価額が10万円未満である減価償却資産を取得した場合は，その事業の用に供した事業年度の必要経費又は損金の額（以下経費）に算入することができます。

2 一括償却資産の3年償却の取扱い

　取得価額が20万円未満である減価償却資産を事業の用に供した場合には，その全部又は一部を一括したもの（一括償却資産）の取得価額の合計額（したがって，不特定資産を一括したものとなる）を3年（3分の1として一括）で経費に算入することができます。

3 少額減価償却資産（措法28の2，67の5①）

　青色申告書を提出する中小企業者が取得価額が30万円未満の減価償却資産を一定の時期までに取得し，事業の用に供した事業年度の経費に算入することができます。ただし，少額減価償却資産の取得価額の合計額が300万円を限度とします。

4 中小企業者等の少額減価償却資産の取得価額の損金算入の特例（措法67の5）

　中小企業者等（注）が平成26年3月31日までの間に取得等し，その法人の事業の用に供した減価償却資産で，その取得価額が30万円未満のもの（以下「少額減価償却資産」といいます）を有する場合に，その取得価額に相当する金額についてその事業の用に供した事業年度で損金経理した金額については損金の額に算入することができます（措法67の5）。なお，この特例の適用を受ける

場合において，その事業年度における少額減価償却資産の取得価額の合計額が300万円（その事業年度が１年に満たない場合には，300万円を12で除し，これにその事業年度の月数を乗じて計算した金額）を超えるときは，その取得価額の合計額のうち300万円に達するまでの少額減価償却資産の取得価額の合計額が限度となります（措法67の5①）。

（注）　中小企業者等の範囲は次のとおりです。
　　①　資本金の額が１億円以下の法人
　　②　資本金の額を有しない法人で常時使用する従業員が1,000人以下の法人

【図表4-14】　少額減価償却資産の損金算入と一括償却との関係

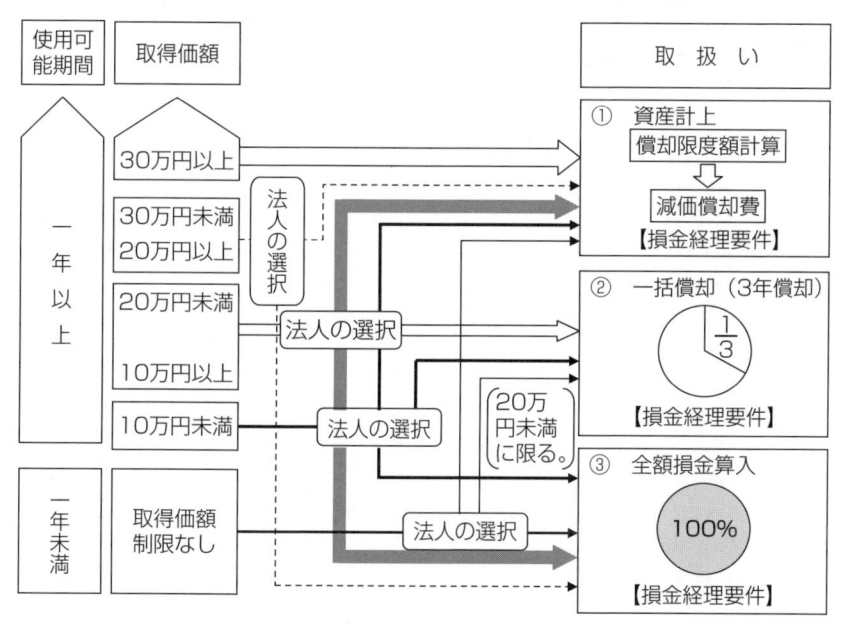

使用可能期間	取得価額		取扱い
一年以上	30万円以上		① 資産計上 償却限度額計算 ↓ 減価償却費 【損金経理要件】
一年以上	30万円未満 20万円以上	法人の選択	
一年以上	20万円未満 10万円以上	法人の選択	② 一括償却（3年償却） 1/3 【損金経理要件】
一年以上	10万円未満	法人の選択	20万円未満に限る。
一年未満	取得価額制限なし	法人の選択	③ 全額損金算入 100% 【損金経理要件】

（出典：図解法人税　大蔵財務協会）

（注）　青色申告書を提出する中小企業者等が平成26年3月31日までに取得し，事業の用に供したものに限ります。

5 納税者の選択

　減価償却資産を取得した場合は，資産計上として毎期減価償却費として計算する方法と，上記1～3を選択する方法（ただし，3の場合は申告書に措法適用を明示）が納税者に委ねていますが，いずれにしても経費（必要経費又は損金）処理した場合に認められるものであり，法人税の別表による調整は認められません。

6 耐用年数

　資産計上を選択した場合には，耐用年数表によって毎期減価償却費として計上することになります。

21 中小医療法人が適用できる制度

1 中小企業者等が機械等を取得した場合の特別償却

　青色申告書を提出する中小企業者等が，平成10年6月1日から平成26年3月31日までの間において，その製作の後事業の用に供されたことのない特定機械装置等の取得等をして事業の用に供した場合には，その事業の用に供した事業年度において特別償却が認められます（措法42の6①）。

　なお，資本金の額若しくは出資金の額が3,000万円以下の中小企業者については，この特別償却の適用に代えて，100分の7相当額の税額控除を選択して適用することもできます（措法42の6②，措令27の6⑦）。

2　対象法人と対象資産（特定機械装置等）

　この特別償却の適用は，次の対象法人が対象資産の取得等をし，これを対象事業の用に供した場合に認められます（措法42の6①，措令27の6①～⑤，措規20の3①～⑦）。

　中小企業者及び中小企業者等の範囲は次のとおりです（措法42の4⑥，⑫五，六，措令27の4⑩）。

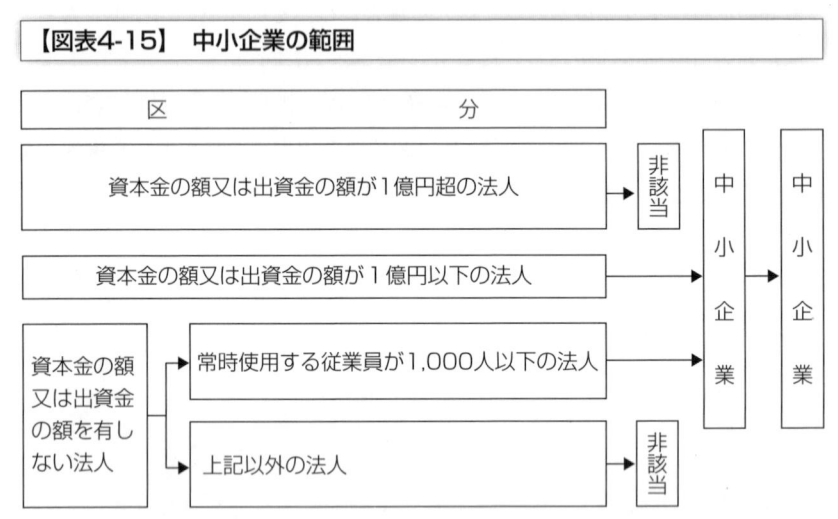

【図表4-15】　中小企業の範囲

区分		
資本金の額又は出資金の額が1億円超の法人	→ 非該当	
資本金の額又は出資金の額が1億円以下の法人	→ 中小企業	中小企業
資本金の額又は出資金の額を有しない法人	常時使用する従業員が1,000人以下の法人 →	中小企業
	上記以外の法人 → 非該当	

（注）　大規模法人とは，資本金の額若しくは出資金の額が1億円超の法人又は資本若しくは出資を有しない法人のうち常時使用する従業員の数が1,000人超の法人をいいます（措令27の4⑩一）。

（出所：山下孝一著『図解法人税（平成25年版）』大蔵財務協会，2013年）

【図表4-16】 中小企業者が器具・備品を取得した場合の特別償却又は税額控除

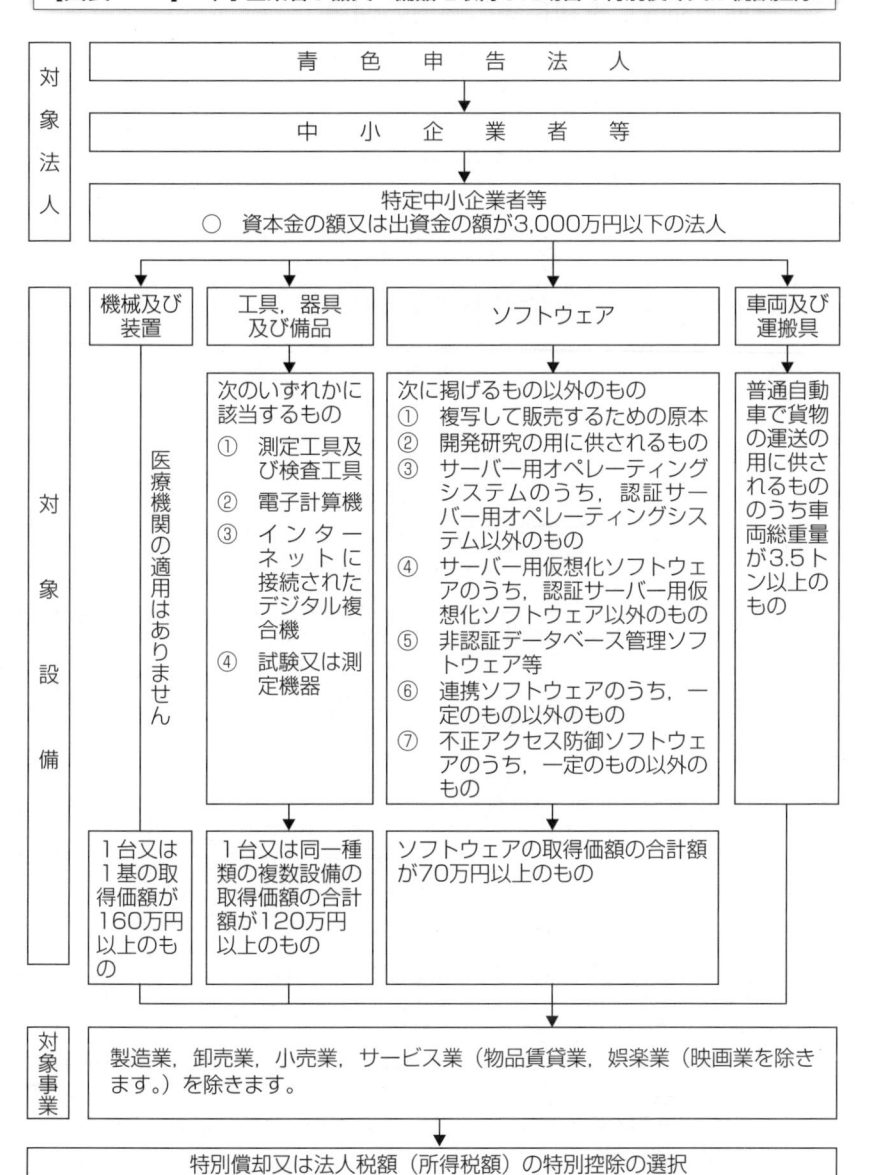

対象法人

青色申告法人
　↓
中小企業者等
　↓
特定中小企業者等
○ 資本金の額又は出資金の額が3,000万円以下の法人

対象設備

機械及び装置
医療機関の適用はありません
1台又は1基の取得価額が160万円以上のもの

工具，器具及び備品
次のいずれかに該当するもの
① 測定工具及び検査工具
② 電子計算機
③ インターネットに接続されたデジタル複合機
④ 試験又は測定機器

1台又は同一種類の複数設備の取得価額の合計額が120万円以上のもの

ソフトウェア
次に掲げるもの以外のもの
① 複写して販売するための原本
② 開発研究の用に供されるもの
③ サーバー用オペレーティングシステムのうち，認証サーバー用オペレーティングシステム以外のもの
④ サーバー用仮想化ソフトウェアのうち，認証サーバー用仮想化ソフトウェア以外のもの
⑤ 非認証データベース管理ソフトウェア等
⑥ 連携ソフトウェアのうち，一定のもの以外のもの
⑦ 不正アクセス防御ソフトウェアのうち，一定のもの以外のもの

ソフトウェアの取得価額の合計額が70万円以上のもの

車両及び運搬具
普通自動車で貨物の運送の用に供されるもののうち車両総重量が3.5トン以上のもの

対象事業

製造業，卸売業，小売業，サービス業（物品賃貸業，娯楽業（映画業を除きます。）を除きます。

　↓
特別償却又は法人税額（所得税額）の特別控除の選択

(出所：山下孝一著『図解法人税』（平成25年版）大蔵財務協会，2013年（一部修正））

3　特別償却費と税額控除の適用の相違

　社会保険診療報酬の所得計算の特例について租税特別措置法67条1項及び26条1項において，損金の額に算入する金額及び必要経費に算入する金額に，特別償却費は重複して算入することはできません。しかし，税額控除まで排除しているものではありません。したがって，税額控除の適用を受けることができるものと考えます（税額控除が通常は有利選択になります）。

【図表4-17】　資本的支出と修繕費の区分判定図

```
                    ┌─────────────────────────┐
                    │ 一の修理・改良等に要した費用 │
                    └─────────────────────────┘
                              ↓（スタート）
         YES     ┌─────────────────────────────────┐
    ←──────────│ 20万円未満か（基通37-12(1)）        │
                 └─────────────────────────────────┘
                              ↓NO
         YES     ┌─────────────────────────────────────────┐
    ←──────────│ 周期の短い費用（おおむね3年以内）か（基通37-12(2)）│
                 └─────────────────────────────────────────┘
                              ↓NO
         YES     ┌─────────────────────────────────┐     YES
    ←──────────│ 明らかに資本的支出の部分か（基通37-10）│──────→
                 └─────────────────────────────────┘
                              ↓NO
         YES     ┌─────────────────────────────────┐
    ←──────────│ 明らかに修繕費の部分か（基通37-11）   │
                 └─────────────────────────────────┘
                              ↓NO
         YES     ┌─────────────────────────────────┐
    ←──────────│ 60万円未満か（基通37-13(1)）         │
                 └─────────────────────────────────┘
                              ↓NO
         YES     ┌─────────────────────────────────────┐
    ←──────────│ 前年末における取得価額の10％相当額以下か（基通37-13(2)）│
                 └─────────────────────────────────────┘
                              ↓NO
      YES        ┌─────────────────────────────────────┐  YES
    ←──────────│ 継続して7：3基準により経理しているか（基通37-14）│──────→
    （Aの金額）    └─────────────────────────────────────┘（Bの金額）
                              ↓NO
         NO      ┌─────────────────────────────────┐     YES
    ←──────────│ 資本的支出か（実質判定…令181）       │──────→
                 └─────────────────────────────────┘
```

（左側：修繕費　／　右側：資本的支出）

　　A＝支出金額×30％と前年末における取得価額×10％との少ない金額
　　B＝支出金額－A

（出所：新木敏克編『申告所得税取扱いの手引（平成25年版）』納税協会連合会，2013年）

4　資本的支出と修繕費

　資本的支出とは，金額の多寡に関わらず，その支出により，①当該資産の取得の時において当該資産につき通常の管理又は修理をするものとした場合に予測される当該資産の使用可能期間を延長させる部分に対応する金額，②当該資産の取得の時において当該資産につき通常の管理又は修理をするものとした場合に予測されるその支出の時における当該資産の価額を増加させる部分に対応する金額をいいます（平成13年9月20日裁決）。

　つまり新たな資材を用いて耐用年数を延長させる工事は資本的支出と判断され，応急的な修復工事，すなわち，単にその資産の通常の効用を維持させるための補修工事は修繕費と判断されます（平成14年8月21日裁決）。これは事実認定の問題ではありますが，工事関係の事前合議書に「改造」「改良」「補強」など言葉がある場合は注意を要します。

　次に，外部側面及び内部塗装については，経年により汚れ及び劣化が目立ってきたことから再塗装したものであり，たとえ工事に使用した材質が若干変わったとしても，本件改修工事によって建物本来の使用可能期間を延長したり，当該価額を増加したものとは認められない場合は，修繕費とするのが相当です（平成16年6月28日裁決）。

5　高級車両の減価償却費等の損金性

　イタリア製の高級スポーツカーを使用していることについて，一般常識的から見ても個人的趣味の範囲内のものであり，同族会社ゆえにできる行為であると当局が主張したとしても，現実に事業の用に供されていることが推認できる以上，この主張は採用されません（平成7年10月12日裁決）。

【図表4-18】 特別償却費と税額控除の一覧表

区　分 (青色申告法人)	適用時期	対象法人	対象設備	取得価額等 基　準	特別償却 限度額	税額控除割合 基準取得価額
特別償却	中小企業者が機械等を取得した場合等の特別償却（措法42の6）	26.3.31	青色申告中小企業者	事務処理器具備品	電子計算機等120万円以上	×30%	(特定中小企業者等) 器具備品120万円以上 7%≧法人税×20%
	医療用機器等の特別償却（措法12の2．措法45の2）	27.3.31	医療保健業	医療用機器	500万円以上 (医療の安全に資する機器)	×12% (16%)	
割増償却	サービス付き高齢者向け賃貸住宅の割増償却（措法14．措法47）有料老人ホーム	28.3.31	白色申告者可	サービス付き高齢者向け住宅事業に係る登録を受けた住宅等 (床面積25㎡以上)	耐用年数35年以上 耐用年数35年未満	5年間 月数按分 ×20% (又は14%)	

*　措法適用は申告書に法律明示
*　一般的には，税額控除を適用した方が有利となる。

22 その年分の必要経費に算入する租税公課

　租税公課のうち，賦課課税方式による租税及び年の中途で法人成り等により事業を廃止した場合の事業税の取扱いは次のとおりです。

1　その年の必要経費に算入する租税

　その年分の各種所得の金額の計算上必要経費に算入する国税及び地方税は，その年12月31日（年の途中において死亡し又は出国をした場合には，その死亡又は出国の時。以下同じ）までに申告等により納付すべきことが具体的に確定したものとします。ただし，下記の①，②に掲げる税額については，次によります。

① 賦課課税方式による租税のうち納期が分割して定められている税額

　各納期の税額をそれぞれ納期の開始の日又は実際に納付した日の属する年分の必要経費に算入することができます。

【図表4-19】　必要経費となるもの，ならないものの概略

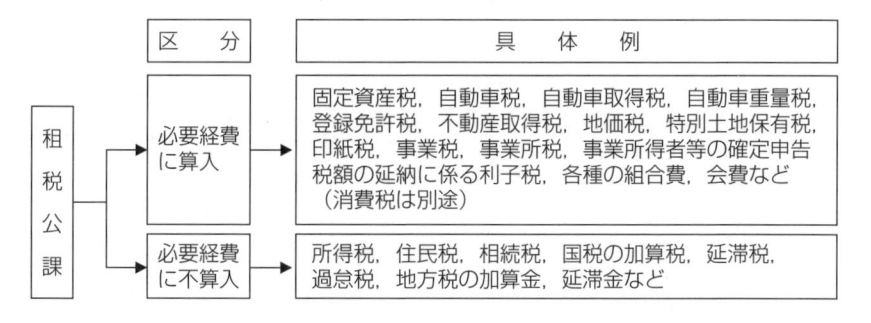

区分		具体例
租税公課	必要経費に算入	固定資産税，自動車税，自動車取得税，自動車重量税，登録免許税，不動産取得税，地価税，特別土地保有税，印紙税，事業税，事業所税，事業所得者等の確定申告税額の延納に係る利子税，各種の組合費，会費など（消費税は別途）
	必要経費に不算入	所得税，住民税，相続税，国税の加算税，延滞税，過怠税，地方税の加算金，延滞金など

② 事業を廃止した年分の所得につき課税される事業税の見込控除

　事業税を課税される事業を営む者が当該事業を廃止した場合における当該廃止した年分の所得につき課税される事業税については，当該事業税の課税見込額を当該年分の当該事業に係る所得の金額の計算上必要経費に算入することが

－ 337 －

できるものとします。この場合において，当該事業税の課税見込額は，次の算式により計算した金額とします。

　　　（A±B）R／1＋R
　　　A……事業税の課税見込額を控除する前の当該年分の当該事業に係る所得
　　　　　の金額
　　　B……事業税の課税標準の計算上Aの金額に加算し又は減算する金額
　　　R……事業税の税率
　　　（注）　事業を廃止した年分の所得につき課税される事業税について上記の取扱いによらない場合には，当該事業税の賦課決定があった時において事業を廃止した場合の必要経費の特例及び更正の請求の特例の規定の適用があります。

2　申告納税方式と賦課課税方式

　納付すべき税額を確定する方式として，申告納税方式と賦課課税方式があります。国税通則法では，そのいずれかによることを定めています（通則法16）。

(1)　申告納税方式

　申告納税方式とは，納税者の課税要件が整うことによる抽象的な納税義務の成立を，その租税債務として納税者自らが申告により確定させる手続をいいます。

　具体的な税目については，所得税，法人税，相続・贈与税，消費税，法人事業税，法人住民税等が申告により税額が確定する，申告納税方式に基づく税です。

(2)　賦課課税方式

　申告納税方式以外の方式で，納付すべき税額が専ら税務署長等の処分により確定する方式をいいます。

　固定資産税，個人住民税，健康保険税，自動車税，不動産取得税等のように，納税者の申告又は事前に作成されている課税台帳に基づいて，課税庁が納税額を決定する方式をいい，申告納税方式によらない税は，この方式によることとされています。

(3) 申告納税方式と加算税

　申告納税制度によって，自らの計算によって所得金額及び税額を申告し，その税額を納付することとされる制度として確立しました。

　この制度によって，納税者が所得金額及び税額を申告・納付する制度を確立するために，その申告納税方式に反する納税者には相応の罰則で対応することとしたのです。

　昭和25年4月に新たに加算税制度が導入され，現行の加算税制度は，昭和37年の国税通則法の制定により，整備されたものです。

　現行では，過少申告加算税（10，15％），無申告加算税（5，15％），不納付加算税（5，15％），重加算税（35，40％）と規定されています。

【参考判例】
　業務の遂行と観光をあわせ行った海外渡航において，航空運賃の全額が損金と認められた事件
（昭和42年1月1日〜42年12月31日事業年度，昭和45年10月7日裁決）
（裁決の要旨）
　業務遂行のかたわら，旅行期間の一部を観光にあてているが，旅行の経路日程及び旅行てん末書等から判断すると，海外渡航は業務上の旅行であり，当該渡航に要した航空運賃は全額損金とするのが相当である。
（参照条文）
　法人税基本通達（海外渡航費）
（裁決書（抄））
　審査請求人の主張
　請求人は，代表者Tの海外渡航（北中南米）費用1,026,700円のうち，滞在費496,200円の半額248,100円を自己否認し，残額778,600円のうち265,250円（航空運賃530,500円の半額）は，個人的使用のための費用であるとの理由をもって損金算入を否認したうえ，代表者Tに対する賞与とした。
　しかし，この渡航目的は，玩具の国内取引の頭打ちを打開する活路を見い出すために行った北中南米の業界視察等の事実上の用務であり，また，旅行中，休日又は余暇を利用した史跡等の見学旅行も一部あったが，旅行日程の大部分が業界視察等の事業上の用務であって，各目的地までの航空運賃は，個人的使用のためでないことは明らかであり，全額損金に算入されるべきであるから，原処分は失当である。

（原処分庁の主張）
　旅行の具体的行動内容からして業務の遂行上必要と認められない部分があり，その旅行費用のうち50％相当については参加者に対する給与となるので原処分は相当である。
（判　断）
　当該海外渡航費について，請求人が提出した資料等に基づいて判断すると以下のとおりである。
(1)イ　請求人の業績の推移からみて業績に頭打ちの傾向が現れていること，中南米諸国が当業界にとって未開拓の地であること等から判断して国内取引の頭打ち打開のため海外取引にその活路を求める目的で視察旅行を実施したという請求人の主張は納得できる。
　ロ　また，請求人が提示した旅行顛末書，旅行中のメモ書，交換した名刺と現地において収集した玩具類並びに渡航数カ月前から勉強した現地語の数種の書籍から請求人が真剣に視察に取り組んだ形跡が看守されるところから，単なる観光旅行とは趣を異にする。
　　　旅券も商用目的で個人申請し渡航の許可を得たものであって，業務の必要から実施した旅行と認めるのが相当である。
　ハ　旅行の経路日程の細部について請求人の提示した書類と証拠資料について分析調査検討したところ，この旅行期間の一部を利用して名所，史蹟，港湾等の見学を行ったものも見受けられたが，休日を観光日数から除外（日曜等休日は業務旅行でも旅行地において業務を休み休養又は見学を行うことはやむを得ないものと思料されるので）して判定すると視察日数82.3％と観光日数17.7％の割合となる。
　ニ　旅行の経路日程の細部について請求人の提示した書類と証拠資料について分析調査検討したところ，この旅行期間の一部を利用して名所，史蹟，港湾等の見学を行ったものも見受けられたが，休日を観光日数から除外（日曜等休日は業務旅行でも旅行地において業務を休み休養又は見学を行うことはやむを得ないものと思料されるので）して判定すると視察日数82.3％と観光日数17.7％の割合となる。
(2)　上記により，業務割合が旅行期間のうち大半を占めているので，たとえ一部観光があったとしても業務上のための旅行であるとするのが相当である。したがって，当該海外渡航費のうち航空運賃については，全額損金として認容すべきである。

23 医療機関の借入金利子の取扱い

1 個人診療所の開設

　個人が新たに診療所を開設する場合の借入金に係る支払利息の費用性とは，所得税法37条1項に規定する費用を事業所得に限ると「「事業」所得を生ずべき事業について生じた費用」と解され，客観的にみて，その支出した費用がその事業と直接の関連性があり，事業の遂行上必要な支出であることを要し，かつ費用収益対応の原則からすれば，収入すべき金額を生ぜしめる事業に係る費用に限られるものと解されます（この考え方は事業所得の費用全般の定義といえます）。

　したがって，診療開始前の期間に係る借入金利子は，費用収益対応の原則からみて事業所得を生ずべき事業について生じた費用に該当しないので必要経費に算入することはできません（所得税平成5年10月21日裁決）。

2 医療法人の創設

(1) 医療法人と会社との相違

　昭和25年医療法人制度創設に関する厚生省事務次官通達によれば，医療法人は病院又は診療所の経営を主たる目的とするものでなければなりませんが，それ以外に積極的な公益性は要求されず，この点で公益法人と区別（ただし平成20年度の法人税法の一部改正で公益法人関係税制について社会医療法人を公益法人等の範囲に加えるとされた）されます。

　また，その営利性については剰余金の配当を禁止することにより，営利法人たることを否定されており，この点で会社法上の会社と区別されるとしています。「公益法人制度改革に関する有識者会議」報告書によると，一般社団法人について，剰余金分配請求権を有しない，かつ残余財産分配請求権を有しないこと等により，営利法人制度との区別を明確化するとされており，医療法にお

― 341 ―

いては，医療の非営利性が規定されています。すなわち医療法7条1項において，病院を開設しようとするとき，又は医師法及び歯科医師法の規定による登録を受けた者でない者が診療所を開設しようとするときは，開設地の都道府県知事の許可を受けなければなりません。

5項では，営利を目的として，病院，診療所を開設しようとする者に対しては，前項の規定にかかわらず第1項の許可を与えないことができるとされ，「公益法人制度改革に関する有識者会議」報告書における「非営利」の考え方では，一般的な非営利法人制度のうち社団形態の非営利法人制度の営利法人との区別として，社員の権利，義務の内容につき，①出資義務を負わない，②剰余金分配請求権を有しない，③残余財産分配請求権を有しない，④法人財産に対する持分を有しないこととし，営利法人制度との区別を明確化するとしています。以上から，医療法人は，営利法人とは区別されることになります。

以上を踏まえ，医療法人と法人税法上の同族会社との関係を考えてみます。まず法人税法2条の定義において，同族会社とは会社の株主等（その会社が自己の株式又は出資を有する場合のその会社を除く）の3人以下並びにこれらと特殊の関係のある個人及び法人がその会社の発行済株式の総数又は出資金額（その会社が有する自己の株式又は出資を除く）の100分の50を超える数の株式又は出資の金額を有する場合におけるその会社をいう，とされ，この場合の会社とは，会社法に掲げる株式会社（特例有限会社含む），合資会社，合名会社，合同会社をいい，よって医療法人は，法人税法上の同族会社には該当しないこととなります。

なお，別表二は「同族会社の判定に関する明細書」であり，提出は不要です。

(2) 医療の非営利性

厚生省審議官の発言として，「厚生省は省のスタート以来，医療について一貫して非営利の理念で貫かれてきた。医療について非営利の理念を修正することは，厚生省の存在そのものの否定につながり容認できない」とされています。

① 医療の非営利性

　高率の所得税を回避する方法としては事業を医療法人化（実行税率約29％）する方法が一番です（理事長報酬化の分散と役員退職金の支払が可能）。

　問題点としては，厚生省（当時）の社団医療法人のモデル定款では，旧社団医療法人（経過措置医療法人）の出資社員が退社した場合の払戻請求権と，医療法人が解散した場合の出資者への残余財産分配を規定し，医療法54条（剰余金の配当禁止）にかかわらず，出資社員に持分が帰属することを定めていますが，出資とその持分の意義については，法令上特に定める規定は見当たらず，社団における持分の一般的な意味に照らし，その財産を社団医療法人に所属させた者が，そのことに基づき当該医療法人の財産について有することとなる地位ないし権利をいうものと解されることにあります（東京地裁平成23年6月3日）。

　そこで，出資社員の退社には持分の払戻請求権があり，その持分確定のために，医療法人の出資金ではなく，組合等登記令による期末資産の総額登記が規定されています（『医療法人ものがたり』（田中重代著）ＳＥＣ出版，2012）。

　厚生省（当時）は，財産の拠出や協業（多数の者の協力）という基本的な考え（理念）を医療法人の根底に求めていました。しかし，現実の医療法人の組織は同族経営であり，社団医療法人の社員に同族以外の者が加わることが極めて少なく，出資持分は相続の形で承継することにより，出資持分に対する払戻請求権が存在することとなります。

　厚生労働省はもともと医療体制の整備・補完を主な動機としており，医療機関への税金対策は考えていません。これについては，「課税関係については，所管外なので厚生労働省としては回答できない」との記載も見受けられます。

② 医療法人の事業承継

　旧社団医療法人の持分は退社や解散時に出資者に払戻される以上，法人の全資産は出資者たる同族関係人のオーナーに帰属することとなります。すなわち，旧医療法人の順調な経営が病院資産の増大につながることは，巨額な相続税負担を招くことになります。これについて大蔵省（当時）の回答では「特定医療

法人（すなわち出資持分のない医療法人）に移行すれば，課税問題は生じない。それが一番基本的な解決だ」としています。

3　医療法人の診療所新設

　医療法人が新たに診療所を開設する場合の運転資金の借入金支払利息については，医療法人の場合は医療法人の確定した決算において費用として経理することをいう（法法2二十五）ことから，社員総会において承認を受けた決算書において費用として「経理」されていることが判断されれば費用に該当するものと考えられます。ただし，医療法人の知事による新設許可は原則として個人による医療行為の実績が要求されていることから，まず，「診療行為」が必要となり，次に，上記1の個人診療所の運転資金の借入金については，医療法人が承継することは認められません。借入金を承継する場合の取扱いには注意を要します。

4　医療法人が理事長から借り入れた場合の支払利息

　医療法人と理事長との間で医療法人が理事長への借入利息を支払わず，無利息借入の場合であっても，医療法人の会計処理は必要でなく，理事長にあっても，「収入すべき金額」がゼロのため，所得の発生はありません。パチンコ平和事件は，同族会社の行為計算の否認規定により支払利息の問題が生じましたが，医療法人は同族会社の行為計算の否認が創設規定のため，適用外となり，本件問題は生じないことになります。

24 医師の事業所得の確定申告留意事項
　　（措置法26条の適用注意事項）

1　適用範囲

　社会保険診療報酬の額を，支払基金等から送付を受けた支払決定額通知書等により算定していても，仮に支払基金等からレセプトの記載内容が不備であるために，その返戻等が発生し，その後再請求を行っている場合（査定損ではありません）には，その年において収入すべき金額として，措置法26条の適用を受けることができる社会保険診療につき支払を受けるべき金額は，医師が患者に対して診療を行った時に確定します。つまり，医療機関が支払基金等に請求した結果，レセプトの記載不備等により請求額の一部について支払われなかったとしても，措置法26条の適用範囲の社会保険診療報酬の額には当該金額を返戻分として含めなければなりません（措置法26条適用の旨，申告書に記載要件）。

2　青色事業専従者給与の自己否認

　措置法26条を適用する計算上，支給した青色事業専従者給与を事業所得の必要経費に算入しないとする選択は認められます。かつ，労務の対価として相当に支給した給与は，当然に贈与により取得したものとはなりませんが，青色事業専従者としての給与所得としての課税対象となります。よって当該青色事業専従者について納付した源泉所得税の過誤納による還付請求はできませんし，また，配偶者控除の適用も受けることはできません。

　所得税法57条では，青色事業専従者が当該事業から給与の支払を受けた場合には，その給与の支給に係る年分の事業所得の金額の計算上必要経費に算入し，かつ，当該青色事業専従者の当該年分の給与所得に係る収入金額とします。

　①　給与の支払を受けた場合―未払計上は認められません。
　②　事業所得の必要経費に算入する―自己否認は認めません。

③　青色事業専従者の給与を構成します。
④　青色事業専従者に該当するものは控除対象配偶者から除きます（所法2①三十三）。

3　実額計算への変更

　確定申告時に措置法26条の適用を選択した後，実額計算を行い更生の請求又は修正申告の提出は可能かどうかについて検討します。

(1)　更正の請求

　確定申告において措置法26条の特例の適用を選択した納税者が，その後実額計算による方が有利であるとして更正の請求をしても，それは更正の請求の要件に当たりません（最判第三小　昭60年（行ツ）第81号）。

(2)　修正申告

　極論すれば，実際経費に基づく所得が赤字であった場合には，その納税者の租税負担能力が零であるのに，一旦措置法を適用した場合は，法律上の課税標準として，理論上の実のない所得に課税する結果となり，所得税法の所得金額の大原則，憲法の租税負担公平の原則に真っ向から反することになります（所法7，27，憲法14）。

　修正申告の場合には，税額を増額するものである限り，自由に錯誤の主張を許し，納税者を救済する趣旨であると解すべきであります（最判第三小　昭63年（行ツ）第152号）。

　上記修正申告の判例を引用して，修正申告をせず，課税庁からの更正を受けた後に，本件修正申告の判例を主張しても，それは許されないと考えます。本件はあくまでも納税者が自主的に修正申告により税額を増額したものである限ります。

(3)　支払基金への返還額

　確定申告時点では社会保険診療報酬の額が5,000万円を超えるとして実額により確定申告していたが，その後，社会保険診療報酬額の計算に誤りが発見され（不当請求及び不正請求は論外）報酬額を基金に返却したために，社会保

険診療報酬の額が5,000万円以下となったことにより，この特例「概算経費控除」を適用することについては，更正の請求をする場合については更正の請求の要件には当たらない（適用できない）と解します。ただし，措置法26条4項のいわゆる宥恕規定は，一旦選択された実額経費控除を概算経費控除に変更できることを認める余地があると解されます。

【参考】 社会保険診療

　社会保険診療とは，次の㈠から㈤に掲げる給付又は医療，介護，助産若しくはサービスをいいます。
（措法26②）

㈠	健康保険法，国民健康保険法，高齢者の医療の確保に関する法律，船員保険法，国家公務員共済組合法（防衛省の職員の給与等に関する法律第22条第1項においてその例によるものとされる場合を含む。以下（一）において同じ。），地方公務員等共済組合法，私立学校教職員共済法，戦傷病者特別援護法，母子保健法，児童福祉法又は原子爆弾被爆者に対する援護に関する法律の規定に基づく療養の給付（健康保険法，国民健康保険法，高齢者の医療の確保に関する法律，船員保険法，国家公務員共済組合法，地方公務員等共済組合法若しくは私立学校教職員共済法の規定によって入院時食事療養費，入院時生活療養費，保険外併用療養費，家族療養費若しくは特別療養費（国民健康保険法第54条の3第1項又は高齢者の医療の確保に関する法律第82条第1項に規定する特別療養費をいう。以下㈠において同じ。）を支給することとされる被保険者，組合員若しくは加入者若しくは被扶養者に係る療養のうち，当該入院時食事療養費，入院生活療養費，保険外併用療養費，家族療養費若しくは特別療養費の額の算定に係る当該療養に要する費用の額としてこれらの法律の規定により定める金額に相当する部分（特別療養費に係る当該部分にあっては，当該部分であることにつき⑸で定めるところにより証明がされたものに限る。）又はこれらの法律の規定によって訪問看護療養費若しくは家族訪問看護療養費を支給することとされる被保険者，組合員若しくは加入者若しくは被扶養者に係る指定訪問看護を含む。），更生医療の給付，養育医療の給付，療育の給付又は医療の給付
㈡	生活保護法の規定に基づく医療扶助のための医療，介護扶助のための介護（同条第15条の2第1項第1号に掲げる居宅介護のうち同条第2項に規定する訪問看護，訪問リハビリテーション，居宅療養管理指導，通所リハビリテーション若しくは短期入所療養介護，同条第1項第5号に掲げる介護予防のうち同条第5項に規定する介護予防訪問看護，介護予防訪問リハビリテーション，介護予防居宅療養管理指導，介護予防通所リハビリテーション若しくは介護予防短期入所療養介護又は同条第1項第4号に掲げる施設介護のうち同条第4項に規定する介護保険施設サービス若しくは介護療養施設サービ

	スに限る。）若しくは出産扶助のための助産又は中国残留邦人等の円滑な帰国の促進及び永住帰国後の自立の支援に関する法律の規定（中国残留邦人等の円滑な帰国の促進及び永住帰国後の自立の支援に関する法律の一部を改正する法律附則第4条第2項において準用する場合を含む。）に基づく医療支援給付のための医療その他の支援給付に係る(3)で定める給付若しくは医療，介護，助産若しくはサービス
(三)	精神保健及び精神障害者福祉に関する法律，麻薬及び向精神薬取締法，感染症の予防及び感染症の患者に対する医療に関する法律又は心神喪失等の状態で重大な他害行為を行った者の医療及び観察等に関する法律の規定に基づく医療
(四)	介護保険法の規定によって居宅介護サービス費を支給することとされる被保険者に係る指定居宅サービス（訪問看護，訪問リハビリテーション，居宅療養管理指導，通所リハビリテーション又は短期入所療養介護に限る。）のうち当該居宅介護サービス費の額の算定に係る当該指定居宅サービスに要する費用の額として同法の規定により定める金額に相当する部分，同法の規定によって介護予防サービス費を支給することとされる被保険者に係る指定介護予防サービス（介護予防訪問看護，介護予防訪問リハビリテーション，介護予防居宅療養管理指導，介護予防通所リハビリテーション又は介護予防短期入所療養介護に限る。）のうち当該介護予防サービス費の額の算定に係る当該指定介護予防サービスに要する費用の額として同法の規定により定める金額に相当する部分又は同法の規定によって施設介護サービス費を支給することとされる被保険者に係る介護保険施設サービス若しくは指定介護療養施設サービスのうち当該施設介護サービス費の額の算定に係る当該介護保健施設サービス若しくは指定介護療養施設サービスに要する費用の額として同法の規定により定める金額に相当する部分
(五)	障害者自立支援法の規定によって自立支援医療費を支給することとされる支給認定に係る障害者等に係る指定自立支援医療のうち当該自立支援医療費の額の算定に係る当該指定自立支援医療に要する費用の額として同法の規定により定める金額に相当する部分若しくは同法の規定によって療養介護医療費を支給することとされる支給決定に係る障害者に係る指定療養介護医療（療養介護に係る指定障害福祉サービス事業者等から提供を受ける療養介護医療をいう。）のうち当該療養介護医療費の額の算定に係る当該指定療養介護医療に要する費用の額として同法の規定により定める金額に相当する部分又は児童福祉法の規定によって障害児施設医療費を支給することとされる施設給付決定に係る障害児に係る障害児施設医療のうち当該障害児施設医療費の額の算定に係る当該障害児施設医療に要する費用の額として同法の規定により定める金額に相当する部分

（出所：新木敏克『申告所得税取扱いの手引（平成25年版）』清文社，2013）

【参考】 租税特別措置法第26条について検討

1. 措置法第26条に規定する社会保険診療報酬の所得計算の特例は，他の一般の事業所得の場合に比し著しく必要経費率を高くした特例であるから，その適用に当っては文理に則して厳格に解釈し適用されなければならないこと，同条第2項は，確定申告書に同条第1項の規定により計算した旨の記載がない場合には同上同項の規定は適用しないと明記していること，また，上記記載がなかったことに対する「宥恕規定もないこと」などからすれば，請求人が確定申告書にその記載をしなかったことが明らかである本件の場合，原処分庁が措置法第26条第1項の規定を適用しないで，請求人の事業所得の金額を所得税法に定めるところにより算定したことは相当といわざるを得ない。

2. よって，納税者が確定申告書に措置法第26条1項の規定により事業所得の金額を計算した旨を記載せず実額経費控除を選択した場合については，従来，この選択を変更することは認められないと解されてきた（最高裁昭和55年6月5日第一小法廷判決）

3. しかし，平成元年の改正によって措置法26条4項のいわゆる宥恕規定が新設された。すなわち第4項では税務署長は，前項の記載がない確定申告書の提出があった場合においても，その記載がなかったことについてやむを得ない事情があると認めるときは，第1項の規定を適用することが出来る。よって，実額経費控除の選択の誤りは納税者自身によってではなく専ら課税庁によって是正されるべきものとされたとも解される。措置法26条4項の規定をこのように理解すれば，一旦選択された実額経費控除を概算経費控除に変更できるかどうかという問題は，立法的に解決されたことになる。

4. そうすると実額経費控除の方法によるか又は概算経費控除の方法によるかは納税者の自由な選択に委ねられていると解される以上，納税者が錯誤に基づいて実額経費控除を選択した，すなわち概算経費控除の方法によらない旨の消極的選択を行った場合についても，この選択の変更を認める余地があると解される。

5. 最後に，なお，この規定について，「例えば，確定申告の時点では社会保険診療報酬の額が5,000万円を超えるとして，実額により確定申告していたが，その後，社会保険診療報酬額の計算に誤りがあり報酬額を基金に返却したため5,000万円以下となった場合には，この特例〔概算経費控除〕の適用が受けられるケースもあることになる。」と考えられる。

4　措置法26条について

　社会保険診療報酬の収入について最大72％の4段階の経費率が法定されていることに対し，税務当局としては大きな不満を抱いています。まず，こうした点について解決が与えられる必要があると考えます。次に，措置法26条については，平成25年度税制改正で検討すべきと会計検査院からも指摘を受けており，このことから平成25年度税制改正にて変更がありました。

　（注）　措置法26条：他の一般の事業所得の場合に比し著しく必要経費率を高くした特例。帳簿により計算された（全部の経費のこと）所得金額によることなく定められた概算経費率による所得金額の計算を認める規定（社会保険診療報酬に係る所得のみ）

5　措置法26条事例研究

　措置法26条の規定の適用がある場合における必要経費の額の区分計算の相違について，当事者間における所得金額の計算の過程を収支明細書と原処分関係書類で対査したところ，請求人は「自由診療等の収入金額の割合」により，原処分庁は「各収入別の延患者数の割合」を調べていたことに原因がありました。

　以下この点について次のとおり審理されています（裁決書東裁（所）50第1184号昭和50年12月24日）。

　①　税務執行上，措置法26条の規定の適用する場合における自由診療の収入等に係る必要経費の区分方法については，事業税のようにいずれの収入に係る経費であるか明らかなものについてはそれにより，雇人費，減価償却費のようにいずれの収入に係る経費であるかの区分が明らかでないものについては，当該経費の種類に応じ適切な基準により区分することとし，具体的にはまず自由診療等の延患者数の割合を用いて区分し，これにより難い場合に限り，自由診療等の収入金額に一定の調整を加え，その調整後の金額によって区分計算をすることとしており，この方法は一般の納税者にも採用されているものであって当庁の審理によってもその合理性が認められる。

② 従って，本件についてもこの方法によることが相当と認められるところ，収支明細書の検討結果によっても延患者数基準により難い事情が認められないので直ちに収入金額基準による計算を行った請求人の方法は妥当なものとはいえない。

　一方，原処分庁が，社会保険診療報酬支払基金に対する調査結果及び請求人の年分の実績等を基として算定した延患者数により区分計算を行ったことは妥当な措置であってその計算の内容を検討しても誤りは認められない。

③ 原処分庁の主張するとおり，延患者数基準により各収入に係る必要経費の額を計算すると各年分の社会保険診療報酬に係る必要経費の額は，いずれも措置法26条の規定を適用して計算をした金額を越えることとなるので原処分庁は本件については，必要経費の実額を持って総収入金額に係る必要経費の額としているが，この認定が請求人に不利益になるものとは認められない。

【図表4-20】　収入による割合（一般的な計算方式）

$$\frac{自由診療収入}{総診療収入} = \frac{自由診療収入}{酬当座払込額(注) + 社会保険診療報酬窓口収入金額 + 自由診療収入} \times 100 \times 調整率 = 自由診療割合（\%）$$

小数点以下第3位まで計算し，第3位を四捨五入します。

（注）　社会保険診療報酬当座払込額は，源泉徴収税額を含みます。

【図表4-21】　診療科目に応じた調整率

診　療　科　目	調整率
内科，耳鼻咽喉科，呼吸器科，皮膚科 （下記以外「美容整形」は除きます）	85%
眼科，外科，整形外科	80%
産婦人科，歯科	75%

【図表4-22】 措置法26条適用青色申告特別控除の計算

＜所得税青色申告決算書（一般用）＞

科目			金額 (円)
各種引当金・準備金等	繰戻額等	貸倒引当金 ㉞	
		㉟	
		㊱	
		計 ㊲	
	繰入額等	専従者給与 ㊳	
		貸倒引当金 ㊴	
		㊵	
		㊶	
		計 ㊷	
青色申告特別控除前の所得金額 (㊸＋㊲－㊷) ㊸			
青色申告特別控除額 ㊹			
所得金額 (㊸－㊹) ㊺			

※ 一般的に措置法26条適用者は貸倒引当金の計算をしても意味がありません。

措置法適用した場合は申告書に ㊢ 条と書いてください。

租税特別措置法第26条を適用した場合には，上記【青色申告特別控除額の計算】欄を使用して算出した青色申告特別控除額のほか，措置法差額を差し引いた後の金額を記載してください。

＜申告書B第二表＞ 特例適用条文等

【青色申告特別控除額の計算】
　租税特別措置法第26条を適用した場合には，青色申告特別控除額の計算の基礎となる事業所得の金額には，社会保険診療につき支払を受けるべき金額に対応する金額は含まれませんので，次の算式を用いて，青色申告特別控除額の計算を行ってください。

報酬の所得　　　　　　　　　　　措置法差額が発生していること

措置法差額控除後の事業所得の金額（決算書の「損益計算書」の㊸－措置法差額） □ － 社会保険診療報酬（付表表面の©＋Ⓓ） □

租税特別措置法第26条の規定による必要経費の金額（付表裏面Gの金額）□ ＝ 青色申告特別控除額の計算の基礎となる事業所得の金額 □ (I) ≧65万円

　(I)の金額を決算書2ページの「青色申告特別控除額の計算」の⑦へ記載し，青色申告特別控除額を計算してください。

＜青色申告決算書（一般用）2ページ＞

			金額
本年分の不動産所得の金額（青色申告特別控除額を差し引く前の金額）	⑥		（赤字のときは0） 円
青色申告特別控除前の所得金額(1ページの「損益計算書」の　欄の金額を書いてください。)	⑦		（赤字のときは0）
65万円の青色申告特別控除を受ける場合	65万円と⑥のいずれか少ない方の金額（不動産所得から差し引かれる青色申告特別控除額です。）	⑧	
	青色申告特別控除額（「65万円－⑧」と⑦のいずれか少ない方の金額）	⑨	
上記以外の場合	10万円と⑥のいずれか少ない方の金額（不動産所得から差し引かれる青色申告特別控除額です。）	⑧	
	青色申告特別控除額（「10万円－⑧」と⑦のいずれか少ない方の金額）	⑨	

【図表4-23】 平成25年分所得税青色申告決算書（一般用）付表《医師及び歯科医師用》

整理番号 _____
氏名 _____
住所 _____
科目 歯

1. 収入金額の内訳

	診療件数	診療実日数	決定点数	収入金額 診療報酬支払込額	金額 診療報酬収入金額
① 社会保険診療 支払を受ける 一般社会保険				40,000,000円	
老人保健法					
生活保護法					
結核予防法					
精神保健福祉法					
小計	0	0	0	40,000,000	
② 国保 国民健康保険					
小計	0	0	0	0	
③ 介護報酬					
小計	0	0	0	0	Ⓐ
④ 計 (①+②+③)	0	0	0	40,000,000	Ⓒ 10,000,000円
⑤ 自由診療収入等 一般の自由診療 労働者災害補償保険診療 公害健康被害補償診療 自動車損害賠償責任保険診療					20,000,000円
計					Ⓑ 20,000,000
⑥ 雑収入 (雑収入は下の欄に書きます。)					Ⓓ 0

2. 自由診療割合の計算

この計算は、租税特別措置法第26条の規定の適用に当たり、自由診療収入にかかる所得計算を行う際に、自由診療と社会保険診療のいずれにかかる経費であるか明らかではない経費を合理的に区分するために自由診療割合を算出するものです。
自由診療割合は、次の(1)又は(2)のいずれかの方法により算出してください。

(1) 診療実日数による割合

$$\frac{\text{自由診療実日数(Ⓑ)}}{\text{診療実日数(Ⓐ+Ⓑ)}} \times 100 = \boxed{} \%$$

(2) 収入による割合

$$\frac{\text{自由診療収入(Ⓔ)} \quad 70,000,000 円}{\text{総診療収入(Ⓒ+Ⓓ+Ⓔ)} \quad 70,000,000 円} \times 100 \times \underset{\text{調整率}}{75} \% = \boxed{21.43} \%$$

次の「雑収入」欄に関連して生ずる次のような収入は、事業所得の雑収入に関連して生ずる次のような収入は、事業所得の雑収入となりますので、その合計額を記載します。
① 賃与賄具
② 医薬品の仕入リベート
③ 患者からの謝礼金等
④ 電話（使用料、自動販売機等の手数料
⑤ 治療器具等の販売収入
⑥ 地方公共団体等から支給される休日夜間診療等の嘱託料
なお、措26条適用者の青色申告特別控除（最高65万円）は＜自費診療収入又は雑収入＞の所得の範囲に限る

【図表4-24】 必要経費の内訳（比較例①）

(1) 自由診療分
イ 一般経費分

$$\left[\begin{array}{c}\text{減価償却費控除後の} \\ \text{経費合計(損益計算書の⑥+⑦)} \\ 46,000,000円\end{array}\right] - \begin{array}{c}\text{自由診療分以外の} \\ \text{経費として明確に区分} \\ \text{できる経費の金額}\end{array} = \begin{array}{c}\text{自由診療分} \\ \text{(表面の⑧又は⑨)} \\ 18,000,000円\end{array} \times 21.43\% + \begin{array}{c}\text{左の⑦のうち自由} \\ \text{診療分に係る経費の} \\ \text{金額の合計額}\end{array} = \begin{array}{c}A \\ \underline{22,000,400円}\end{array}$$

ポイント①

（注）③の欄には、事業者のように明らかに収入に係る経費であるからに係る経費を明確に区分し得る経費の金額を記載します。

ロ 特典経費分
(イ) 専従者給与
    専従者給与の金額　□0円 × 自由診療割合（表面の⑥又は⑨） 21.43% = B □0円
(ロ) 一括評価による貸倒引当金繰入額
    12月31日現在の自由診療分の一括評価による貸倒引当金繰入額 □0円 × 55/1,000 = 自由診療分の貸倒引当金繰入額 C □0円
(ハ) 退職給与引当金勘定への繰入
    退職給与引当金勘定への繰入額 □0円 × 自由診療割合（表面の⑥又は⑨）21.43% = 自由診療分の退職給与引当金勘定への繰入額 D □0円

（注）個別評価による貸倒引当金繰入額のある方は、税務署（所轄税務署）にお尋ねください。

(2) 保険診療分
イ 一般経費分

$$\begin{array}{c}\text{減価償却費控除後の} \\ \text{経費合計(損益計算書の⑥+⑦)} \\ 46,000,000円\end{array} - \begin{array}{c}\text{自由診療分の経費の額} \\ \text{及び経費の合計額} \\ 22,000,400円\end{array} = \begin{array}{c}\text{社会保険診療分の経費の額} \\ \text{及び経費の合計額} \\ E \underline{23,999,600円}\end{array}$$

ロ 特典経費分
(イ) 専従者給与の金額　□0円 + 退職給与引当金繰入額 □0円 - 自由診療分の退職給与引当金繰入額 □0円 = D の金額 □0円

(3) 租税特別措置法第26条の規定による社会保険診療の経費の額
    右の速算表から社会保険診療報酬の金額に応じた乗率及び加算額を次の算式に当てはめて計算してください。

    社会保険診療報酬 50,000,000円 × 速算表の乗率 57 % + 速算表の加算額 4,900,000円 = G の金額 33,400,000円

(4) 社会保険診療分の経費と租税特別措置法第26条の適用による金額との差額
    租税特別措置法第26条の規定による社会保険診療分の経費の額 33,400,000円 - 社会保険診療分の経費の額（E+Fの金額）23,999,600円 = 差額 H 9,400,400円

（注）Hの金額と決算書の「損益計算書」の「所得金額」欄の下の余白に「措置法差額◯◯◯円」と記載し、その金額を控除して所得金額を計算します（この所得金額の計算で差額Hに相当する所得金額については記載例をお読みください）。
併せて、申告書B第5表二表の「◯特例適用条文等」欄に「措置法26条」と記入してください。
なお、青色申告特別控除の規定は、租税特別措置法第26条の適用を受けるところで計算しますので所得金額の計算で差額Hに対応するところを減算して下さい。

ポイント①
・外注技工料：自費分及び保険分
・インプラント用CT、ユニットの減価償却費
  （保険患者には使用しないこと。自費専用とする。）
・事業税

ポイント②
・外注技工料：自費分のみ
・インプラント用CT、ユニットの減価償却費
・事業税

【速算表】

社会保険診療報酬	乗率	加算額
2,500万円以下	72%	円
2,500万円超 3,000万円以下	70%	500,000 円
3,000万円超 4,000万円以下	62%	2,000,000 円
4,000万円超 5,000万円以下	57%	4,900,000 円

334

[図表4-25] 必要経費の内訳（比較例②）

(1) 自由診療分
  イ 一般経費分

  [46,000,000]円 ── [自由診療分と社会保険診療分とに明確に区分できる経費の総額] = [自由診療分 (表面の⑤又は⑥)] [0]円 × [21.43]% + [左のうち自由診療分に係る経費の合計額] [0]円 = [自由診療分の原価及び経費の合計額 A] [9,857,800]円

  (注) ③の欄には、事業税のようにいずれの収入に係る経費であるか明らかの区分ができない経費の総額を記載します。

  ロ 特典経費分
   (イ) 増従者給与
    専従者給与の金額（表面の⑧又は⑨） [0]円 × [55/1,000] = [自由診療分の専従者給与の金額 B] [0]円
   (ロ) 一括評価による貸倒引当金繰入額
    12月31日現在の自由診療に [0]円 × [21.43]% = [自由診療分の一括評価による貸倒引当金繰入額 C] [0]円
   (ハ) 退職給与引当金の繰入額
    個別評価による貸倒引当金繰入額、税務費（所得税相当）のある方は、税務署（所得税相当）にお尋ねください。 [0]円 × [自由診療分(表面の⑤又は⑥)] [21.43]% = [自由診療分の退職給与引当金繰入額 D] [0]円

・歯科は、比較例①と②のとおり、自費分と保険分を区分することを指導してください。
・指導しない場合は、賠償責任問題となることも考えてください。

(2) 保険診療分
  イ 一般経費分
   [経費及び貸倒引当金繰入額（表面の⑥+⑧）] [46,000,000]円 − [B の金額] [0]円 − [C の金額] [0]円 = [社会保険診療分の原価及び経費の合計額 E] [36,142,200]円

  ロ 特典経費分
   専従者給与の金額 [0]円 + [退職給与引当金繰入額] [0]円 − [一括評価による貸倒引当金繰入額] [0]円 = [自由診療分の一括評価による貸倒引当金繰入額 F] [0]円

  (注) 赤字の場合は0とする。

(3) 租税特別措置法第26条の規定による社会保険診療分の経費の額
  [社会保険診療報酬（表面の⑥）] [50,000,000]円 × 速算表の ⑥加算額 57 % + 速算表の⑥加算額 [4,900,000]円 = [租税特別措置法第26条に規定する金額 G] [33,400,000]円

(4) 社会保険診療分の経費と租税特別措置法第26条による金額との差額
  [33,400,000]円 − [36,142,200]円 = [差額 H] [△2,742,200]円

  併せて、Hの金額を次算書の「損益計算書」の「所得金額」欄の「○特別経費の加算金額」000円、欄に「措置法差額000円」と記載し、その金額を加算し正しい所得金額を計算して所得税を控除してご計算ください。
  この場合、青色申告特別控除の限度額は、租税特別措置法第26条の適用を受けた所得金額を限度として計算しますのでご注意ください（この計算に当たっては記載要領）をお読みください。

→Hはゼロとする

【速算表】
	社会保険診療報酬	⑥率	⑥加算額
	2,500万円以下	72%	円
	2,500万円 3,000万円以下	70%	500,000円
	3,000万円 4,000万円以下	62%	2,900,000円
	4,000万円 5,000万円以下	57%	4,900,000円

【図表4-26】 措置法第26条の収入の区分について

	所得税・措置法26条		課税	消費税 非課税	不課税	参考 社会保険収入	医療法人 その他の収入	事業税 その他の収入から除外
社会保険 診療報酬	健康保険法			○		○		
	国民健康保険法			○		○		
	介護保険法	訪問看護、訪問リハビリテーション、居宅療養管理指導 他 通所リハビリテーション、短期入所療養介護、介護保険施設サービス、 介護療養施設サービス 他		○		○(注1)		
報酬から除外	社会保険診療 報酬から除外	妊婦健康診査 乳幼児健康診査（精密） 乳幼児健康診査（6ヶ月、9ヶ月、1歳6ヶ月）			○ ○ ○		○(注2) ○(注2) ○(注2)	
		利子補給金			○		○	
自由診療 報酬		（事務取扱手数料） 訪問介護、通所介護、短期入所生活介護、居宅介護支援 他	○				○ ○	
	介護保険収入		○				○	
	労災保険収入			○			○	
	公害診療収入			○			○	
	自賠責診療収入		○				○	
	自由診療収入		○				○	
	差額室料		○				○	
	予防接種		○				○	
	診断書作成料・文書料（労災保険の支給量等は消費税非課税）		○				○	
	主因医療委員書作成料		○				○	
	その他の医療収入		○				○	
雑収入	貸与寝具、貸与テレビ、洗濯代等		○				○	
	医薬品の仕入れリベート		○				○	
	患者からの滅失金等		○				○	
	電話使用料、自動販売機等の手数料		○				○	
	治療器具等の販売収入	歯科における歯ブラシ 耳鼻咽喉科におけるマスク 眼科におけるコンタクトレンズ その他	○ ○ ○ ○				○ ○ ○ ○	
	地方自治体から委託される休日訪問診療等の嘱託料（事故分が軽少か経営する医院で診療する場合）		○				○	
	従業員給食収入		○					○(注3)

（5000万円以下）
（7000万円以下）

(注1) 利用者が負担した居住費、食費（食材料費と調理費）、滞在費はその他の収入です。また、利用者の負担軽減のため介護保険から支給される「特定入所者介護サービス費」
［特定入所者支援サービス費］もその他の収入です
(注2) 都道府県が行っては委託事業に係る事業税の減免措置あり
(注3) 都道府県によっては材料費相当額を超える部分はその他の収入に含める

− 356 −

[図表4-27] 租税特別措置法第26条（医師及び歯科医師用）

必要経費の内訳
(1) 自由診療分
イ 一般経費分

$$\begin{Bmatrix} \text{原価及び経費の総額（決算書の「経費に、明確に区分できる経費」の⑤＋⑦）} \\ 30,000 \end{Bmatrix} - \begin{Bmatrix} \text{自由診療分と社会保険診療分とに、明確に区分できる経費の総額} \\ 0 \end{Bmatrix} \times \begin{Bmatrix} \text{自由診療割合（表面⑥又は⑦）} \\ 20 \end{Bmatrix}\% = \begin{Bmatrix} ① & 10,000 \\ ② & 0 \\ ③ & 7,000 \\ ④ & 10,000 \end{Bmatrix}$$

ロ 特殊経費分

$$\begin{Bmatrix} \text{専従者給与の総額（決算書の「損益計算書」の⑧）} \\ 4,000 \end{Bmatrix} - \begin{Bmatrix} \text{自由診療分の原価及び経費の合計額（Aの金額）} \\ 0 \end{Bmatrix} = \text{B の金額}$$

(2) 保険診療分
イ 一般経費分

$$\begin{Bmatrix} \text{原価及び経費の総額（決算書の「損益計算書」の⑤＋⑦）} \\ 30,000 \end{Bmatrix} - \begin{Bmatrix} \text{自由診療分の原価及び経費の合計額（Aの金額）} \\ 4,000 \end{Bmatrix} = \begin{Bmatrix} ① & 15,500 \\ ② & 6,000 \\ ③ & 11,600 \\ ④ & 11,000 \end{Bmatrix}$$

ロ 特殊経費分

$$\begin{Bmatrix} \text{専従者給与の金額（決算書の「損益計算書」の⑧）} \\ 4,000 \end{Bmatrix} - \begin{Bmatrix} \text{自由診療分の給与の金額} \\ 800 \end{Bmatrix} = \begin{Bmatrix} ① \\ ② \\ ③ \\ ④ & 0 \end{Bmatrix}$$

(3) 租税特別措置法第26条の規定による社会保険診療分の経費の額
右の速算表から社会保険診療報酬の金額に応じた⑥準及び⑧の加算額を次の算式に当てはめて計算してください。

$$\begin{Bmatrix} \text{社会保険診療報酬（表面⑥＋④）} \\ 40,000 \end{Bmatrix} \times \begin{Bmatrix} \text{速算表⑥の率} \\ 62 \end{Bmatrix} \% + \begin{Bmatrix} \text{速算表⑥の加算額} \\ 2,900 \end{Bmatrix} = \begin{Bmatrix} G \\ 27,700 \end{Bmatrix}$$

(4) 社会保険診療分の経費と租税特別措置法第26条による金額との差額

$$\begin{Bmatrix} \text{社会保険診療分の原価及び特殊経費の金額（E＋Fの金額）} \end{Bmatrix} - \begin{Bmatrix} \text{租税特別措置法の規定による必要経費の金額（Gの金額）} \\ 27,700 \end{Bmatrix} = \begin{Bmatrix} ① \\ ② \\ ③ \\ ④ \end{Bmatrix}$$

（単位：千円）

自由診療割合
（表面⑥又は⑦）
①	15%
②	0%
③	100%
④	70%

左のうち自由診療に係る経費の金額
800
0

自由診療分の専従者給与の金額
E	
①	24,500
②	24,000
③	18,400
④	19,000

社会保険診療分の原価及び経費の合計額
F	
①	3,200
②	
③	
④	0

自由診療分の原価及び経費の合計
A	
①	5,500
②	6,000
③	11,600
④	11,000

【速算表】
社会保険診療報酬	⑥率	⑧加算額
2,500万円以下	72%	— 円
2,500万円超 3,000万円以下	70%	500,000円
3,000万円超 4,000万円以下	62%	2,900,000円
4,000万円超 5,000万円以下	57%	4,900,000円

	措置法		差額	
	⑥零	順位	⑥零	⑥有
(例)	3,200	①		0
	3,700	②		500
	9,300	③		6,100
	8,700	④		5,500

○印の収入金額が7,000万円超の場合は社会保険診療報酬の所得計算の特例措置は、適用対象外となります。個人は平成26年分以後の所得税より法人は平成25年4月1日以後開始事業年度よりこの特例が適用されなくなります。

ただし、医療法人は役員報酬の支払額が多額となることから一般的にはこの本件適用はもともとないものと考えられます（医療法人でこの本件適用がある場合は医療法人化のメリット、デメリットで再考すべき）。

よってFを零とする考えもあり。

∴ Fを零と算定する。

25 医療法人成り（源泉所得税の取扱い）

1 医療法人の成立

医療法46条より医療法人は，その主たる事務所の所在地において設立の登記をすることによって，設立します。

2 設立第1回事業年度の開始の日

法人の設立後最初の事業年度の開始の日は，法人の設立の日によります。この場合において，設立の日は，設立の登記により成立する法人にあっては設立の登記をした日，行政官庁の認可又は許可によって成立する法人にあってはその認可又は許可の日とします（法基通1－2－1）。

3 通達からみた源泉所得税の取扱い

医療法人成りした場合には，源泉所得税の取扱いに留意する必要があります。以下「保険医療機関の開設者が個人から医療法人に変更された場合における個人名義により支払を受けた社会保険診療報酬に係る源泉所得税等の取扱いについて（昭和53年3月14日・直法2－4・直所3－12・査調4－1）」をもとに検討します。

> 保険医療機関（健康保険法第43条ノ2（（保険医療機関及び保険薬局等））に規定する保険医療機関をいう。以下同じ。）の開設者が個人から医療法人に変更された場合における当該医療法人に係る保険医療機関の指定前の期間の診療に係る社会保険診療報酬については，当該個人が支払を受けるものとして所得税法第204条第1項（（源泉徴収義務））及び第205条第2号（（徴収税額））並びに租税特別措置法第26条（（社会保険診療報酬の源泉徴収税率の軽減））の規定により所得税の源泉徴収が行われることと

なるが，この場合の社会保険診療報酬の額及び源泉徴収をされた所得税の額に関する法人税及び所得税の取扱いを下記のとおり定めたから，今後処理するものからこれによることとされたい。

記

1　医療法人が益金の額に算入した社会保険診療報酬の額等の取扱い
　　医療法人が，その開設する病院等につき保険医療機関としての指定があるまでの間の診療により社会保険診療報酬支払基金から個人名義で支払を受けた金額を自らの収益として益金の額に算入している場合には，当該金額は，当該医療法人が当該個人に帰属した社会保険診療報酬の全部又は一部を当該病院等の医療施設の使用の対価等として支払を受けたものとして取扱う。
　　この場合，当該医療法人においては，その社会保険診療報酬について源泉徴収をされた所得税の額につき法人税法第68条（（所得税額の控除））又は第79条（（所得税額等の還付））の規定の適用はないことに留意する。

【図表4-28】　医療法人の会計処理

① 純額方式により益金算入
　　　　（借　方）　　　　　　　　　　（貸　方）
　　　普　通　預　金　　×××　　雑益（又は医業外収入）　　×××
② 総額方式により益金算入
　　　　（借　方）　　　　　　　　　　（貸　方）
　　　普　通　預　金　　×××　　雑益（又は医業外収入）　　×××以上
　　　未　収　金　　　　×××（源泉税相当分）

― 359 ―

2 個人の事業所得の金額の計算上総収入金額及び必要経費の額に算入すべき金額等

1により取扱う場合における個人の事業所得の金額の計算上総収入金額及び必要経費の額に算入すべき金額は，次の区分に応じ，それぞれ次によるものとし，その社会保険診療報酬について源泉徴収をされた所得税の額は，当該個人において所得税法第120条（（確定所得申告））等の規定による控除又は還付の対象とするものとする。

(1) 医療法人が，その社会保険診療報酬の額から源泉徴収をされた所得税の額を控除した金額を収益として益金の額に算入している場合には，その社会保険診療報酬の額を総収入金額に算入するとともに，その総収入金額に算入した金額から当該金額につき源泉徴収をされた所得税の額に相当する金額を控除した金額を必要経費の額に算入する。

【図表4-29】 医療法人が純額方式により益金算入している場合

（借　方）		（貸　方）	
賃　料	×××	社会保険料診療報酬（純額）	×××

(2) 医療法人が，その社会保険診療報酬の額の全額を収益として益金の額に算入するとともに源泉徴収をされた所得税の額に相当する金額を未収金として経理している場合には，その社会保険診療報酬の額を総収入金額に算入するとともに，同額を必要経費の額に算入する。

【図表4-30】 医療法人が総額方式により益金算入している場合

（借　方）		（貸　方）	
賃　料	×××	社会保険料診療報酬（総額）	×××

よって消費税については個人事業者は社会保険診療報酬となるため，非課税対象となります。なお，上記①及び②における社会保険診療報酬について源泉徴収された所得税の額は確定申告の源泉税控除の対象となります。また，租税特別措置法26条社会保険診療報酬の所得計算の特例の対象となるのでどちらかが納税者有利になるか注意しなければなりません。

　よって社会保険診療報酬とはならず消費税の課税対象となり，純額方式と総額方式では消費税の課税対象額が異なること注意を要します。

26 その他経費

1 通勤費

(1) 通勤手当

　通勤手当で非課税とされるのは，給与所得を有する者で通勤するものがその通勤に必要な交通機関の利用又は交通用具の使用のために支出する費用に充てるためのものとして通常の給与に加算して受ける通勤手当のうち，一般の通勤者につき通常必要であると認められる部分として一定のものです。よって，通常の給与に加算して，勤務に通常必要な部分は非課税とされます。よって派遣医等が受ける別途通勤費も合理性があれば非課税となります。

(2) 緊急業務等のためのタクシー代

　医療機関において，緊急業務又は突発事故などのためやむを得ず通常の交通機関のない時間に勤務する場合に支払ったタクシー利用料金は，医療機関の業務遂行上必要な支出であるので，非課税とされると考えます。この場合，緊急の業務等であることを明らかにする必要があるため，その内容を記入しておく措置が必要です。派遣医のタクシー利用料金については調査の対象となるのでこの点に注意を要します。

2 交際費三つのチェック

　交際費の支出は，一定額を超えると，その超えた分は課税されることになっていますが，これをいろいろな勘定科目に分散して課税を免れようとしているのではないかという視点から厳しくチェックされます。

【図表4-31】 交際費処理のチェック項目

チェック項目	YES	NO
1　未払・仮払交際費等は，全てが集計されている。		
2　他の費目で処理している費用の中に，交際費となるものが含まれていない。		
3　使途不明金や，役員賞与とすべきものはない。		

① 全てが集計されているか

　未払・仮払交際費も，交際費の限度計算にあたっては集計しなければなりません。

② 他の費目で処理している中に，交際費となるものが含まれていないか

　広告宣伝費，会議費，旅費交通費等のなかに，交際費とすべきものが見つけられることもありますから，区分を明確にしておいてください。

③ 使途不明金や，役員賞与とすべきものはないか

　理事長や事務長への渡切り交際費は必ずチェックされます。「使途不明」に係る税務の取扱いは，その名目がいかなるものであっても，その費用を損金としないと規定していますので注意してください。

　医療機関における交際費は，その使途を明確にしておかないと，原則として，院長，理事長の個人的支出とみなされやすいといえます。

④ 医局対策費

　医局から医療機関に勤務医師を派遣してもらっているような場合で，その医局に対しては，派遣医斡旋対価としての世話料として手数料をその大学医局に支払う場合があります。この場合，その手数料は，原則として，事業遂行上の経費として，交際費になると考えられます。しかし，派遣医斡旋対価との関係も含め，その医局又は教授等の自由選択による研究題目の研究のために必要な金額として支出される研究奨励金のようなもので，医局（又は教授）から，その資金使途明細及び研究結果を報告書として取りまとめて報告を受けた場合は，その医局等へ研究費として経費になると考えます。なお，この場合，医師の行

う臨床試験は、医業の分野と考え、医師法17条（非医師の医業禁止）により、医師以外はその業務を行うことが制限されており、源泉徴収の必要はないと考えます。

【図表4-32】 個人の医療機関と法人の医療機関との交際費の考え方の相違点

① 個人の医療機関
　　（収入金額－必要経費）×税率
　必要な経費とは、収入を得るために（直接）必要な経費に限ります。よって、交際費はどのような収入と結びついているか、又はどの収入と結びつこうとした支出であるかを証明する必要があります。
② 法人の医療機関
　　（益金－損金）×税率
　支出されたものは、全て損金性と経理されることになります。
（交際費等に該当する3要素）
① 「支出の相手方」が医療業務に直接関連を有している
② 「支出の目的」が親睦の度を密にして医療業務を円滑に行う目的であることを総合的に判断する
③ 「行為の形態」が接待、贈答その他これらに類する行為である

3　青色申告者の青色申告特別控除と費用の概念の違い

　青色申告書を提出する個人の医療機関で事業を営むものが、正規の簿記の原則の規定により取引を記録している場合には、最高65万円を控除します。
　青色申告者は、事業所得の金額が正確に計算できるように、その事業所得の事業に係る資産、負債に影響を及ぼす一切の取引を正規の簿記の原則に従い、整然と、かつ、明瞭に記録し、その記録に基づき、貸借対照表及び損益計算書を作成しなければならないとしています。
　ただし、正規の簿記の原則の概念については、明確になっていません。
　債務が確定している費用との関係においては、「売上原価その他当該収入金額を得るため直接に要した費用」はその年において債務の確定しているものに限ります。債務確定の判定は、次の要件の全てに該当するものです。

① 債務が成立している
② 事実が発生している
③ 金額を合理的に算定することができる

　すなわち，青色申告特別控除は，正規の簿記の原則に基づき取引を記録している場合に適用されるものであり，費用は債務が確定しているものに限られるとしていることから，それぞれ別の内容の規定となっています。

27 事業承継に係る経営権（財産権）の譲渡（営業権譲渡に類似する行為）

1 有形固定資産とそれ以外の資産を区分して譲渡

　有形固定資産とそれ以外（患者の引継ぎによる対価）の資産とを区分して譲渡された場合，医療（歯科医療を含む）施設の譲渡医師は有形固定資産については総合課税の譲渡所得の収入金額を構成し，事業用の未償却残高が取得費となります。次に，医業（歯科医業を含む。以下同じ）を承継する場合，患者引継ぎによる対価，すなわち，医師のようにその者の技術等を主とする事業で，その医師と患者間における一身専属的なものは，その医療機関を譲渡する医師の事業の廃止と共に消滅すると認められることから，営業権の対価とは考えられず，患者を紹介したことに対する経営権の対価として，雑所得を構成するものと考えられます。

　なお，譲受医師の支出金額は，前述のように営業権の取得とされないことを考えると，その支出した年分の事業所得の収入を得るために必要な経費を構成するものと考えられますが，仮に開業費として処理した場合には，任意償却（又は5年の均等償却の選択）によることになります。

2 事業全体を譲渡対価とした場合

　上記1のように有形固定資産とそれ以外の資産とを区別されずに，事業全体を譲渡対価とした場合，譲渡医師は，すなわち独立開業が可能な一身専属権の譲渡であり，上記1に準じて，その全額が雑所得を構成するものと考えられます。譲受医師も上記1に準じた処理とされます。

【図表4-33】 医療法人の事業承継に係る出資持分の取扱い

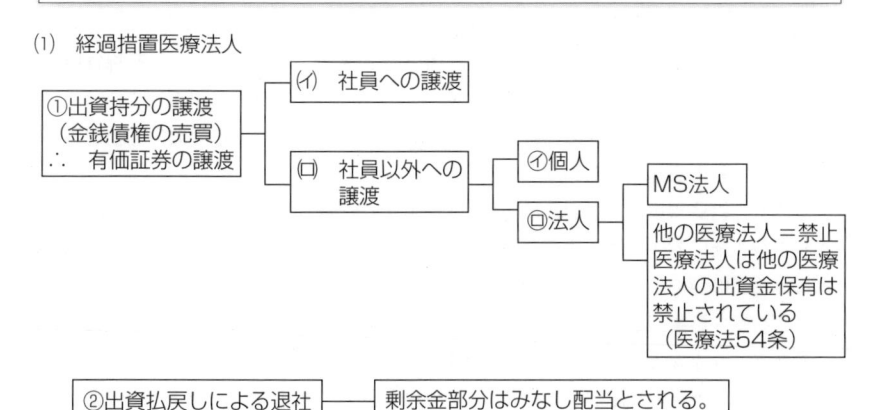

(1) 経過措置医療法人

```
①出資持分の譲渡 ─┬─ (イ) 社員への譲渡
 （金銭債権の売買）  │
 ∴ 有価証券の譲渡   └─ (ロ) 社員以外への ─┬─ ㋑個人
                        譲渡              │
                                          └─ ㋺法人 ─┬─ MS法人
                                                      │
                                                      └─ 他の医療法人＝禁止
                                                         医療法人は他の医療
                                                         法人の出資金保有は
                                                         禁止されている
                                                         （医療法54条）
```

②出資払戻しによる退社 ── 剰余金部分はみなし配当とされる。

(2) 新医療法人

原則として，売却は認められない。ただし，財産権として例外的に売却した場合は，経営権の売却として社員である個人の雑所得。
医療法人の譲渡価額をザックリとしたモノサシで考えるならば次の考え方が一つの目安。

① 営業利益（ＦＣＦ）×10倍
② （営業利益＋減価償却費）×6～8倍
③ 税引後当期利益×15倍
④ $\left(\dfrac{営業利益＋年間役員報酬－年間従業員見積退職金}{（かくれ債務）}\right)×3年$
⑤ 1ベット当り：1千万円　　　　　　　　　　　　　　　　出資持分なし
⑥ $\left(\dfrac{純資産（時価評価）－従業員退職金累計}{引当金除く}\right)×5年$
⑦ Ｄ・Ｃ・Ｆ⇒医療機関は参考としている位

【参考】 最近10年の租税判例の動向－基礎理論を中心として－
Ⅵ　租税回避（タックス・シェルター）
　わが国には，租税回避（アメリカでは，租税法の複雑な規定を組み合せて税負担の軽減・回避を図る仕組み（スキーム）をタックス・シェルターと呼ぶ）について，同族会社の行為・計算の否認を認める規定があり，またかなりの数の個別的否認規定ないし否認措置があるが，一般的否認規定はない。
　そこで，否認規定がない場合にも租税回避行為の否認が認められるかどうかは，租税法解釈論における最も重要な問題の1つであるが，否認を認める規定がない場合には否認は認められない，というのが現在の通説である。
Ⅶ　課税要件事実の認定
　法を適用する場合には，法の解釈とともに事実の認定が必要である。論理上の順序としては，事実の認定がまず行われ，次いで認定された事実に適用すべき規定を選択し，選択された規定の解釈が行われる。しかし実際には，裁判官は－おそらくは学者も実務家も－，これら3つの作業を併行的に行いながら結論に到達する場合が多いのではないかと思われる。
　他の法の分野におけると同様に，租税法においても，課税要件事実の認定に必要な事実関係や法律関係の「外観と実体」ないし「形式と実質」がくい違っている場合には外観や形式にしたがってではなく，実体や実質にしたがってそれらを認定しなければならない。すなわち，課税要件事実の認定については，実質主義が妥当する。ただし，このことは，真実に存在する事実関係ないし法律関係に即して要件事実が認定されるべきことを意味するに止まり，実際に存在する事実関係ないし法律関係から離れて事実認定を行うことを許容する趣旨ではない。
　課税要件事実の認定に関する裁判例は非常に多いが，ここでは，実務に影響するところの大きい2例のみをあげておくことにする。
　名古屋高判平成10年12月25日訟務月報46巻6号3041頁は，公正証書による贈与契約書が存在するとしても，それが贈与税の負担回避のために作成されたもので，その作成のときに書面による贈与がされたとは認められず，登記手続がされたときに贈与に基づく財産取得があったものと認定している。また，それに先立つ名古屋地判平成5年3月24日訟務月報40巻2号411頁は，被相続人所有の不動産を相続人に贈与する旨の公正証書が，租税回避のために作成されたものであり，真実は遺贈によって取得した財産に当たるので，この不動産は相続税の課税対象財産に含まれるとしている。
（出所）『最新租税基本判例80』金子宏編（日本税務研究センター），2002）

28 医療機関特有の消費税計算書等

1 医療の給付等

　医療機関にあっては，消費税の取扱いは次のとおりです。

　健康保険法等に基づく療養，医療等としての資産の譲渡等は，非課税になります（法別表1六，消令14）。

　非課税になる医療等は次のとおりです（消基通6-6-1，6-6-3）。

【図表4-34】 課税の判定

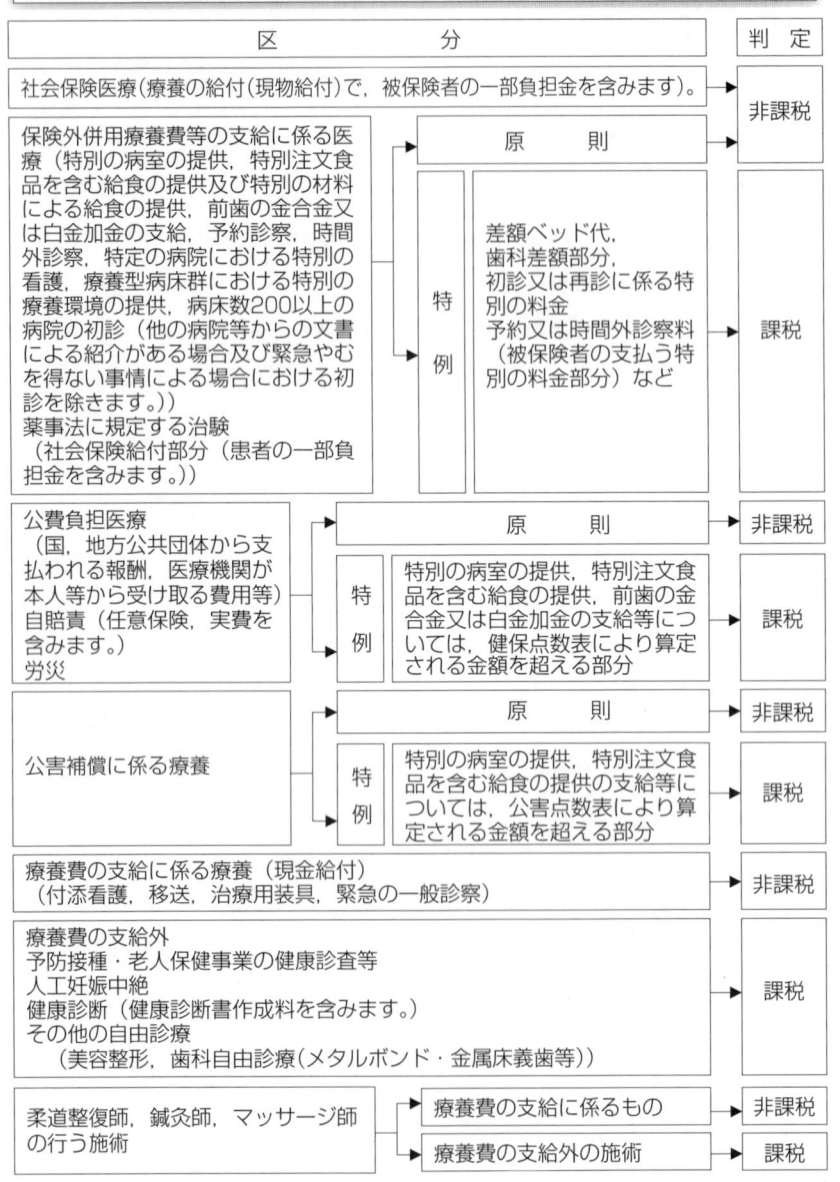

区　　　　分			判　定
社会保険医療（療養の給付（現物給付）で，被保険者の一部負担金を含みます）。			非課税
保険外併用療養費等の支給に係る医療（特別の病室の提供，特別注文食品を含む給食の提供及び特別の材料による給食の提供，前歯の金合金又は白金加金の支給，予約診察，時間外診察，特定の病院における特別の看護，療養型病床群における特別の療養環境の提供，病床数200以上の病院の初診（他の病院等からの文書による紹介がある場合及び緊急やむを得ない事情による場合における初診を除きます。）） 薬事法に規定する治験 （社会保険給付部分（患者の一部負担金を含みます。））	原　　則		非課税
	特例	差額ベッド代，歯科差額部分，初診又は再診に係る特別の料金 予約又は時間外診察料（被保険者の支払う特別の料金部分）など	課税
公費負担医療 （国，地方公共団体から支払われる報酬，医療機関が本人等から受け取る費用等） 自賠責（任意保険，実費を含みます。） 労災	原　　則		非課税
	特例	特別の病室の提供，特別注文食品を含む給食の提供，前歯の金合金又は白金加金の支給等については，健保点数表により算定される金額を超える部分	課税
公害補償に係る療養	原　　則		非課税
	特例	特別の病室の提供，特別注文食品を含む給食の提供の支給等については，公害点数表により算定される金額を超える部分	課税
療養費の支給に係る療養（現金給付） （付添看護，移送，治療用装具，緊急の一般診察）			非課税
療養費の支給外 予防接種・老人保健事業の健康診査等 人工妊娠中絶 健康診断（健康診断書作成料を含みます。） その他の自由診療 （美容整形，歯科自由診療（メタルボンド・金属床義歯等））			課税
柔道整復師，鍼灸師，マッサージ師の行う施術	療養費の支給に係るもの		非課税
	療養費の支給外の施術		課税

（出所：北林隆明『図解消費税』（平成23年版）大蔵財務協会，2013）

2 介護保険サービス（消基通6－7－1～8）

介護保険法の規定に基づき非課税になる介護保険サービスは次のとおりです。
① 居宅介護サービス費の支給に係る居宅サービス
② 施設介護サービス費の支給に係る施設サービス
③ 介護保険サービスに類するもの

ただし，介護保険の主治医意見書作成料は課税です。

3 各種健診単価と消費税の関係

消費税は，原則として医療は非課税，健康診査は課税です。区市町村が医師会等に委託して実施する健康診査のうち，精密健康診査は医療扱いとなり非課税です。また，健康診査は原則課税ですが，平成3年に消費税法が改正され，妊婦健診費用は，非課税扱いとなっています。そのため，委託料にかかる消費税の扱いについては，平成24年3月現在，下記のとおりとなっています。

(1) **非課税扱い（産婦人科，小児科には注意してください）**
　・　妊婦健診（一般・精密・超音波とも）
　・　乳幼児健康診査（精密）― 6カ月未満
　二つとも特に注意が必要です。

(2) **課　税　扱　い（同上）**
乳幼児健康診査⇒母子保健法に基づく検診料（6カ月児，9カ月児，1歳6カ月児）

4 助産に係る役務の提供

(1) **非　課　税**

国内において行われる資産の譲渡等のうち，医師，助産師その他医療に関する施設の開設者による助産に係る資産の譲渡等には，消費税を課さないことになっています（消法6①）。

(2) 助産に係る資産の譲渡等の範囲

「助産に係る資産の譲渡等」には，次のものが該当します（消基通6－8－1）。

 イ　妊娠しているか否かの検査
 ロ　妊娠していることが判明した時以降の検診，入院
 ハ　分娩の介助
 ニ　出産の日以後2カ月以内に行われる母体の回復検診
 ホ　新生児に係る検診及び入院

(3) 妊娠中及び出産後の入院の取扱い

妊娠中及び出産後の入院については，次のとおりとなります（消基通6－8－2）。

 ①　妊娠中の入院については，産婦人科医が必要と認めた入院（妊娠中毒症，切迫流産等）及び他の疾病（骨折等）による入院のうち産婦人科医が共同して管理する間の入院は，助産に係る資産の譲渡等に該当します。

 ②　出産後の入院のうち，産婦人科医が必要と認めた入院及び他の疾病による入院のうち産婦人科医が共同して管理する間については，出産の日から1カ月を限度として助産に係る資産の譲渡等に該当します。

 ③　新生児については，(2)の取扱いに準じます。

(4) 妊娠中及び出産後の入院に係る差額ベッド料等の取扱い

助産に係る資産の譲渡等については，非課税となりますので注意が必要です。

したがって，妊娠中の入院及び出産後の入院（(3)に掲げる入院に限るものとし，異常分娩に伴う入院を含む）における差額ベッド料及び特別給食費並びに大学病院等の初診料についても全額が非課税となります（消基通6－8－3）。

【図表4-35】 医療機関の課税売上の消費税の計算

課税期間	・・ ・・	事業所名		

課税標準,消費税額,課税売上割合

		摘　要		金　額（円）	消費税付表（二）
課税標準額	税抜売上高	税　抜　課　税　売　上	①		
		役員に対するみなし譲渡対価の額	②		
		自家消費に対するみなし譲渡対価の額	③		
			④		
		小　計（①+②+③+④）	⑤		
	税込売上高	税　込　課　税　売　上	⑥	0	
		役員に対するみなし譲渡対価の額	⑦		
		雑　収　入　等	⑧		
		固　定　資　産　売　却　高	⑨		
			⑩		
		小　計（⑥+⑦+⑧+⑨+⑩+⑪）	⑪	0	
		税抜売上高（⑪× $\frac{100}{105}$）	⑫	0	
		課税標準額（⑤+⑫）申告書「①」へ転記　（注1）	⑬	0	（簡）「1」
消費税額		税抜課税売上高に対する消費税	⑭		
		税込売上高に対する消費税　（⑬×4％）	⑮	0	
		消費税額計　（申告書「②」へ転記）	⑯	0	（簡）「2」
売上に係る対価の返還額		対価の返還額　（法38条・税込）	⑰		
		税込対価の返還額（⑰× $\frac{100}{105}$）	⑱		
		消費税額計（⑰× $\frac{4}{105}$）申告書「⑤」に転記	⑲		（簡）「5」
貸倒れに係る税額		貸　倒　損　失　（法39条・税込）	⑳		
		消費税額（⑳× $\frac{4}{105}$）申告書「⑥」に転記	㉑		（簡）「6」
		輸　出　免　税　売　上　高　等	㉒		
		課税売上高（⑤+⑫+㉓△⑱）　申告書⑮	㉓	1,000万円＜　　　　0	（簡）「15」
		非　課　税　売　上　高　（㉓が5億超は注2）	㉔	0	
		資　産　譲　渡　の　対　価　の　額　　（㉓+㉔）	㉕	0	
		課　税　売　上　割　合　$\frac{㉓}{㉕}$×100　（注2）	㉖	≦ ＜　95％	

(注1) 5,000万円未満の業者は付表（三）使用
(注2) 95％以上の場合は付表（二）使用
　　　95％未満の場合は付表（四）使用（H24.4.1開始課税期間から:5億超は95％ルール適用なし）
　　　ただし、（簡）選択の場合は不要
(注3) 免税事業者の判定（H25年1月1日以降開始事業年度又は年から）
　　　前期、前年の上半期が1,000万円超（収入金額は発生主義で判定）:例H24.1.1～H24.6.30
(注4) 新設法人：基準期間がない又は1年に満たない法人
　　　①資本金1,000万円以上（課税事業者）
　　　②基準期間（2年前）の年＝課税売上＿＿＿＿＿＿＿円× $\frac{12月}{月}$
　　　　　　　　　　　　　　　＝推計課税売上＿＿＿＿＿＿＿円（課税、免税）
(注5) 相続があった場合(個人事業者)
　　　免税事業者の判定（基準期間の売上）
　　　その年:被相続人の基準期間売上＿＿＿＿＿円、相続開始月～12/31:相続人売上＿＿＿＿＿円
　　　次の年、その次の年（該当に○を入れる):被相続人と相続人（不・事）の合算売上＿＿＿＿＿円
(注6) P292～293も参照

【図表4-36】 仕入税額控除の計算①

消費税付表 (二)

【課税分・非課税分・共通分】
控除対象仕入税額（課税売上割合95％以上）

課税期間　・・／・・
事業所名

		摘　要		金　額(円)
仕入高	税抜仕入高	税抜課税仕入高	①	
			②	
			③	
			④	
		小　計(①+②+③+④)	⑤	
	税込仕入高	税込課税仕入高	⑥	
		販売費・一般管理費(注)	⑦	
		固定資産取得高	⑧	
			⑨	
			⑩	
			⑪	
		小　計(⑥+⑦+⑧+⑨+⑩+⑪)	⑫	
消費税額		税抜課税仕入高に対する消費税	⑬	
		税込課税仕入高に対する税額($⑫ \times \frac{4}{\#\#}$)	⑭	⑫×100／10　0.0000　0.0000
		小計(⑬+⑭)	⑮	0
調整		加　算　金　額	⑯	
		減　算　金　額	⑰	
		控除対象仕入税額(⑮+⑯-⑰)申告書「8」へ転記	⑱	

(注1) 販売費・一般管理費については、含まれている売上に係る対価の返還額を控除する。
　　　　　　　　　　　　　　　　　　(法38条の一部及び法39条)
(注2) 付表四を使用する場合は不要

【図表4-37】 簡易課税選択する場合の判断

消費税付表（三）

簡易課税限界控除の明細書

課税期間	・・／・・	事業所名	

			摘　要		金　額（円）
簡易課税	業種区分	第5種	売　上　高	①	0
				②	
			税抜対価の返還額（付表（一）より）	③	△
			小　計（①＋②－③）	④	0
		第　種	売　上　高	⑤	
				⑥	
			税抜対価の返還額（付表（一）より）	⑦	△
			小　計（⑤＋⑥－⑦）	⑧	
		第　5　種事業　($\frac{④or⑧}{④+⑧}$)（注1）		⑨	100%≧75%
	調整	課　税　標　準　額　（付表一「⑭」）		⑩	0
		税抜対価の返還額　（付表一「⑱」）		⑪	
		差引基礎金額　　　　（⑩－⑪）		⑫	0
		消　費　税　額　｜⑫×4%（付表－⑰）｜		⑬	0
		控除対象仕入税額　｜⑫×注1×4%｜		⑭	0
		税　　　額（⑬－⑭）		⑮	零＜　0

（簡）「⑱」

（簡）適用の判定要素（略式）

$$\frac{人件費＋租税公課＋減価償却費＋支払利息＋税引前当期利益}{課税標準額（付表（一）⑭）} ≧ みなし仕入率$$

（注1）　第1種事業（卸売業）　　　　90％
　　　　第2種事業（小売業）　　　　80％
　　　　第3種事業（製造業等）　　　70％
　　　　第4種事業（加工業、飲食業）60％
　　　　第5種事業（サービス業）　　50％
　　　　［2業種以上の事業を行う場合：別葉使用］

（注2）（簡）適用事業者
　　　①第1種事業＝付表三⑫×0.4％
　　　②第2種事業＝付表三⑫×0.8％
　　　③第3種事業＝付表三⑫×1.2％
　　　④第4種事業＝付表三⑫×1.6％
　　　⑤第5種事業＝付表三⑫×2.0％

（注3）（④×注1×4％）＋（⑧×注1×4％）÷付表（一）⑯×付表（一）⑰
　　　　手入力

（注4）相続があった場合：（簡）被相続人が届出していた場合
　　　　相続人は相続発生年（申告時ではない）に（簡）届出だけは出しておく（原則）。

【図表4-38】 仕入税額控除の計算②

仕入税額控除の計算で、消費税付表(二)以外の場合に使用します。

控除対象仕入税額（課税売上割合95%未満） 課税期間　・・　事業所名

消費税付表（四）

摘　要				金　額(円)
係る課税仕入れに消費税		課 税 売 上 に 対 応 す る 分	①	
		非 課 税 売 上 に 対 応 す る 分	②	
		課 税 ・ 非 課 税 に 共 通 す る 分	③	
		小　計（① ＋ ② ＋ ③）	④	
		課 税 売 上 割 合 等（注）	⑤	
対価の返還がない場合	変換がない場合	個別対応方式による控除税額（①＋③×⑤）	⑥	
		一括比例配分方式による控除税額（④×⑤）	⑦	
対価の返還がある場合	返還対価の商税額控除税額	課 税 売 上 に 対 応 す る 対 価 の 返 還 分	⑧	
		非 課 税 売 上 に 対 応 す る 対 価 の 返 還 分	⑨	
		課 税 ・ 非 課 税 共 通 分 の 対 価 の 返 還 分	⑩	
		小　計（⑧ ＋ ⑨ ＋ ⑩）	⑪	
		個別対応方式による控除税額（①－⑧＋（③－⑩）×⑤）	⑫	
		一括比例配分方式による控除税額（（④－⑪）×⑤）	⑬	
加算金額		課税売上割合が著しく増加した場合の控除不足税額	⑭	
		そ の 他 の 加 算 税 額	⑮	
		小　計（⑭ ＋ ⑮）	⑯	
減算金額		課税売上割合が著しく減少した場合の控除不足税額	⑰	
		そ の 他 の 減 算 税 額	⑱	
		小　計（⑰ ＋ ⑱）	⑲	
控除仕入税額（申告書「8」へ転記）（（⑥⑦⑫又は⑬）＋⑯－⑲）			⑳	

（簡）「1」
（簡）「2」
（簡）「5」

ただし、⑭、⑮、⑯、⑰、⑱、⑲は、一般的には記載不要
(注1) 課税売上割合は付表(一) ㉖より
※次ページの消費税残高試算表添付
(注2) 課税売上5億円超 ＞いずれかの場合は不要
　　　簡易課税売上
(注3) 課税仕入れ等の税額控除は、個別対応方式または一括比例配分方式により仕入控除額を計算しますが、医療機関にあっては保険収入すなわち非課税売上高と課税売上高の区分が難しいことから一般的には一括比例配分方式となります。

— 376 —

消費税残高試算表（非課税，課税，不課税の区分）

医療法人名 _____　事業年度　自　・　・　　至　・　・

残高試算表 勘定科目		A.決算額より	Aのうち 非課税（又は免税）	旧税率(%) 4%	新税率(%) %	備考 不課税
売上・収入高	保険窓口収入				0	
	保険請求収入				0	
	その他の医業収入				0	
	自由診療収入				0	
					0	
					0	
	保険調整増減		0		0	
	計	(0)	(0)	(0)	(0)	(0)
売上原価	期首棚卸高					0
	当期仕入高				0	
	△仕入値引・割戻し				0	
	薬品費		0		0	
	診療材料		0		0	
	給食材料				0	
	外注技工費		0		0	
	検査委託費				0	
	業務委託費				0	
					0	
	期末棚卸高					△ 0
	差引原価	(△ 0)	(△ 0)	(△ 0)	(△ 0)	(△ 0)
	理事報酬			（通勤費）→	0	0
	給与手当			（通勤費）→	0	0
	賞与					0
	雑給					0
	退職給与					0
	法定福利費					0
	減価償却費					0
	繰延資産償却					0
	研究研修費			0	0	0
	新聞図書費				0	0
	少額減価償却資産				0	
	福利厚生費				0	（宿泊費）
	旅費交通費				0	
	車輌費				0	
	通信費			←（切手類）	0	
	消耗品費				0	
	事務用品費				0	
	支払手数料			←（クレジット手数料）	0	
	水道光熱費				0	
	修繕費				0	非
	地代家賃				0	非
	広告宣伝費				0	
	保険料				0	非
	交際費				0	非（ゴルフ場利用税・商品券）

第4章　個別事業の具体的検討

項目					
租税公課					0
諸会費				0	非
リース料				0	
衛生費				0	
会議費				0	
退職金掛金					0
事務費				0	0
運賃				0	
退職共済				0	
寄付金					0
賞与引当金繰入					0
貸倒引当金繰入					0
その他の経費				0	
支払報酬				0	
管理費				0	
一括償却資産				0	
				0	
雑費				0	
販売費及び一般管理費	(△　　0)	(△　　0)	(△　　0)	(△　　0)	(△　　0)
					非
受取配当					0
受取利息				0	
営業外収入				0	
賞与引当金戻入					0
貸倒引当金戻入					0
雑収入				0	
(営業外収益)	(　　0)	(　　0)	(　　0)	(　　0)	(　　0)
支払利息					0
雑損失				0	
				0	
(営業外費用)	(△　　0)	(△　　0)	(△　　0)	(△　　0)	(△　　0)
有価証券売却益					0
固定資産売却益					0
その他特別利益				0	
(期間外収益)	(　　0)	(　　0)	(　　0)	(　　0)	(　　0)
固定資産売却損					0
固定資産除却損					0
				0	
(期間外費用)	(△　　0)	(△　　0)	(△　　0)	(△　　0)	(△　　0)
法人税等					0
【当期損益】	【　　0】	【　　0】	【　　0】	【　　0】	【　　0】
△固定資産取得高		△　　0	△　　0	△　　0	0
＋固定資産売却高				0	
				0	
＋みなし譲渡				0	
				0	
				0	
				0	
差引金額	0	0	0	0	0
税抜き		100/100	100/105	100/	①+② 合計
課税売上高(税抜き)			0	0	0
課税標準額		0	①　　0	②　　0	0
税込消費税額		0	4/104	/	

— 378 —

[図表4-39] 事業者免税点制度特定期間（6カ月）の適用時期・仕入税額控除制度の見直し（この表にあてはめてください）

〈個人事業者〉

・事業者免税点制度
　（平成23年度）免税事業者
　（平成24年度）免税事業者
　25.1.1～6.30の給与支払総額又は課税売上高が1,000万円超
　（平成25年分）免税事業者
　（平成26年分）課税事業者

・仕入税額控除制度
　（平成23年度）95%ルール適用
　（平成24年分）95%ルール適用
　（平成25年分）95%ルール適用
　（平成26年分）国税売上高5億円超の事業者は95%ルールの適用不可

〈3月決算法人〉

・事業者免税点制度
　（平成24年度）免税事業者
　25.4.1～9.30の給与支払総額又は課税売上高が1,000万円超
　（平成25年度）免税事業者
　（平成26年度）課税事業者

・仕入税額控除制度
　（平成24年度）95%ルール適用
　（平成25年度）国税売上高5億円超の事業者は95%ルールの適用不可
　（平成26年度）国税売上高5億円超の事業者は95%ルールの適用不可

病院の場合注意

〈9月決算法人〉

・事業者免税点制度
　（平成23年度）免税事業者
　（平成24年度）免税事業者
　25.10.1～6カ月間の給与支払総額又は課税売上高が1,000万円超
　（平成25年度）免税事業者
　（平成26年度）課税事業者

・仕入税額控除制度
　（平成23年度）95%ルール適用
　（平成24年度）95%ルール適用
　（平成25年度）国税売上高5億円超の事業者は95%ルールの適用不可
　（平成26年度）国税売上高5億円超の事業者は95%ルールの適用不可

H23 7/1　10/1　H24 7/1　4/1　10/1　H25 7/1　4/1　10/1　H26 7/1　3/31

※次ページとつながります

【図表4-40】 消費税の特定期間の課税売上高の判定

医療法人社団　**会　　　　個人事業者　_____
平成　年　月～平成　年　月(6カ月)

	残高		
役員報酬			
給与・賞与・雑給			
専従者給与			
計	0	≦	10,000,000円

◎上記が1,000万円超の場合下記の判定へ（医療法人の場合は一般的に下記を使用することになります。）

	勘定科目	残高	うち課税分	摘要
発生主義	保険窓口収入			
	保険請求収入			
	保険等調整増減			
現金主義	労災保険収入			
	自由診療収入		0	前年医師会分1,000,000含む
	自賠責収入			
	その他医療収入			前期分　400,000含む
	医業収益	0	0	
雑収入	保険料		0	
	現金主義　従業員給食代		0	
	社宅家賃		0	
	ナースシューズ			前期分
	計	0	0	
固定資産売却高				ただし売却金額をいれる
	計		0	
① 合計			0	

（前期勘定科目内訳書）：前期洗替分

		残高	うち課税分	摘要
自由医業未収金	自賠責収入			
	労災保険収入			
	自由診療収入		0	医師会分
	その他医業収入			
	計	0	0	
未収金	ナースシューズ		0	
	計		0	
② 合計			0	

（当月末未収金）：当月洗替分

		残高	うち課税分	摘要
自由医業未収金	自賠責収入			
	労災保険収入			
	自由診療収入			
	その他医業収入			
	③ 合計		0	

課税売上高　①－②＋③	0	≦	10,000,000円

注　｛◎収入のみ6カ月決算を行う。
　　◎上記が1,000万円超の場合は翌期(平成　年　月～平成　年　月)から課税事業者
　　◎その他医業収入とは、予防接種、健康診断、各種検診、(妊産婦検診は非課税)文書料など

【図表4-41】 医療法人の消費税・事業税の収入の区分

医療法人の消費税と事業税の課税される収入が異なります。

医療法人は予定納税の制度はありません。

| 勘定科目 | 内訳 | 業種 | 金額 | 消費税 || 事業税 |||| 事業税 |
				消費税課税(税込)	税抜金額	社保診療A	その他収入B	(委託事業D)	
保険窓口収入				0	0	0			非課税
保険請求収入				0	0	0			非課税
保険等調整増減				0	0	0			非課税
その他事業収入	胃がん、肺がん検診	⑤		0	0		0		委託事業の減免
	8カ月、1歳、1歳6カ月児健診	⑤		0	0		0		委託事業の減免
	確定診断(消費税非課税)			0	0		0		その他診療等収入
	その他	⑤		0	0		0		
	小計			0	0	0	0		
自由診療収入		⑤		0	0		0		
介護保険収入	(居宅療養管理指導)			0	0				非課税
公害診療収入				0	0			0	公害保険診療収入
	計		0	0	0				
受取配当金				0	0				受配の不算入
受取利息				0	0				
雑収入	自動販売機	⑤		0	0		0		雑収入
	賃倉庫収入	⑤		0	0		0		
	患者よりお礼			0	0		0		
	還付所得税、住民税			0	0		0		
	治験			0	0		0		
	レセコン購入事業助成金	⑤		0	0		0		
	小計			0	0	0	0		
固定資産売却益車両売却金額		④		0	0				取得価額以下の売却
総計				0	0				

∴ 事業税の計算は各地方自治体の条例によりますのでご注意して下さい。

第4章 個別事業の具体的検討

【図表4-42】 医療法人等に係る事業税の所得金額の計算書

「計算の基礎とする収入金額の計算」の記載上の留意点（取扱一覧表）です。
記載されていない収入科目の収入金額については，この一覧表に準じて計上してください。
（A）又は（B）欄の〇印の項目を計上してください。
（C）欄に該当するものは，計上不要です。なお，（D）欄は，別計算を行います。

収入科目	社会保険分の医療収入 (A)	その他の収入に含む (B)	その他の収入に含まない (C)	別　計　算 (D)
社会保険分の医療収入	〇			
介護保険収入	〇（注1）	〇（注2）		
介護保険法に規定する介護扶助に係る収入	〇（注1）	〇（注2）		
窓口現金収入	〇（社会保険分）	〇（社会保険分以外）		
家族療養費	〇（注3）			
公費負担分	〇（社会保険分）	〇（社会保険分以外）		
保険等査定増減	〇（社会保険分）	〇（社会保険分以外）		
労働者災害補償保険法の医療収入		〇		
自動車損害賠償責任保険の医療収入		〇		
公害診療収入	〇（非公害医療機関分）	〇（公害医療機関分）		
自費診療収入		〇		
入院料，ベット代差額収入		〇		
健康診断・受託医療収入		〇		
医療相談収入		〇		
事務取扱手数料		〇		
付添人食事代収入		〇		
健康診断等証明収入		〇		
生産品等販売収入		〇		
受託技工，検査料等収入		〇		
嘱託収入		〇		

受取利息配当金		○		
電話，電気，ガス，テレビ，寝具等使用料収入		○		
不用品売却収入		○		
従業員給食収益			○	
院内保育の保育料収入			○ （従業員使用分）	
社宅・寮収入		○ （役員への貸与分）	○ （従業員使用分）	
企業年金払戻金			○	
債務免除益			○	
仕入値引			○	
現金過不足			○	
自動販売機収入		○		
ハブラシ・おむつ等販売収入		○		
印紙等販売収入		○	○ （販売差益の生じないもの）	
販売手数料		○		
各種補助金・委託料		○（注4）	○（注5）	
予防接種補助金・委託料		○		
救急医療協力金		○		
救急診療委託料		○		
休日準夜診療委託料		○		
各種（旅行・忘年会）協賛金		○		
各種祝金・協力金等		○		
保険解約・満期返戻金		○ （運用益部分）	○	
保険等の配当金		○		
生命保険金・損害保険金		○	○（注6） （支払相当額と相殺されたもの又は圧縮損等により収益反映しないもの）	
有価証券売却益				○ （事業と認められるもの）

償却資産売却益	○ （取得価額を超える部分）	○	
看護学院収入	○ （区分経理のできないもの）		○
施設等利用料	○		
土地譲渡益等			○
贈与・寄付金・受贈益等	○ （軽微なもの）		
その他の事業に係る所得	○ （軽微なもの）		
各種引当金及び準備金の繰戻額		○	
租税の還付金		○	
還付加算金	○		

(注1) 介護保険収入及び生活保護法に規定する介護扶助に係る収入のうち，社会保険分の医療収入は地方税法72条の23第2項及び4号により限定されています。
　　　【①訪問看護②訪問リハビリテーション③居宅療養管理指導④通所リハビリテーション⑤短期入所療養介護⑥介護予防訪問看護⑦介護予防訪問リハビリテーション⑧介護予防居宅療養管理指導⑨介護予防通所リハビリテーション⑩介護予防短期入所療養介護⑪介護保険施設サービス⑫指定介護療養施設サービス】に係る収入に限ります。
(注2) その他の収入に含むもの
　　　【訪問介護，主治医意見書作成料】等，（注1）に掲げるサービス以外の収入。
　　　（注1）・（注2）の区分については，【図表4-43】の「介護保険法の規定に基づくサービスの種類による計上区分」を参照してください。
(注3) 保険外併用療養費，入院時食事療養費，訪問看護療養費，家族訪問看護療養費も同様の扱いです。
(注4) 医療保険業に対する業務の対価として支払われる委託料，協力金，手当などの内容であるものは，その他の収入に含めてください。
(注5) （注4）以外の補助金，例えば，国・地方公共団体及びこれらに準ずる公的機関から収入した，施設設備に対する助成金，雇用に対する補助金，借入れに対する助成金，臨床研修費等補助金等が該当します。
(注6) 「支払相当額と相殺されたもの」とは，例えば損害保険又は生命保険の保険金のうち事故当事者等又は当該親族等へ支払った額をいい，「圧縮損等により収益反映しないもの」とは，法人税法等の規定により損金算入が認められる収入金額をいいます。
　　　損害保険及び物的な損害の賠償金が，補修費用等実費相当額を超える金額，休業補償・所得補償等の保険金は，その他の収入に含まれます。

【図表4-43】 介護保険法の規定に基づくサービスの種類による計上区分

サービスの種類			「介護給付費等支払決定額内訳書」の印字	計上区分	
				社会保険分の医療収入	その他の収入
指定居宅サービス	訪問通所	訪問介護 介護予防訪問介護 （ホームヘルプ）	訪問介護 予防訪問介護		○
		訪問入浴介護 介護予防訪問入浴介護	訪問入浴介護 予防訪問入浴介護		○
		訪問看護 介護予防訪問看護	訪問看護 予防訪問看護	○	
		訪問リハビリテーション 介護予防訪問リハビリテーション	訪問リハビリ 予防訪問リハビリ	○	
		通所介護 介護予防通所介護 （デイサービス）	通所介護 予防通所介護		○
		通所リハビリテーション 介護予防通所リハビリテーション （デイケア）	通所リハビリ 予防通所リハビリ	○注	○注
		福祉用具貸与 介護予防福祉用具貸与	福祉用具貸与 予防福祉用具貸与		○
	短期入所（ショートステイ）	短期入所生活介護 介護予防短期入所生活介護	短期入所生活介護 予防短期入所生活介護		○
		短期入所療養介護 介護予防短期入所療養介護 （介護老人保健施設）	短期入所老健施設 予防短期入所老健施設	○注	○注
		短期入所療養介護 介護予防短期入所療養介護（介護療養型医療施設等）	短期入所医療施設 予防短期入所医療施設	○注	○注
	居宅療養管理指導 介護予防居宅療養管理指導		居宅療養管理指導 予防居宅療養管理指導	○	
	特定施設入居者生活介護 介護予防特定施設入居者生活介護		特定施設生活介護 予防特定施設生活介護		○

指定居宅介護支援	居宅介護支援	居宅介護支援		○
指定施設サービス等	介護福祉施設サービス （特別養護老人ホーム）	介護福祉施設		○
	介護保険施設サービス （老人保健施設）	介護保険施設	○注	○注
	介護療養施設サービス （療養病床等）	介護医療施設	○注	○注
地域密着型サービス	グループホーム 小規模多機能型居宅介護　他	種々		○

（注）　平成17年10月より全額自己負担となった居住費・食費（食材料費と調理費）・滞在費は「その他の収入」です。また，利用者の負担軽減のために介護保険から支給される「特定入所者介護サービス費」・「特定入所者支援サービス費」も「その他の収入」です。

【図表4-44】　その他の収入に含まない収入金額

受取配当等	受取配当等のうち，法人税法23条（受取配当等の益金不算入）の規定により益金に算入されない金額
経費の戻入等	①　各種引当金及び準備金の益金算入額等経費の戻入に相当する収入 ②　一度経費として支出した後，当該経費が過大であるため払い戻されたことによる収入 　（例1）　租税の還付金（還付加算金はその他の収入に含めます） 　（例2）　償却資産の売却益（ただし，取得価額を超えた部分は，その他の収入に含めます） ③　従業員の福利厚生としての経費にあてるために従業員から徴収している収入 　（例1）　従業員の社宅・寮等の使用料収入及び食事代収入 　（例2）　従業員のための設けた保育施設の利用料金
消費税 （地方消費税を含む）	計上した収入金額に消費税が含まれる場合は，その消費税額（ただし，課税事業者に限ります）。この場合，消費税申告書の写しを添付してください。
益金に計上した 消費税の額（注）	還付された消費税額はその他の収入に含みません。 （注）　税抜き経理方式で，仮受消費税から仮払消費税を差し引いた金額より簡易課税制度を適用した場合の消費税の額が少ない場合には，その差額は益金に算入されますが，この場合の益金に算入した金額は，その他の収入に含めます。
その他	「その他の収入金額に含めるもの」及び「その他の収入金額に含めないもの」については，【図表4-42】「医療法人等に係る事業税の所得金額の計算書」を参照してください。 　　補　助　金　等…（注4）（注5）を参照 　　保　　険　　金…（注6）を参照

29 医療機関の特定事業用宅地等の特例適用について

1 特定事業用宅地等（400㎡まで80％減額）（措法69の4③一）

【図表4-45】 特定事業用宅地等の場合

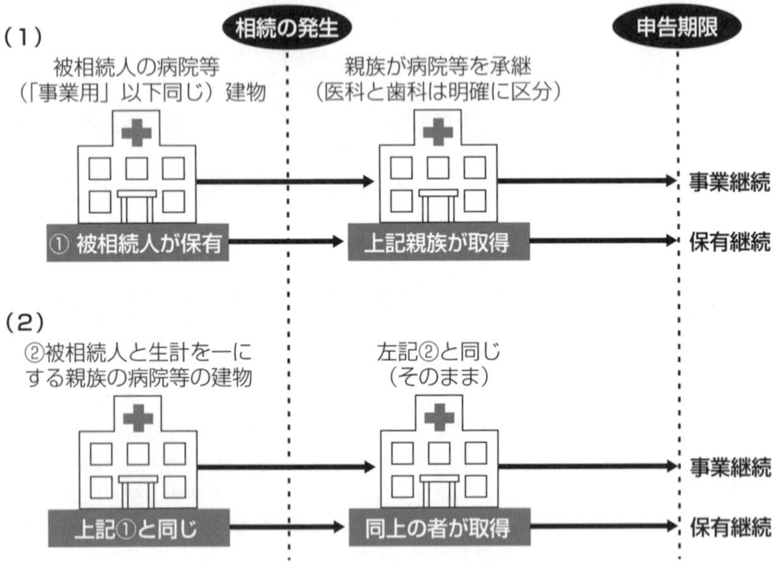

(1) 被相続人の病院等（「事業用」以下同じ）建物 → 親族が病院等を承継（医科と歯科は明確に区分）
① 被相続人が保有 → 上記親族が取得
相続の発生 → 申告期限：事業継続、保有継続

(2) ②被相続人と生計を一にする親族の病院等の建物 → 左記②と同じ（そのまま）
上記①と同じ → 同上の者が取得
事業継続、保有継続

　相続人等が取得した宅地等についての条文において「限度面積まで」の部分が改正により削除されました。したがって，上記図の(1)，(2)の宅地等を数人で共同相続があった場合には，その宅地等を共同相続した者ごと（取得者課税に類似する）に適用要件の判定を行うことになります。この結果，遺留分の関係で被相続人の特定事業用宅地等を共同相続しなければならないケースの場合，特例適用のない他の共同相続人から分割の要求がなされることにより，例えば他の共同相続人が第三者に当該特定事業用宅地等を売却した場合など，事業の継続が困難となるケースも考えられます。

2 特定同族会社事業用宅地等（措法69の4③三）

【図表4-46】 特定同族会社事業用宅地等の場合

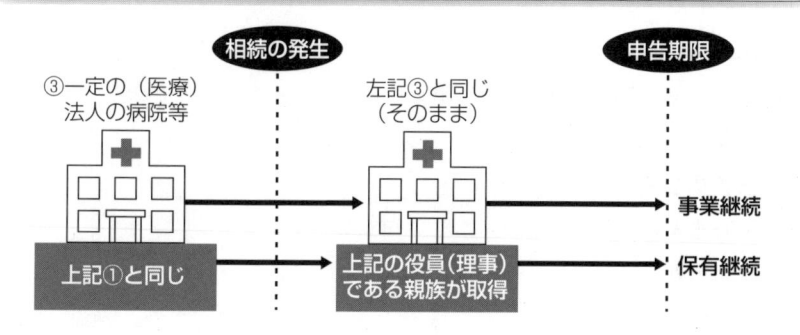

相続の発生　　　　　申告期限

③一定の（医療）　　左記③と同じ
法人の病院等　　　（そのまま）

上記①と同じ　→　上記の役員（理事）　→　事業継続
　　　　　　　　である親族が取得　　　保有継続

　上記の場合，一定の法人とは議決権の制限のある出資としての法人は含まれないとされています（措令40の2⑩）。このため医療法人において考察すると相続開始直前において，被相続人及びその関係者の有する出資の50％を超える医療法人であっても，当該出資は議決権が全くないため，議決権に制限のある出資と考えられます。ここに，当該有する出資はゼロと判断され，当該適用はないものと考えられますが，この場合，医療法人にあっては，出資を社員と読み替えることにより，被相続人及びその関係者が当該医療法人の社員として50％を超え，かつ，当該事業用宅地等を取得した親族が当該医療法人の役員である場合には，本件適用があることになります。

3　医療法人の特定事業用宅地の問題点

　特定同族会社事業用宅地等とは，次の要件に該当する法人の事業の用に供されていた宅地等とされます。

(1)　法人の事業の用

　法人とは，すなわち同族会社に限定されません。よって医療法人も含まれることとなります。

(2)　法人の要件

①　医療法人の場合

　相続開始直前において，被相続人等の有する出資の50％を超える法人であることが要件です。

②　判定について

　特定同族会社事業用宅地の判定にあたっては，出資金額には，議決権に制限のある出資は含まれません。問題点として，医療法人の出資者には議決権はありませんが，当初から法令で切り離された（もともと）議決権のない出資金を「議決権に制限のある出資」と読むのかどうか疑問があるところです。

　課税の公平・公正から考えると，当該判定にあたって医療法人を適用除外する必要もないものと考えられます。すなわち，医療法人の出資は「議決権の制限のある出資である法人」を「社員」と読み替えることにより，本件の適用はあるものと考えられます。よって，この判定については，やや不備な点を含むものと考えます。

　　①　租税特別措置法施行令40条の2第10項において同法69条の4第3項3号の適用対象に含まれない株式等は，会社法に基づく議決権のない株式（つまり，支配権のない株式）を想定しており，それを出資に準用する形となっています。しかし，営利企業である株式会社の規定を，成立の異なる医療法人にそのまま適用するのは無理があると思われます。

② ①の前提に立てば，議決権に制限のない株式の具体例として，会社法の条文を引用して示されている措法69条の４第３項３号のうち，医療法人に関係する文章（考え方）はないと考えられます。
③ 小規模宅地等についての課税価格の計算特例は，中小事業者の事業承継を円滑に行うという趣旨であり，医療法人を除外する理由は見当たりません。

以上のような趣旨解釈から，医療法人理事長の所有地に医療法人所有の診療所が建っている場合，その土地は「特定同族会社事業用宅地等」に該当するものと考えられます。

次に，出資持分の定めのない医療法人が事業を行っている医療法人理事長の所有地については，もともと「出資持分」がありませんから，本件適用はありませんが，被相続人である医療法人理事長が医療法人に対して病院等の敷地を賃貸している場合（特別代理人の選任が必要）には，要件を満たせば貸付事業用宅地等（200㎡まで△50％評価減）の対象にはなると考えられます。

30 記録の保存

1 青色申告者の帳簿書類保存期間について

(1) 記帳について

　青色申告者（法人や個人の方）は，原則として，複式簿記の原則（そのつど毎日記帳すること）により帳簿に記帳を行なわなければなりません。が，現金出納帳は簡易帳簿で記帳しても構いません。

【図表4-47】 保存期間①

	保存期間
帳　　簿	7年
決算関係書類	7年
現金，預金，取引等関係書類	7年
その他の書類	5年

(2) 帳簿書類の電子データ保存

　この制度を受けるためには，一定の要件が必要であり，かつ，あらかじめ税務署長の承認を受けた場合に限り，磁気テープや光ディスク（CD-R）などに記録した電子データのままで保存できる制度があります。

2 診療録の保存等

　診療録は，患者に対し医療行為を行ったときに，その内容を記載したものです。

（診療録の記載）

医師法24条1項

　医師は，診療をしたときは，遅滞なく診療に関する事項を診療録に記載しなければならない。

療養担当規則8条，22条

　保険医療機関は，遅滞なく保険診療録に当該診療（療養の給付の担当）に関し必要な事項を記載し，これを他の診療録（自費カルテ）と区別して整備しなければならない。

（診療録の保存）

医師法22条2項

　診療録で診療に関するものは，管理者において，5年間これを保存しなければならない。

療養担当規則9条

　保険医療機関は，療養の給付の担当（保険者に対する請求＝現物給付）に関する帳簿及び書類その他の記録は3年間保存。ただし，患者の診療録にあっては，5年間保存しなければならない。

【図表4-48】 保存期間②

		保存期間
保険者に対し請求する帳簿，書類，記録	X線フィルム，etc.	3年
診療録	カルテ，病歴，診療録，医療記録	5年

　注意事項：前月号の税情報シリーズ②帳簿書類の保存期間と，保険医療機関の帳簿及び書類その他の記録の保存期間が異なりますので，保存期間につきましては，十分注意してください。

31 同族会社行為計算の否認と医療機関

1 同族会社の定義

　法人税法2条10号で同族会社とは会社の株主等（その会社が自己の株式又は出資を有する場合のその会社を除く）の3人以下並びにこれらと特殊の関係のある個人及び法人がその会社の発行済株式の総数又は出資金額（その会社が有する自己の株式又は出資を除く）の100分の50を超える数の株式又は出資の金額を有する場合におけるその会社をいいます。

　ここでは主語が「会社の」ということであり，医療法人は会社とは切り離されることから，この同族会社には該当しないこととなります。

2 同族会社の行為計算の否認の主旨

(1) 法人税法

　法人税法132条は，同族会社である法人が法人の益金の減少又は損金の増加により法人税を不当に減少させる行為すなわち経済的不合理な行為に着目しています。

(2) 所得税法

　所得税法157条は，株主等と同族会社（法人税法2条10号で規定する同族会社）との間の取引で，株主等に帰属すべき収益を同族会社に帰属させる（例えばパチンコ平和事件における子会社への高額無利息貸付）行為，すなわち，独立当事者間取引に着目しています。

3 同族会社の行為計算の否認規定

　所得税法157条の要件としては，同族会社の行為計算の否認規定は，創設規定であるとして，明確にされました。すなわち，次の3要件を充足するときとなります。

① 同族会社の行為又は計算であること
② その行為を容認した場合に，所得税の負担を減少させる結果となること
③ その所得税の減少は，不当と評価されるものであること

このように明確になることにより，本件所得税法157条は医療法人には適用されないことが明確になりました。

法人税法132条は，経済的不合理性に着目していることから，所得税法157条の創設規定と同義語として断定するには，やや問題が生じるかも知れませんが，同族会社という，税法上の用語解釈が所得税法と法人税法で異なることも不自然と考えますと，「同族会社の行為計算の否認」規定は過去の論争から離れ，創設規定すなわち同族会社のみに適用されると解釈すべきでしょう。

ただし，寄附金課税の適用は会社と同じ考え方によります。

4　同族会社とは営利を目的とした同族会社

百歩譲って確認規定としても，非同族会社であり，あくまでも営利を目的とする会社をいい，会社以外の公益法人等は除かれるものと考えられます。

【図表4-49】　事業の性格と事業内容による区分

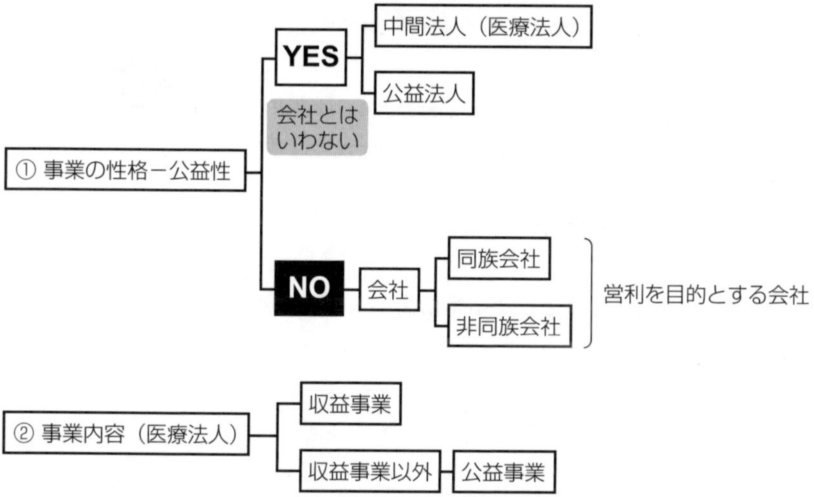

① 事業の性格－公益性
- YES（会社とはいわない）
  - 中間法人（医療法人）
  - 公益法人
- NO　会社
  - 同族会社
  - 非同族会社
  　営利を目的とする会社

② 事業内容（医療法人）
- 収益事業
- 収益事業以外 — 公益事業

— 395 —

5　医療法人への無利息貸付けとの関係

例えば，医療法人の理事長が医療法人に多額な資金を無利息で貸付けた場合には，医療法人の理事長に次の問題が生ずることとなります。

① 所得税法36条（その年において収入すべき金額）
② 所得税法157条

同族会社の行為計算の否認について考察してみると，①については，当該医療法人と理事長との間で無利息貸付の合意がなされていることから，所得税法36条1項のその年において収入すべき金額はないこととなり，②については，上記で説明のとおり，医療法人には適用されないことから，本件テーマは問題の生ずる余地がないものと考えます。

【図表4-50】　パチンコ平和事件

① 個人であるオーナーが多額の金員を無利息で貸付け
② 当該個人は，経営責任を果たすために実行したという事情も認め難いとして個人に認定利息が課税

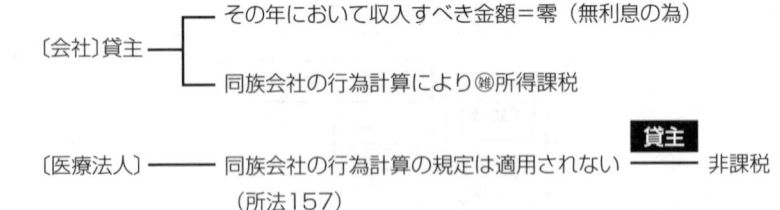

〔会社〕貸主 ─┬─ その年において収入すべき金額＝零（無利息の為）
　　　　　　 └─ 同族会社の行為計算により㊙所得課税

〔医療法人〕─── 同族会社の行為計算の規定は適用されない ── **貸主** 非課税
　　　　　　　　（所法157）

6　その他寄附金認定

経済的利益を与えることによる寄附金認定課税は会社と考え方は同じです。

32 保険医療機関の指導及び監査について
（厚生労働省保険局長）

1．指導形態
　(1)　集団指導……………………講習方式
　(2)　集団的個別指導………………簡便な面接懇談方式
　(3)　個別指導（共同的）…………個別面接懇談方式
　　①　都道府県個別指導
　　②　共同指導（厚労省）
　　③　特定共同指導（厚労省）

2．指導対象の選定
　(1)　集団指導
　　①　新規指定の保険医療機関（1年以内にすべて）
　　②　診療報酬改定時の指導，保険医の新規登録時
　(2)　集団的個別指導
　　　1件当たりの平均点数が高い保険医療機関（ただし，取扱件数の少ない場合除く。「高点数保険医療機関」という）のうち，1件当たりの平均点数が高い順に選定する。
　(3)　対象除外
　　　集団的個別指導又は次の個別指導を受けた保険医療機関は，翌年度及び翌々年度は集団的個別指導の対象から除く。
　(4)　個別指導（共同的）
　　①　都道府県個別指導
　　　イ．いわゆるタレコミにより個別指導が必要と認められるもの。
　　　ロ．経過観察で，改善が認められないもの。
　　　ハ．集団的個別指導の結果，適正を欠くと認められるもの。
　　　ニ．集団的指導を受けたもので，翌年度の実績においても，なお高点数保険医療機関に該当するもの。

－ 397 －

　　　　ホ．集団的個別指導を拒否したもの。

　　　　ヘ．その他特に個別指導が必要と認められるもの。

　　② 共同指導（厚労省）

　　　　イ．個別指導にもかかわらず，改善が見られないもの。

　　　　ロ．その他特に共同指導が必要と認められるもの。

　　③ 特定共同指導（厚労省）

　　　　イ．複数の都道府県に所在する保険医療機関。

　　④ 個別指導を拒否した場合………「監査」に移行

3．指導方法

(1) 集団指導……………………………講習，講演の方法

(2) 集団的個別指導

　　① 指導実施通知（日時，場所，出席者，準備すべき書類等）

　　② 指導方法

　　　翌年度においても高点数保険医療機関に該当した場合は，翌々年度における個別指導の対象となる。

(3) 個別指導

　　指導月以前の連続した2ヵ月分の診療報酬明細書に基づき面接懇談方式により行う。

　　① 請求が概ね妥当適切

　　② 経過観察……改善が期待できる場合

　　③ 再指導………不正又は不当が疑われる場合は患者調査を行い，その結果「監査」へ移行

〔監　査〕

1．行政上の措置

(1) 取消処分

(2) 戒　　告

(3) 注　　意

2．経済上の措置
　(1) 返　還　金
　　　① 医療機関に支払うべき診療報酬から控除する。
　　　② 一部負担金を当該被保険者に返還するよう指導
　　　③ 返還期間は，原則として5年間とする。
〔対　策〕
　　　① 調剤薬局を活用し処方箋化へ
　　　② 患者又は退職従業員のタレコミには十分注意

行政処分の実態
　厚生労働省保険局医療課医療指導監査室は，保険医療機関の指導及び監査の実施状況の調査結果を明らかにしました。

1．不正内容
　　・付増請求
　　　実際に行った保険診療に行っていない保険診療を付け増すことです。
　　・振替請求
　　　実際に行った保険診療を点数の高い保険診療に振り替えることです。
　　・二重請求
　　　既に請求済みのものを重複して診療報酬を請求することです。
　　・架空請求
　　　自費診療を行い患者から料金を受領したにもかかわらず，保険診療をしたことにして診療報酬を請求することです。

2．集団的個別指導の強化
　都道府県の集団的個別指導は，各地域の診療科区分の平均点数を目安として，高点数（例えば診療科区分毎の1.2倍を目安とするなど）を対象としているようですが，この平均点数を目安とする集団的個別指導は萎縮診療へ向かうこと

への傾向が懸念されます。

3．個別指導

集団的個別指導の対象医療機関が個別指導の対象となっているようです。

区分	保険医療機関等（単位：件）		保険医等（単位：人）	
個別指導	医科	1,553	医科	5,074
	歯科	1,358	歯科医師	1,854
	薬局	1,391	薬剤師	2,245
適時調査	医科	2,217		
	歯科	22		
	薬局	170		
監査	医科	53	医科	147
	歯科	35	歯科医師	78
	薬局	9	薬剤師	17
取消	医科	42	医科	12
	歯科	22	歯科医師	24
	薬局	8	薬剤師	6

個別指導：診療報酬の請求などを周知徹底させる目的で地方厚生局と都道府県が個別に医療機関に対し面接するもの。

適時調査：地方厚生局が医療機関に直接赴いて施設基準などを確認すること。

監　査：診療報酬の請求で不正又は著しい不当が疑われる場合に行われる。

これらの結果として医療機関などに返還を求めた額は約130億4,000万円となっています。

（内訳）

指導による返還分：約40億6,000万円

適時調査による返還分：約72億2,000万円

監査による返還分：約17億6,000万円

－400－

【参考文献】

「税務調査の上手な受け方」（事務所経営研究協会）

「期間損益をめぐる最近の税務調査事例」税経通信2002年5月号（税務経理協会）

「医療機関の税務調査　書面添付用・申告内容チェックリスト（法人用・個人事業用）」
　　　（南九州税理士会作成様式）

「税務調査の手引き」（大阪国税局）

「医業"税務会計"実務指導の全ガイド」（アックスコンサルティング）

『法人税基本通達逐条解説』（税務研究会出版局）

『現物給与をめぐる税務』（大蔵財務協会）

「医療法人等特殊な法人の理事等の報酬」税理Vol.46 No.14（ぎょうせい）

「生命保険を原資とする役員退職給与の諸問題」税務事例2003年5月号（財経詳報社）

『税務相談事例集』（大蔵財務協会）

『法人税　質疑応答集』（大蔵財務協会）

『所得税　質疑応答集』（大蔵財務協会）

『法人税の決算調整と申告の手引』（納税協会連合会）

『申告所得税取扱いの手引』（納税協会連合会）

『健康保険法の解釈と運用』（社会保険法規研究会）

「税研」（日本税務研究センター）

「税務調査のポイント」（ミロク情報サービス（税経システム研究所編））

『Q＆A改正される医療法人制度』（大蔵財務協会）

「税務調査の法律的知識」（国税庁）

索　引

【あ行】

アウス …………………………………… 116
青色事業専従者給与 ………259,263,161
青色事業専従者給与の概念 ………… 223
青色事業専従者給与の自己否認 …… 345
青色申告特別控除 ……………………… 364
悪質な不正 ……………………………… 58
アポイントブック ……………… 116,141
アルバイト収入 ………………………… 246
医業原価 ………………………………… 116
医業未収金 ……………………………… 151
医局対策費 ……………………………… 363
意見聴取 ………………………………… 86
医師等の奨学金貸与・規定 ………… 158
医師又は医師の家族が会社を設立 …… 170
委嘱料 …………………………………… 169
医大に在学中 …………………………… 227
一部負担金 ……………………………… 150
一部負担金等の受領 …………………… 130
一部負担金の額の特例 ………………… 130
一部負担金の支払を受けるべき
　ものとし ……………………………… 147
一括償却資産 …………………………… 328
逸失利益の請求 ………………………… 20
一身専属権 ……………………………… 366
一般に公正妥当を認められる
　会計処理の基準 ……………………… 162
医薬品の仕入れ ………………………… 307
医療機器の融通 ………………………… 306
医療業務 ………………………………… 105

医療事業を承継 ………………………… 244
医療事務職員 …………………………… 4
医療費補助 ……………………………… 133
医療法人 ……………………… 164,206,271
医療法人化 ……………………………… 5
医療法人等に係る事業税の
　所得金額の計算書 …………………… 382
医療法人の資産の評価方法 ………… 178
医療法人の出資持分の変更 ………… 176
医療法人の消費税・事業税の
　収入の区分 …………………………… 381
医療法人の成立 ………………………… 358
医療用機器 ……………………………… 324
医療用機器等の特別償却 …………… 326
院長個人の預金証書 …………………… 3
院内規定 ………………………………… 7
インプラント ………………………… 141,145
隠ぺい・仮装（仮装・隠ぺい）…… 13,96
請負 ……………………………………… 288
請負契約 ………………………………… 166
運用者 …………………………………… 222
営業権 …………………………………… 366
ＭＳ法人 ………………………… 116,279
ＭＳ法人と医療法人との関係 ……… 286
ＭＳ法人と医療法人の資本関係 …… 315
ＭＳ法人との取引 ……………………… 289
ＭＳ法人の活用 ………………………… 285
ＭＳ（メディカルサービス）法人 … 280
応召義務 ………………………………… 122
横領事件 ………………………………… 194

索 引

【か行】

海外研修費	105
海外渡航	339
開業医が開業前に支払う 報酬・料金等	173
開業に際して関係者から受領した 税金の処理	199
介護保険報酬	137
会社から医師を派遣	272
会社と医療法人との制度の違い	175
開設者	128
外来	139
架空人件費	13, 116
額資金の支給	229
確定決算	162
確定した決算	344
家事消費	198
貸倒損失	153
過少申告加算税	87, 339
課税の公平性	171
仮装	232
仮装・隠ぺい（隠ぺい・仮装）	13, 96
過大な青色専従者給与	261
過大な不動産管理料	282
過大報酬	212
借入金	163
借入金額の最高限度	216
カルテ	125
カルテ開示	103
監査	398, 400
寛恕規定	192
鑑定評価	318
管理者	246
管理者の監督義務	272

機械及び装置	324
基金の特性	175
器具及び備品	325
議決権に制限のある出資	390
技工指示書	116, 141
期ズレ	62, 119, 123
休日・夜間診療	169
休日診療の輪番制	197
給与所得	105, 166, 170, 273, 274
給与所得の本質	167
矯正歯科	141
矯正歯科医	166
矯正歯科治療の収入時期	142
行政処分の実態	399
業務	217
業務委託料	293
業務請負契約	288
業務上の事故死	238
業務総合委託契約書	289
業務代行報酬契約書	291
業務の遂行上	278
金パラジウム	154
勤務実態	210
空間的，時間的拘束	274
苦情等の支援	104
組合等登記令	343
経営権	366
経営コンサルタント	271
経営分析	225
経過措置医療法人	343
経済的活動	167
形式基準	208, 266
形成外科医	166
ＫＳＫシステム	9
決議の方法	215

決裁ルート	78	査察調査	8
減額更正	171	雑所得	366
健康保険法75条の2	127	査定	124
検査証	11	査定減	146
件数	121	産科	116
豪華社宅	252	3権	215
交際費	7, 14, 276, 362	産婦人科	154, 195, 371
公証人役場	224	残余財産分配	343
更正決定	10	残余財産分配請求権	180
更正処分	64	恣意的	318
更正の請求	347	歯科	116
功績倍率	239	歯科（自費診療）	141
功績倍率法	235	指揮監督	166, 246
拘束する	301	指揮命令	274
合理性	318	事業者免税点制度特定期間（6カ月）	379
合理的理由	105	事業承継	366
国税庁事務運営指針	21	事業所得の本質	167
国税犯則取締法	8	事業の用に供されている	335
国保連合会	135	資産損失	259
国民健康保険連合会	132	事実確認	14, 69, 105
国家公務員宿舎法	257	事実関係	10, 14
個別指導	397, 400	事実認定	79
子法人	315	事前確定届出給与	219
子法人化	208	自然人	244
【さ行】		事前通知	20, 109
		事前通知の実施	24
債権放棄	138	事前通知のない場合	15
最高意思決定機関	215	事前通知の内容	20
再採用	245	事前通知を行わない場合の手続	25
財産権	179, 367	事前通知を要しない場合	21
裁判の解釈	69	事前届出制	223, 266
裁判例	69	事前届出役員給与	267
債務確定基準	191	実額計算への変更	346
債務確定主義	193	実質基準	208, 266
債務の成立	161, 244	実地調査	6, 8

索　引

実日数 ……………………………… 121	重加算税 ……………………… 232,339
質問検査権 …………………………… 18	重加算税の取扱い ………………… 97
質問検査権の対象 …………………… 16	従業員退職金 ……………………… 243
質問てん末書 ………………………… 67	就業規則 …………………………… 242
私的生活上 …………………………… 19	収受した金員 ……………………… 105
自動販売機売上 …………………… 195	修正申告 …………………… 10,64,102
使途不明金 ………………………… 222	修正申告書 ………………………… 87
支配権者 …………………………… 216	修正申告等の勧奨 ………………… 30
自賠責ノート ………………… 122,139	修繕費 ……………………………… 335
自賠責保険 …………………… 122,139	住宅等の提供 ……………………… 250
支払基金 ……………………… 124,135	集団指導 …………………………… 397
支払決定額通知書等 ……………… 345	集団的個別指導 …………… 191,397
支払債務 …………………………… 243	収入計上時期 ………………………… 12
支払利息 …………………………… 341	収入すべき金額 …………… 123,344
私法上の法形式 …………………… 272	収入に含まない …………………… 387
資本的支出 ………………………… 335	重要判決情報 ……………………… 105
資本的支出と修繕費 ……………… 334	手術により受ける金員 …………… 169
資本等取引 ………………………… 188	出向 ………………………………… 288
資本の論理 ………………………… 215	出資額限度法人 …………………… 184
事務運営指針 …………… 22,70,77,97,111	出資社員 …………………………… 343
事務長 ………………………………… 4	出資の評価方法(医療法人) …… 177
事務連絡 ……………………………… 10	出資払込額の払戻し ……………… 182
社員 …………………… 210,213,223,390	出資払戻請求権 …………………… 180
社員総会 ………… 11,164,209,210,267	出資持分のある医療法人 ………… 175
社員総会議事録 …………………… 242	出資持分の定めのない医療法人 … 391
社員の出資持分の放棄 …………… 181	出資持分の譲渡 …………………… 367
社員の職務 ………………………… 212	出資持分のない医療法人
社員の退社 ………………………… 216	(出資持分なし医療法人) …… 315,344
社員の入社及び除名 ……………… 217	受任義務 …………………………… 19
社会医療法人 ……………………… 207	純額方式 …………………………… 360
社会保険診療 ………………… 347,370	準経済人 …………………………… 283
社会保険診療報酬支払基金 ……… 132	純経済人 …………………………… 322
社会保険診療報酬の返還 ………… 191	準則主義 …………………………… 224
借地権無料返還届 ………………… 321	奨学金の貸与 ……………………… 156
修学のために支出 ………………… 232	少額減価償却資産 ………………… 328

― 405 ―

小児科 …………………………… 154, 371	税務代理権限証書 …………………… 15
消費税の計算 …………………………… 373	税務調査 ………………………………… 2, 8
消費税の特定期間の課税売上高の	税務調査立会記録 …………………… 11
判定 ………………………………… 380	税務調査手続に関するＦＡＱ
情報 ……………………………………… 10	（税理士向け）…………………… 34
剰余金配当禁止 ……………………… 208	税務調査の立会い …………………… 14
食事 …………………………………… 247	税務調査の場所 ……………………… 108
食事の現物支給 ……………………… 249	生命保険 ……………………………… 233
職務執行機関 ………………………… 220	生命保険金 …………………………… 235
除算 …………………………………… 371	生命保険金を原資 …………………… 239
所得税の負担を不当に減少 ………… 300	節税効果 ……………………………… 230
書面添付制度 ……………………… 70, 77, 86	善管注意義務者 ……………………… 151
資料箋 ………………………………… 194	増額改訂 ……………………………… 221
新規開業医の源泉徴収 ……………… 174	総額方式 ……………………………… 360
人件費 ………………………………… 116	葬儀費用 ……………………………… 238
申告書のチェックポイント ………… 202	相続があった場合(個人事業者)…… 373
申告納税方式 ………………………… 338	相当の見舞金 ………………………… 133
人材派遣会社 ………………………… 287	贈与税の課税関係 …………………… 183
人材派遣業務 ………………………… 299	租税回避（行為）…………… 284, 368
申述書 …………………………………… 9	租税公課 ……………………………… 338
新設法人 ……………………………… 373	(租税特別)措置法26条 …… 125, 192, 345
診療行為 ……………………………… 344	租税特別措置法26条について検討 … 349
診療所 ………………………………… 128	措置法26条事例研究 ………………… 350
診療費減免額 ……………… 81, 126, 127	措置法26条の収入の区分 …………… 356
診療妨害 ……………………………… 2, 16	疎明書類 ………………………………… 6
診療報酬点数 ………………………… 124	
診療報酬の請求と支払の流れ ……… 135	【た行】
診療録 ………………………………… 392	ダイアライザー ……………………… 154
数字が必ず一致する項目 …………… 117	大規模法人 ……………………………… 8
税額控除 ……………………………… 333	退社した個人社員 …………………… 187
正規の簿記の原則 …………………… 364	退職金 ………………………………… 231
請求権確定主義 ……………………… 137	建替え病院用建物に係る特別償却 … 327
整形外科 …………………………… 119, 194	棚卸資産 ……………………………… 153
税務運営方針 …………………… 37, 60	嘆願 …………………………………… 171
税務職員の裁量権の逸脱, 濫用 ……… 18	知事の認可 ……………………… 214, 224

索　引

地方厚生局	148
中小企業の範囲	332
弔慰金	235
弔慰金	237
調剤薬局	302
調査終了	29
調査に生かす判決情報	79
調査の書類準備	10
調査の立会い	2
調査場所	9
調整率	351
帳簿書類保存期間	392
賃貸料が過少	322
通勤費	362
定款	214, 219
定期同額役員給与	267
提示・提出	27
定時役員総会	221
適時調査	400
適正額	209
手許現金	3
添付書面作成基準(指針)	88
同族会社の行為計算の否認	164, 209, 394
当分の間	179
特定医療法人	207, 226
特定事業用宅地等	388
特定中小企業者等	333
特定同族会社事業用宅地の判定	390
特別償却	331, 333
特別代理人	11, 218, 224, 314
留置き	27

【な行】

7,000万円の計算から除外	353
にせ税務職員	112

入院	195
入院施設	136
入金サイト	134
任意調査	15, 18, 20, 62
認可主義	224
妊婦健診費用	371
納税者支援調査官	104
納税者支援調査官事務運営指針	106

【は行】

パートドクターが設立した会社	171
廃液処理	154
配偶者その他の親族	258
派遣	288
派遣医	169
派遣医の給与所得	164
パチンコ平和事件	396
払戻請求権	343
犯罪検査権	18
反面調査	5, 29, 54, 61, 63, 79
判例	69
非開業の医師が会社を設立した場合	271
比準同業者	283, 300
必要経費に算入されるべき金額	258
必要経費に算入する租税	337
必要経費の範囲	233
泌尿器科	154
被保険者	132
病院とは	127
病院の賃料	316
評基通194－2	177
費用収益対応の原則	163
賦課課税方式	338
不正請求	125
不正請求又は不当請求	191

― 407 ―

不当請求 ……………………………… 193
不当利得返還請求額 ………………… 191
不納付加算税 ………………………… 339
プライバシーの保護 ………………… 103
プライベート部分 ……………………… 12
別表二 ………………………………… 342
返戻 …………………………………… 146
保育所を運営 ………………………… 250
他に職業を有する者 ………………… 265
保険医療機関 ………… 130,135,147,358
保険者 ……………… 130,132,135,147,150
保険証 ………………………………… 122
保険診療機関 ………………………… 150
保険点数 ……………………………… 121

【ま行】

麻酔科医師 …………………………… 274
窓口預り一時金 ……………………… 174
窓口一部負担金 ……………………… 139
窓口日計表 ……………………………… 7
未払給与 ……………………………… 161
未払賞与 ……………………………… 162
身分証明書 ……………………………… 11
身分証明書等の携帯等 ………………… 26
無申告加算税 ………………………… 339
無予告調査 ………………………… 12,16
明示の承諾 ……………………………… 19
メタルボンド ………………………… 141
黙秘権 …………………………………… 18
専ら従事 ……………………………… 268
モデル定款 ………………………… 220,343

【や行】

役員 ……………………………… 210,227

役員退職給与（退職金） ………… 13,236
役員に対する住宅等の供与 ……… 254
役員の報酬 …………………………… 209
役員報酬と賞与・退職金
　8つのチェック …………………… 204
役員報酬の改訂 ……………………… 218
預金口座の管理・支配等 …………… 269
予防接種 ……………………………… 139

【ら行】

来署依頼 ………………………… 54,57
リース形式 …………………………… 310
リース料総額の計算 …………… 311,313
利益相反取引 …………………………… 11
利益の分配 …………………………… 208
理事会 …………………………………… 11
理事会議事録 ………………………… 242
理事長（の）報酬 ……………… 207,211
理事の職務 …………………………… 217
理事報酬 ………………………… 210,211
理事報酬の概念 ……………………… 223
立証責任
　…… 14,68,79,105,206,210,269,278,314
領収証の交付 ………………………… 122
料調調査 ………………………………… 8
レジペーパー ………………………… 194
レセプト ………………………… 123,135,145
レセプト総括表 ………………… 120,139
レンタル ……………………………… 310
労災保険 ………………………… 122,139
老人健診 ……………………………… 139
労働管理 ……………………………… 284
労務の対価 ……………………… 264,267

【著者紹介】
安部　勝一（あんべ　かついち）
　新潟県出身（昭和19年生まれ）。税理士。
　安部経営会計事務所所長，（有）東京経営研究所所長，病・医院経営指導所所長。
　Ｍ・Ｊ・Ｓ税経システム研究所客員研究員（医療部会）。

【主要著書等】
『Ｑ＆Ａ定期借地権活用マニュアル』（ぎょうせい・ＴＨ会共著）
『役員と会社の税務』（大蔵財務協会・ＴＨ会共著）
『資産の譲渡と相続税をめぐる時価』（ろっぽう新社・ＴＨ会共著）
『税務疎明辞典〈法人税編〉』（ぎょうせい・ＴＨ会共著）
『税務疎明辞典（資産税編）』（ぎょうせい・ＴＨ会共著）
『税務疎明辞典〈クロスセクション編〉』（ぎょうせい・ＴＨ会共著）
『資産税判例研究100選ＣＤ－ＲＯＭ』（ろっぽう新社ＴＨ会共著）
『最新・租税基本判例80』（日本税務研究センター共著）
『医療法人への出資持分払戻請求事件から課税関係を考察する』（日本税務研究センター）
『医療法人の理事等の報酬』（ぎょうせい）
『Ｑ＆Ａ改正される医療法人制度』（大蔵財務協会）
『重要税務相談シリーズ　医療機関の税務編』（大蔵財務協会・Ｍ・Ｊ・Ｓ税経システム研究会医療研究部会編著）
『業種別　税務・会計実務マニュアル〈医療〉』（新日本法規）
『医療法人の税務実務』（税務経理協会）
『高裁判決に惑わされるな　医療法人の出資と評価ここが間違う，ＤＶＤ』（レガシイ）
『対応が迫られる医療法人の出資持分あり・なしの選択，ＤＶＤ』（レガシイ）
『第５次医療法改正に完全対応「医療法人制度の見落とせないポイント」ＤＶＤ』（アックスコンサルティング）
『さすが医療専門と言われる会計事務所の気の利いた一言　24ヶ月分ＤＶＤ』（レガシイ）
『ＭＳ法人の税務の難問解決　～裁決例から是認を導く～，ＤＶＤ』（レガシイ）
『医療機関エキスパート税理士を目指すための医療会計・税務の指南書』（税務経理協会）

著者との契約により検印省略

| 平成26年4月20日　初版第1刷発行 | 医療機関エキスパート税理士を目指すための
**開業医・医療法人
税務調査対策の指南書** |

著　　者　安　部　勝　一
発行者　　大　坪　嘉　春
印刷所　　税経印刷株式会社
製本所　　牧製本印刷株式会社

| 発行所 | 〒161-0033 東京都新宿区
下落合2丁目5番13号 | 株式会社 **税務経理協会** |

振　替　00190-2-187408　　電話　(03)3953-3301（編集部）
ＦＡＸ　(03)3565-3491　　　　　　(03)3953-3325（営業部）
URL　http://www.zeikei.co.jp/
乱丁・落丁の場合は，お取替えいたします。

© 安部勝一　2014　　　　　　　　　　　　Printed in Japan

本書を無断で複写複製（コピー）することは，著作権法上の例外を除き，禁じられています。
本書をコピーされる場合は，事前に日本複製権センター（ＪＲＲＣ）の許諾を受けてください。
JRRC〈http://www.jrrc.or.jp　eメール：info@jrrc.or.jp　電話：03-3401-2382〉

ＩＳＢＮ978-4-419-06091-6　C3032